医学课程整合

——汕头大学新教学模式 20 年

主　审　王维民

主　编　杨棉华

副主编　杨　苗　陈海滨

人民卫生出版社

·北京·

图书在版编目（CIP）数据

医学课程整合：汕头大学新教学模式 20 年 / 杨棉华主编 . —北京：人民卫生出版社，2023.9
ISBN 978-7-117-35258-1

Ⅰ.①医⋯　Ⅱ.①杨⋯　Ⅲ.①高等教育 – 医学教育 – 教育改革 – 研究 – 汕头　Ⅳ.①R-4

中国国家版本馆 CIP 数据核字（2023）第 176150 号

| 人卫智网 | www.ipmph.com | 医学教育、学术、考试、健康，购书智慧智能综合服务平台 |
| 人卫官网 | www.pmph.com | 人卫官方资讯发布平台 |

医学课程整合——汕头大学新教学模式 20 年
Yixue Kecheng Zhenghe
——Shantou Daxue Xinjiaoxue Moshi 20 Nian

主　　编：杨棉华
出版发行：人民卫生出版社（中继线 010-59780011）
地　　址：北京市朝阳区潘家园南里 19 号
邮　　编：100021
E - mail：pmph @ pmph.com
购书热线：010-59787592　010-59787584　010-65264830
印　　刷：北京顶佳世纪印刷有限公司
经　　销：新华书店
开　　本：787×1092　1/16　印张：21
字　　数：459 千字
版　　次：2023 年 9 月第 1 版
印　　次：2023 年 9 月第 1 次印刷
标准书号：ISBN 978-7-117-35258-1
定　　价：188.00 元
打击盗版举报电话：010-59787491　E-mail：WQ @ pmph.com
质量问题联系电话：010-59787234　E-mail：zhiliang @ pmph.com
数字融合服务电话：4001118166　E-mail：zengzhi @ pmph.com

《医学课程整合——汕头大学新教学模式 20 年》编委会

主　审　王维民

主　编　杨棉华

副 主 编　杨　苗　陈海滨

顾　问　文历阳　罗敏洁

审　核

张　勤　北京协和医学院　　　厉　岩　华中科技大学

俞　方　浙江大学医学院　　　谢阿娜　北京大学

编　委（按姓氏笔画排序）

马志达	汕头大学医学院		张　勤	北京协和医学院
马俊强	汕头大学医学院		张忠芳	汕头大学医学院
刘淑慧	汕头大学医学院		张楚楚	汕头大学医学院
许杰州	汕头大学医学院		陈　斌	汕头大学高教所
许彦鸣	汕头大学医学院		陈海滨	汕头大学医学院
孙　宏	汕头大学医学院		范冠华	汕头大学医学院
李恩民	汕头大学医学院		林常敏	汕头大学医学院
杨　苗	汕头大学医学院		林霓阳	汕头大学医学院
杨棉华	汕头大学医学院		罗添荣	汕头大学医学院
吴　凡	汕头大学医学院		郑少燕	汕头大学医学院
邱秀华	汕头大学医学院		郑慕强	汕头大学商学院
余珊燕	汕头大学长江与新闻传播学院		俞　方	浙江大学医学院
			曾　旸	汕头大学医学院
辛　岗	汕头大学医学院		谢健平	汕头大学医学院

编写秘书

马志达　罗添荣　孙　宏

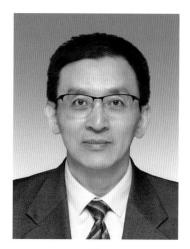

王维民

外科学博士、教授，主任医师。北京大学医学部副主任、北京大学医学教育研究所所长、全国医学教育发展中心常务副主任。

教育部临床医学专业认证工作委员会主任委员、教育部高等学校临床医学类专业教学指导委员会副主任委员、中国高等教育学会医学教育专业委员会常务副理事长。中华医学会医学教育分会主任委员、中华医学会外科学分会门静脉高压症与脾脏学组副组长、中国医师协会外科医师分会胆道外科医师专业委员会副主任委员、中国医药协会模拟医学教育专业委员会主任委员。

Medical Education、*Korea Journal of Medical Education* 国际编委。《中华医学教育杂志》总编辑、《高校医学教学研究（电子版）》《医学教育管理》副主编等。主持修订《中国本科医学教育标准——临床医学专业（2016 版、2022 版）》和《中国临床医学专业认证指南》。主译专著《医学教师必读——实用教学指导》（第 5 版、第 6 版）《牛津医学教育教科书》《理解医学教育——证据、理论与实践》《问题导向学习（PBL）指南》等。

《我国本科医学教育标准的修订及临床医学专业认证制度的实施与完善》获 2018 年高等教育国家级教学成果奖一等奖（第三完成人）；《基于数据视角的北大医学本科教育教学质量评价体系建设》获 2022 年北京市高等教育教学成果奖一等奖（第一完成人）。

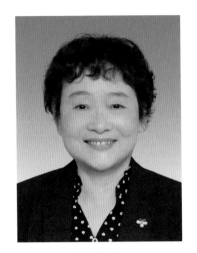

杨棉华

高等教育研究员、硕士生导师，汕头大学医学院原执行副院长。教育部临床医学专业认证工作委员会委员、教育部临床医学专业认证专家、教育部本科教学工作审核评估专家。中华医学会医学教育分会常务理事、医学社会与人文学组副组长。

1994—2018 年起担任汕头大学医学院基础部副主任、科教处副处长、教务处处长、院长助理、执行副院长、高等教育研究室主任。2002 年作为教务处处长主持与实施汕头大学医学院新教学模式改革，建立以课程整合为基础的教学体系，建立全英教学班和多元化的考核评价体系，建立模拟医学中心与临床技能教学体系。承担教育部、广东省教育教学研究课题近 20 项，发表学术论文 30 多篇。2001 年以来，连续五届获得国家级教学成果奖 6 项（第一、第二、第三完成人等）。获得广东省"南粤优秀教育工作者""南粤优秀教师""全国三八红旗手"等称号。

2005 年赴新加坡国家管理学院参加"大学高级行政管理课程"学习。多次赴英国（伦敦大学等）、美国（斯坦福大学、加州大学旧金山分校）、加拿大（阿伯塔大学、曼尼托巴大学）等国际著名大学考察与学习。

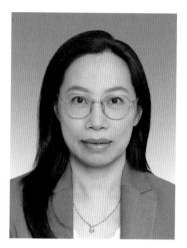

杨　苗

教育哲学博士，英语教授，硕士生导师。现任汕头大学医学院外语教研室副主任。担任中国学术英语教学研究会理事，国际学术期刊 *System*、*Asian-Pacific Education Research* 和 *Linguistic and Education* 审稿专家。

研究领域包括第二语言写作、专门用途英语课程设计、学术英语与学术素养培养。主持教育部人文社会科学研究规划基金项目、广东省教育科学"十二五"规划研究项目、广东省高等学校教学质量与教学改革工程项目等多个省部级项目。专著包括《体裁教学法课程框架中的医学英语扩展式学习：一项基于批判性学习需求分析的介入研究》和《学术英语课程设计、研究与实践范例——国际交流能力与批判性学术素养培养》。

获 1 项广东省教育教学成果奖一等奖（第三完成人）和 1 项国家级教学成果奖二等奖（第三完成人）。国家级线上、线下混合式一流本科课程"学术英语"课程主持人。获第二届全国高校混合式教学设计创新大赛三等奖和第二届全国高校教师教学创新大赛广东分赛暨广东省高校教师教学创新大赛三等奖。

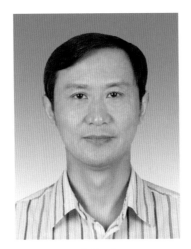

陈海滨

医学博士，教授，博士生导师，博士后合作导师。现任汕头大学医学院副院长，教育部临床医学专业认证工作委员会认证专家，中国解剖学会组织学与胚胎学分会常务委员，中国转化医学联盟常务理事，广东省本科高校"新医科"建设指导委员会副主任委员，广东省解剖学会副理事长，广东省转化医学学会医学教育分会副主任委员。

长期从事基础医学教学、科研和医学教育管理工作。"医者之心"国家级和省级一流课程负责人，"组织学与胚胎学"省级精品课程负责人，《基于器官系统的PBL案例丛书》副主编，"十二五"普通高等教育本科国家级规划教材《组织学与胚胎学》（第4版）副主编，八年制国家级规划教材《组织学与胚胎学》等多本规划教材编委，《中国大百科全书》（第3版）人体组织学与胚胎学分支编委。主要研究方向为肿瘤细胞生物学、正常和病理妊娠的母胎界面。

主持国家自然科学基金项目等国家级和省级研究课题10余项，在国内外期刊发表论文100余篇。获国家发明专利授权1项、省部级科学技术进步奖二等奖1项、国家级教学成果奖二等奖1项、广东省教育教学成果奖一等奖1项、广东省"南粤教坛新秀"、广东省"南粤优秀教师"等。

俯仰之间，转眼20多年过去了。依稀记得2002年11月在汕头召开了全国高等医学教育学会第三次会员代表大会，"汕头大学医学新教学模式改革与探索"的大会报告，吸引了我和与会代表的注意，课程整合的思路引人注目，会后又参观了与其相匹配的全新的临床技能中心，汕头大学医学院新教学模式的初步改革给我们留下极为深刻的印象。作为全国高等医学教育学会原会长，我深知医学教育改革往往是知易行难，但汕头迈出了可喜的第一步，随后，应汕头大学医学院的邀请，参与了其课程整合模块体系的多次研讨，特别是健康与社会模块的建设，并为学生主讲该模块的第一课，即健康与社会概述。

20年来，汕头大学不断借鉴国际医学教育改革的经验，以课程系统整合为基础，以能力培养为主线，以提升学生综合素质为目标，在国内率先围绕课程整合对医学人才培养模式、课程体系、教学方法、学生考核与教育评价等方面进行全方位的改革。新教学模式打破传统的以学科为基础的课程体系，以临床病例（问题）为先导，将基础医学、临床医学、预防医学、人文社会科学等多学科知识进行横向或纵向的整合，形成了全新的课程体系；改变了基础医学、临床课程和临床实习"老三段"的传统医学教学模式，实现了基础知识与临床知识紧密结合，理论与实践紧密结合，让医学生早期接触临床，多接触临床，不断提升医学生的综合素质和临床能力。汕头大学医学院的新教学模式在改革中不断得到完善与提升，建立了具有鲜明特色的系统整合课程体系，惠及医学生9000多名，先后获得5个国家级教学成果奖，为国内高等医学教育探索出一条新路，值得学习和借鉴。

目前，以健康为中心的医学教育新时代正向我们走来。党的二十大报告明确指出，教育、科技、人才是全面建设社会主义现代化国家的基础性、战略性支撑。高等医学院校承担着为国家培养优秀医学专业人才的神圣使命，培养出高质量的医学生是医学教育永恒的主题。面对新冠疫情提出的新挑战、实施健康中国战略的新任务、世界医学发展的新要求，我国医学教育还存在人才培养结构亟须优化、培养质量亟待提高、医药创新能力有待提升等问题，我们期待汕头大学医学院不断总结经验，继续坚持改革创新，全面提高人才培养质量，为推进健康中国建设、保障人民健康提供强有力的人才保障。

在《医学课程整合——汕头大学新教学模式 20 年》一书出版之际，我谨向汕头大学医学院参与改革的全体师生和此项改革的设计者、推动者、实施者们表示由衷的敬意！对本书的作者们表示衷心的感谢！

王德炳

第三、四届全国高等医学教育学会会长

北京大学原党委书记

2023 年 6 月夏于北京

　　因改革开放而生的汕头大学，在40余年的发展过程中，既孕育于充满生机活力的经济特区大环境，又继承了潮汕人的开拓精神和敢为人先的品质，承载着海内外潮汕乡亲半个多世纪对高等教育的渴望，闯出了一条独特的办学模式。汕头大学医学院(简称"汕医")作为汕头大学的重要组成部分，既得益于综合性大学丰富的教学资源，又得益于医学教育的优势，不断开拓进取，为汕头大学的教育改革贡献着力量。

　　蓦然回首，作为医学教育管理者，我们一路探索，"宝剑锋从磨砺出，梅花香自苦寒来"。20年医学教育教学改革之路，先后取得四个国家级教学成果奖，与健康中国战略、创新型国家发展战略和教育强国战略要求同频共振。以新理念谋划医学发展、以新定位推进医学教育发展、以新内涵强化医学生培养、以新医科统领医学教育创新，医学教育改革又开启了新的征程。

　　融合与创新，开启新模式。21世纪初，汕头大学医学院新教学模式的研究与实践项目获2002年教育部"新世纪高等教育教学改革工程"批准立项，正式拉开了汕头大学医学教育新教学模式的序幕。新教学模式以全球医学教育的基本要求为依据，借鉴哈佛大学医学院新途径改革经验和香港中文大学医学院课程整合模式，以课程整合为基础，以能力培养为主线，以全面提升学生能力为目标，从人才培养目标、课程体系、教学内容、教学方法和考核评价等方面进行了全方位的改革。打破了医学教育传统的三段式，即基础医学教育、临床教育和临床实习三个阶段，实现了基础知识与临床知识、理论与实践紧密结合、课内与课外有机融合，让学生早期接触临床、多接触临床和反复临床，将国内外医学教育的最新理念融入我校医学教育教学改革之中，不断融合与创新，逐步探索出汕头大学医学院医学教育新模式。

　　在李嘉诚基金会的鼎力支持和国内外医学教育专家的帮助下，汕医人靠着坚强的毅力，顶着压力与各种困难，摸着石头过河，探索出了新的医学人才培养模式。历经20年的探索与实践，新教学模式从局部开始到系统改革，从不完善到完善，从模仿与借鉴到逐步建立起具有汕医特色的整合式课程体系，惠及9 000多名医学生，毕业生在医疗领域的优秀表现是对新教学模式最好的诠释。

　　总结与反思，助力新医科。自新教学模式改革实施以来，汕头大学医学院更新了医学教育的理念，促进了教育质量的提高，得到了国内外医学教育同行的高度评价。出于对医学教育的责任，我们将汕医教育教学改革 20 年的经历进行总结与反思，为我国医学教育改革提供一个真实的案例，助力新医科建设和健康中国战略的实施。在汕头大学医学院和李嘉诚基金会的大力支持下，以汕医教师为核心的团队，邀请国内知名医学教育专家张勤教授（北京协和医学院）、厉岩教授（华中科技大学）、俞方教授（浙江大学）、谢阿娜教授（北京大学）等参与，精心编写《医学课程整合——汕头大学新教学模式 20 年》，并由人民卫生出版社出版。本书总结和记录了汕头大学医学院 20 年的教学改革之路，既看到取得的成效，也看到存在的问题，明确进一步的改革方向，意在为新时代医学教育高质量发展尽绵薄之力，期待本书能为医学教育改革提供借鉴。本书分理论篇、实践篇、评价篇、展望篇、专家评鉴与师生感悟，共 5 篇 18 章，附录为新教学模式四届国家级教学成果的总结报告（2005、2009、2014、2018 年）。本书受访者包括国内著名医学教育专家和汕头大学医学院历届领导、管理人员（含模块负责人）、教师与学生，他们作为亲历者畅谈 20 年改革的实践与体会、困惑与收获。接受访谈的国内医学教育专家长期关注与支持汕头大学医学院教育教学改革的医学教育，包括文历阳教授（华中科技大学）、霍泰辉教授（香港中文大学）、管远志教授（北京协和医学院）、潘慧教授（北京协和医院）等，专家们从国内外医学教育发展的视角回望了汕头大学医学院整合课程改革的内涵。

执着与热爱，感恩支持者。本书从选题、策划、撰写到出版，得到多位专家学者的鼎力支持。教育部原副部长、教育部医学教育专家委员会主任委员林蕙青同志对书稿写作给予了鼓励，并提出了宝贵的指导意见；国内资深医学教育专家、北京大学原党委书记王德炳教授亲自撰写序言；国内资深医学教育专家、华中科技大学文历阳教授和李嘉诚基金会罗敏洁博士担任顾问；北京大学医学部副主任王维民教授担任本书主审，多次亲临指导。在编写过程中，也得到汕头大学医学院陈茂怀书记、谭学瑞院长的大力支持，在此表示最崇高的敬意和衷心的感谢！感谢曾建平老师的指导，并为本书设计精美封面和版式！人民卫生出版社鲁志强主任对本书从选题到内容给予了充分肯定和大力支持，对此表示衷心感谢！感谢李嘉诚基金会对本书出版给予的大力支持！

鉴于本人水平有限，本书肯定还存在不少问题，恳请同道批评与指正，万分感谢。

杨棉华

2023 年 4 月 4 日于汕头

本书专业术语缩略语表

英语全称	中译名	缩略语
Association for Medical Education in Europe	欧洲医学教育协会	AMEE
case-based learning	基于案例的学习	CBL
direct observation of procedural skills	临床操作技能评估	DOPS
learning portfolio management system	学习档案管理系统（汕医自创）	LPMS
mini-clinical evaluation exercise	小型临床演练评估	Mini-CEX
outcome-based education	结果导向教育	OBE
objective structured clinical examination	客观结构化临床考试	OSCE
problem-based learning	基于问题的学习	PBL
standardized patient	标准化病人	SP
team-based learning	基于团队的学习	TBL
teaching objective structured clinical examination	教学客观结构化临床考试	TOSCE
United States Medical Licensing Examination	美国医师执照考试	USMLE

* 术语中译名参考自《医学教师必读》（第 5 版）。

目　录

目
录

18

目　录

第一篇

理论篇

01

学习科学的迅速发展和医学教育研究的卓越成果,对我国的医学教育改革无疑具有重要的借鉴意义。本篇的目的是提供与医学课程整合相关的最新学习理论和医学教育研究成果,为全书作理论铺垫。本篇共分三章:第一章全面概述医学教育的基础与目标,为本书主题提供宏观层面的背景;第二章介绍医学课程模式,通过几种主要课程模式的发展脉络为医学课程整合提供背景;第三章则切入本书主题,详细阐述整合学习和医学课程整合的相关理论。期望本篇不仅能为全书提供理论基础,也能为我国医学教育改革的理论研究和实践探索提供有益的启示。

第一章 医学教育的基础和目标

20世纪初,卡内基教学促进基金会邀请美国著名教育家弗莱克斯纳对北美医学教育进行了全面考察研究,发表了对世界医学教育产生重大影响的《美国与加拿大的医学教育报告》(简称《弗莱克斯纳报告》)。100年后的21世纪初,卡内基教学促进基金会继续了这项100年前的研究,启动了"医生的培养"项目。该项目重点聚焦医学教育备受关注的主题,如课程整合的挑战,课程标准化和教学机会个性化之间的冲突,专业认同在成为医生过程中的关键作用等,并明确提出了今后医学教育改革的目标,该项目研究成果的价值可比肩《弗莱克斯纳报告》[1]。本章将以"医生的培养"中有关本科医学生的培养为主线,结合其他学习理论和医学教育研究成果,介绍医学教育的基础和目标。

第一节 医学教育的基础

医学教育历来强调医学生必须在实践中学习医学知识和掌握医学技能,但是,医学教育所涵盖的内容远不止这些。探讨医生们的医疗实践及其相关学习的内涵是了解医学教育现状和理想状态的前提。本节将首先介绍临床医生的主要工作领域,然后探讨与此领域相关的学习理论和医学教育研究成果,以更好地理解医学生应如何学习、如何成长为医学专家的过程。

一、临床医生的工作领域

临床医生的工作领域主要包括以下三个方面:病人诊疗,探索与创新,参与专业团体[2]。

1. 病人诊疗 病人诊疗是医生的主要日常工作。病人诊疗既针对个体病人,也包括群体病人。致力于提升群体健康同诊断复杂疾病或完成高难度手术一样,都需要医生具备高智力水平。

2. 探索与创新　探索与创新也是医生日常工作的基本组成部分。从个人层面而言，及时掌握和整合专业领域的新知识和进展，对复杂的、超常规的诊疗作出有效应对，是医生的专业职责。从医疗体系或社会层面而言，医生们通过不同方式改善卫生等社会领域的某一措施、某一教育项目、某些健康政策，通过重构创新体系或在组织中发挥前瞻性的领导作用而作出贡献。

3. 参与专业团体　参与专业团体的工作不可或缺。医生的诊疗工作离不开其他人员的合作，他们在庞杂的体系中行使自己的职能。在诊室之外，他们参与学术团体和社会活动，参与所在医疗机构的治理和管理。

二、医学教育的理论基础

医生工作领域的明确为医学生的培养指明了方向。医学教育应筑基于相关的学习理论和研究成果之上。以下部分将围绕医生的三大工作领域及与此密不可分的专业素质培养，探讨相关的学习理论和研究成果。

（一）学习病人诊疗

以下几个方面的研究有助于理解医学生应如何学习病人诊疗。

1. 知识和技能培养的渐进性　将一名医学生培养成一名医生，尤其是一名专家，需要经历不同的阶段、经过长期的训练[1]。研究认为，专家的脱颖而出并非是他们天赋异禀，而是长期的、精心设计的训练结果，包括持续渐进地重塑、整合、扩展、完善知识和技能的螺旋式过程，持之以恒地积累新知识和加深对医疗实践的理解。

2. 知识和技能发展的动态性　病人诊疗的专业知识和技能是一种动态现象，随时会受到生物医学发展、社会价值观和期望值、医疗卫生政策、技术变化等因素的影响。此外，医生获取知识技能的方式也在不断地变化发展。这些因素促使人们需要不断改变医学的学习目标和相应的内容。

3. 知识和技能学习的情景性　情景学习理论认为，有效学习是在某种情景中发生的。在真实或类真实的情景中，学习者与他人、与环境交互作用，才能理解、内化、运用知识，解决问题的能力和批判性思维在情景学习的条件下更容易养成[2]。这意味着学习是个需要将理论和实践相结合的过程。

4. 知识和思维类型的多样性　医学知识的类型是多样的，以学科为基础的传统课程要求首先掌握事实性知识，然后学习概念性知识，并将事实性知识条理化，最后在临床实践中应用知识。而整合性、以案例为主的课程则认为首先应该应用事实性知识，在病例中理解知识，才能构建起概念性知识的体系框架。目前，将事实性知识和概念性知识均视为重要与互补的认知来源这一更为平衡的模式已经成为发展方向。与知识的多样性一样，病人诊疗的思维类型也非单一形式。"分析推理"和"非分析推理"是两种重要的临床推理形式。"分析推理"关注因果规则和概率关系，而"非分析推理"则主要利用经验，它经常在没有意识的情况下发生。"非分析推理"在过去几十年间受到越来越多的关注，其诊断的准确性并不逊色于"分析推理"[3]。但也有研究认为,过度依赖"非分析推理"进行临床推理似乎是诊断错误的根源。第一印象虽然有用,但往往会不正确,即使对于有经验的临床医生也是如此[4]。然而,必须认识到这两种思维方式并不相互排斥,而是互为补充,互相影响[5]。

5. 知识的分布性 医学知识广泛分布于病人诊疗的各类场景中。首先,临床环境蕴含着巨大的知识量,医学生能否在实践中培养专业能力,很大程度上取决于其是否能独具慧眼地发现和使用遍布于临床环境中的资源,包括同事、病人及其亲属朋友,各种表格、仪器设备,甚至是临床环境的平面图等。其次,社会人群的医学知识和技能也能对诊疗作出贡献。他人的知识和实践对医生所做决定的影响,不亚于医生本人掌握的知识和经验[6]。最后,在知识的分布性这一框架下有利于研究医疗体系、医疗安全和质量改进,许多情景化和经验性的因素都被视为会对医疗决策产生影响[7]。

学习病人诊疗对医学教育的启示:

医学教育历来将生物医学科学知识作为临床实践的核心,而对临床经验智慧与工作技巧、人文关爱与诚信、医疗创新和民众对临床工作的参与缺乏足够的关注。课堂教学和临床经验对于病人诊疗都不可或缺。医学生需要课堂教学和临床实践良好结合、设计全面、循序渐进的教学体验。有效地将不同层次的各类"病人诊疗"作为教学场景,需要教师有能力让教学活动与学生的知识技能准备程度相吻合。因此,对医学学习过程的安排必须经过科学规划,高度重视课程内容管理的严谨性,并对学习将遇到的挑战进行合理排序。

(二)培养探索精神与自我完善的行为习惯

医生们在诊疗病人时,需要既能熟练实施常规性的处理措施,又能对完全陌生或超常规的情况作出有效应对。因此,称职的医生需要具备探索精神和自我完善的能力,具备应对复杂情形的能力,以及创新的能力[8]。研究表明,适应性能力、专家型学习、反思性实践,以及自主学习与反馈,是培养探索精神和自我完善行为习惯的有效途径,其中"适应性能力"为重点[9]。

1. 适应性能力 适应性能力和常规性能力是医生处理临床医疗问题的必备能力。与常规性能力相反,适应性能力的特质是打破常规。首先需要识别出常规手段无法解决的异常情况,然后回转到基础认知中思考何种方式可能更为奏效,而非条件反射性地应对。通常,人们认为首先应该掌握常规性能力再去学习适应性能力,但这种线性思维可能促使人们过度依赖常规性能力[10]。适应性能力要求对新的问题进行重构,或是从更深的层次进行系统性探究[2]。

2. 专家型学习 什么样的学习方式能够帮助学生们掌握适应性能力?专家型学习方法是其中之一,即便是初学者也可使用。专家型学习强调,当出现新问题时,给予学生在知识建构方面的指导,使他们能觉察到自己知识上的局限性和不确定性[11]。专家型学习的另一个重要内容是,当一些临床问题变得越来越熟悉的时候,学习者仍然能持续不断地寻求新的挑战,或以更高层次、更全面的视角去考虑问题,如从个别病人到群体,再到社区[12]。

3. 反思性实践 在医学教育的实践中,学生们需要训练"在实践中反思"的能力,这是专业教育的精髓所在。反思性实践的意义在于医生们能够对疑难病症提出全新的见解，有时甚至偏离标准化诊疗指南。有研究阐明了训练学生进行反思性实践的三个要素：第一，通过实践进行学习，在全程监控的模拟环境下完成任务；第二，由导师和同伴提供指导、建议、批判和质疑；第三，反思性探讨，适用于学生遇到困难时，教师或同学选用反思性对话方式，帮助他发现其他方法或思路[13]。

4. 自主学习与反馈　医学生怎样才能知道自己何时需要改进工作表现以取得更好的成效？医学生要实现探索精神和自我完善，需要具备细致入微地发现自己学习问题的能力。同时，要重视培养他们虚心接受并积极回应外界对他们的表现所做的评价。研究表明，学生的自我评价很难成为持续学习进步的可靠动力，因此，需要教会他们如何使用外部信息、反馈来改进自己[14]。

培养探索精神和自我完善的行为习惯对医学教育的启示：

医学教育必须在医学院阶段就鼓励学生们致力于自我完善，并在之后的职业生涯中不断强化这一理念。除了学习稳妥高效地处理常规临床工作之外，还有一个重要的教学内容是如何发现那些需要超常规和创新才能解决的临床问题。医学生在进入住院医师规范化培训之前就应该具备探索精神和自我完善的能力。

（三）加入专业团体

医学实践具有很高的社会属性，但人们通常关注医生与病人、病情的关系，而忽略医生的社会、公共服务的属性，这同样导致医学生对这方面的忽视，更对医学生促进医疗活动和以"医生公民"身份参与社区活动所能发挥的作用缺乏重视。因此，医学教育应强调学习的社会性、团队的重要性，以及环境和资源对学习的作用，提供机会让医学生参与相关团体，履行社会职责。"实践团体""社区卫生的倡导者和领导者"是医学生加入专业团体学习的两条重要途径[15]。

1. 实践团体　是指拥有复杂的相互关系、团结协作完成共同目标的群体[16]，病房、诊所、培训项目等都可被称为实践团体。团体成员提高业务水平的方式，以及如何开发和改进工具、改进方法等都在不断发生变化，新成员可以较容易地从外围边缘逐步进入团体核心。即便是旁听和观察等微不足道的边缘角色，对新成员来说都有极大的教育作用[2]。

2. 社区卫生的倡导者和领导者　医生们参与社区活动与社会其他成员并无本质性区别，然而，由于医生所拥有的独特视角和专长，他们会在社区里担任不同于普通成员的角色。医生们通常要担负起其天职——提醒大众注意导致健康问题的社会风险源和不公平现象等，也常常凭借其较高的社会地位而发挥更大的引导和推动舆论的作用。

加入专业团体对医学教育的启示：

医生专业团体的内部交流丰富而多元。团体里的资深成员是新手学习的榜样。在团体中，医学生有机会参与复杂体系的运作，亲身参与病人诊疗，与系统内其他成员进行有效沟通，合理调配资源。在资深教师和榜样人物的指导下，医学生逐渐由边缘性角色进入核心层。同时，学生们也能以医疗体系成员的身份为所在社区、社会作出贡献。

（四）养成专业素质

培养医学生的专业素质或者说实现身份认同的转变是指引医学教育和推动学习过程的主线。道德、伦理行为准则、沟通等外部规范和技巧对专业素质培养有重要作用，但只有救治病人和改善人群健康的强烈使命感才是专业素质的核心。这种使命感涉及医生工作领域的三个方面，而孜孜不倦地在这三个方面完善自己，便是具备专业素质的体现。那这种使命感出自何处？如何养成和保持？尽管医学生专业素质的养成既可能是悄然成型，也可能是有意为之，但更为明晰地表述培养过程和理念，有助于对其提供全面监控和精心指导。自我意识、社会关系和文化适应被认为是专业素质培养的三个要素[17]。

1. **自我意识**　医学生只有在他们参与临床工作、聆听病人倾诉、体验被视为医生之际，他们才能真正开始理解医生的复杂内涵和感受，开始认识医生可以带给病人和公众的力量、局限性和医生所承担的责任。这时需关注他们自我意识的形成。自我意识是人对自己身心状态、对自己同客观世界关系的意识，具有社会性。自我意识稳定和成熟的表现在于能够发现和包容有别于己见的观点，并用于检验自己的信念、假设和情感。自我意识有助于与他人交流，理解他人的强烈情绪[18]。由于自我意识能体现医学的核心价值——同情、怜悯和利他，因此被认为是医生必须具备的能力。同时，自我意识也指对自身优缺点、局限性的清晰认识，这种能力有助于寻求他人的反馈和指导。

2. **社会关系**　在医生的职业发展中，社会关系发挥着极其重要的作用。除了医患关系，其他如医疗从业者之间、医疗团体之间等社会关系，对于专业素质培养也同样重要。首先，专业素质的培养过程与医患关系相伴而生，处理医患关系的经历有助于形成医生的价值观和使命感[2]。研究指出："医学生与病人之间深入的合作性关系"应被视为"知识形成的原点"，因为这样的关系才是同时从病人、生物医学与社会心理学角度共同理解病人状况的动力[19]。其次，不同专业人员间的社会关系也有助于专业素质的养成，因为这种关系不仅会影响学生们对不同医疗从业者角色和职责的理解，还会对自己作为团队一员的身份产生认同。

3. **文化适应**　社会和大型医疗机构所奉行的行业规范及价值体系也对医学生的专业素质培养发挥作用。现实中，医疗系统存在的问题经常会诱发学生们产生挫败感和消极情绪。年轻的医生们大多会接纳所处临床环境的主流价值观，并将其内化为自身的价值体系。如果医学生身处的环境所信奉的价值观有悖于主流价值体系，将会产生严重的后果[20]。

养成专业素质对医学教育的启示：

培养医学生的专业素养、让医学生实现身份转变应该成为医学教育的最高目标。如果一个纯粹的、怀抱一腔热情投身医学事业的学生，能通过医学教育将个性打磨得温和可亲，能将病人和大众的利益奉为人生信条，能在工作中与人合作，能针对挑战进行不断的创新，能在失望或失败中保持强大的韧性并始终坚持，那么医学教育最终目标的实现就无须多虑。强烈的止于至善的志向、使命感和个人责任，一定能促进医学生不断汲取知识和技术，并贯穿其专业训练和人生的全过程。这就是专业素质的灵魂所在。

三、医学学习的前提及其启示

上述对临床医生的工作领域和医学生培养的相关研究，揭示了医学学习的三大前提：第一，学习是一个渐进的发展性过程；第二，学习需要参与；第三，学习具有情景性和分布性的特点。这些前提对医学学习，尤其是课程体系、教学方法和学生评价，具有重要的启示意义[21]。

（一）学习的渐进性和发展性

持续渐进地重塑、整合、扩展、完善知识和技能，持之以恒地积累新知识和加深对医疗实践的理解，是医学生进步的必要过程。启示如下：

1. **课程体系** 将课堂知识和经验知识相结合并实现纵向内容整合，即将知识技能与临床实践机会进行有机匹配，整合基础与临床，这是课程体系设计的目标。这二者的匹配需要选择合适的教学内容及学生承担的责任，合理安排教学顺序，教师严格监管以保证病人安全。

2. **教学方法** 通过长期指导和监督的方式，创造条件促进学生自主学习，提供适应个体学习需求的教学方法。同时，由于医学生需要独立判断哪些情况自己能够处理、哪些情况超出了自己的能力范围，因此需要创建出学生们可以充分考虑其需要得到什么样的帮助及如何实现帮助的学习环境。

3. **学生评价** 整合评价体系，长期追踪学生的学习进展。多种支持渐进性学习方式的评价都强调学习者对未知事物的反应与其所掌握的事实性知识至少同样重要。各专业知识都必须有可靠的方法进行明确的评价。学生们也应该积极参与评价结果反馈的过程。

（二）学习的参与性

价值观、专业身份认同和临床熟练操作是在医学生参与专业工作中逐步形成的。启示如下：

1. **课程体系** 合理安排学习内容的顺序，逐步提高学生们参与临床工作的重要性和价值，着重培养协同合作和沟通交流能力。同时，为学习者创造获得足够的指导和技能提升的条件，并帮助他们高效地参与医生们的非临床工作。

2. **教学方法** 邀请学习者加入专业团体，给予引导和辅助，明确指出他们应扮演的角色和承担的责任，同时给予表现的反馈。此外，近距离接触堪为师表的医生，并以他们为榜样，教会他们如何与医生和非医生同事互动、合作。

3. **学生评价** 建立多角度的评价体系，如知识理论、逻辑推理、交流沟通，以及对医疗系统的改善，同时涵盖个人和团队表现两个方面。设计有利于促进学生参与到医疗工作各个方面的评价方法，如工作内容、参与程度、与医生和其他同事的交流合作等。

（三）学习的情景性和分布性

临床环境中丰富的学习资源极具意义，但是海量的信息和资源也使学生们感到不知所措，因此，专业同事提供的学习线索和示范非常重要。提高临床教育的效率和效果，在很大程度上依赖于能否发现和充分利用蕴藏在特定环境和人员之中的隐含性知识。同时，由于知识在团队成员间具有分享性，个人的表现在很大程度上应被视为团队合作的成果，因此有必要采用多种方式对小组、团队和系统的表现进行全面充分的监督和评价。启示如下：

1. 课程体系 为学习者创造多种面对困难、解决问题的复杂场景，侧重于训练他们解决问题的能力和利用信息的方法。帮助医学生深入了解在千差万别的临床场景下可供利用的资源，懂得非医生人员的重要性。

2. 教学方法 着重教会学生发掘临床环境中潜在知识的能力，倡导在教师指导下的观察和思考，鼓励质询提问和创新发现，吸引学生们参与到与专家们的交流讨论中。酌情弱化教师所掌握知识的地位，同时组织多人分享的学习场景。

3. 学生评价 关注学生们能否快速有效地利用实体资源、社会资源和人际网络，并重视团队表现和个人对团队的贡献。评价体系应能衡量学习者在复杂环境中与他人合作的效能和作用。

第二节 医学教育的目标

在继承《弗莱克斯纳报告》理念的基础上，卡内基教学促进基金会"医生的培养"研究项目聚焦医学教育热点，明确提出当今医学教育的四大核心目标：①标准化和个性化；②整合；③追求卓越；④形成专业认同感[22]。这些目标已成为医学教育发展路径的基石，为今后的改革指明了方向。同时，该报告也提出了实现这些目标的建议。

一、医学教育的核心目标及其挑战

（一）标准化和个性化：学习成果标准化和学习过程个性化

100多年前，为提升学术标准，弗莱克斯纳坚持认为学习成果标准化必须基于结构化，因此提倡医学生的录取必须具有大学学士学位，医学院教育必须包括为期2年的基础理科课程和2年的临床训练。弗莱克斯纳的这一结构化要求为保障医学教育质量发挥了重要作用。

不同于弗莱克斯纳注重结构和过程的标准化，当今实现标准化的主要途径则为结果导向教育（outcome-based education，OBE）。OBE发展于20世纪90年代，以预期的学习成果为导向，逆向设计教学过程，强调以学生为中心。事实上，从注重过程向注重结果的转变是近20多年来医学教育变革中最有意义的发展，这比教育策略、教学方法和评价方法的改变都更为关键，因为策略、方法都只是达成目标的方式，而最重要的应该是教育的最终结果——医生所获得的能力。

有充分的理由使OBE居于教育思想的中心位置。第一，保障医疗保健的质量。世界范围内的医疗卫生服务品质和医疗安全仍存在持续性差异，对教育项目预期学习结果的思考促使人们反思教学内容的有效性，从而发现可能被遗漏或忽视的内容。第二，解决信息量过大的问题。一直以来，医学课程的时长几乎一成不变，但对学生所学知识量的期待却与日俱增，因此需要在更广泛的范围内更清晰地指出学习目标。第三，保持教育的连续性。本科、毕业后和继续教育需要进行无缝对接，因此需要对学生预期学习结果有清晰的展示。第四，促进以学生为中心的学习。以学生为中心的理念要求学生对其学习负责，因此学生需要对学习结果有清晰的认识；同时，教师则需要进行相应的教学设计和资源配置[23]。

然而，虽然OBE日渐成为医学教育发展的重点，越来越多的医学院校也有采用OBE的趋势，但情况并不令人满意，通过基于结果的教育以实现学习成果标准化的目标依然任重道远[23]。

在学习成果标准化无法实现的同时，学习过程个性化同样困难重重。学习过程个性化，其内涵是调整教育项目以满足学生的不同学习需求，学习过程应适应不同学生在背景条件、准备程度、掌握知识和技能的能力之间的差异。学习过程个性化可以确保更人性化地对待学生，并促使他们获取更高的成就。常规的教育培训时长和内容都不够灵活，如果学生在常规学业之外想要做研究、辅修其他课程或参加其他活动往往比较困难。目前对于提高医学教育效率的方法还未见长期研究[2]。

"标准化和个性化"这一目标目前所面临的挑战主要为：未能有效实施成果导向的教学模式，课程设置僵化呆板，学习周期过长，难以实现以学生为中心[2]。

（二）整合：整合知识和临床经验、角色和责任

在过去的几十年中，整合学习得到大力倡导。整合学习是指学习者将其所学到的不同"部分"以一种有意义（与以往学习有关）和相关（与未来应用有关）的方式联系起来的能力。整合学习具有诸多积极意义，如与深度学习存在内在联系，与创造性思维互补，提高学习者的主观能动性，增强长期学习记忆，减少课程内容的重复等[23]。在医学教育中具有里程碑意义的整合学习始于20世纪50年代，美国凯斯西储大学推出的"以器官系统为基础的学习"课程模式整合了基础和临床医学知识，促进了二者的结合。

第一个整合是课堂知识和经验知识的整合，但一直以来，作为医学实践根基的课堂知识并未与真实的医疗实践进行有机整合。即使是拥有较多临床接触机会的医学院，也鲜有学生能在入读医学院初期就承担起临床内容明晰而真实的临床角色，而学生们在课堂所学的知识也几乎无法与其在临床环境中的体验相结合。课堂与实践的脱节带来两大问题：一是低年级医学生很难将课堂所学与临床实际相联系并理解其含义；二是一旦进入临床，又很难由病人病症回溯课堂所学。基础知识和临床实践这一纵向整合的缺位让医学教育低效无序，如何保障贯穿医学教育的临床学习环境，以及课堂知识和经验知识之间的平衡，必须予以足够重视。

除了课堂知识和经验知识的整合，第二个重要的整合是帮助学生们理解和认识医生在诊疗之外须扮演的多重角色，并要求他们持之以恒地探索如何将临床工作和其他角色进行整合。这些问题大多被忽视，不利于学生们了解和体验医生职业的全面内涵。

第三个整合是认知和道德的整合。专业认同感、伦理道德和责任感是最容易被忽略的。整合学习一定要为塑造个人职业的完整性提供坚实基础。

整合无处不在。新的领域、课题、专科层出不穷，伴随着新课程和新文献杂志不断涌现。然而，医学生却被理所当然地认为应当掌握所有领域，并以某种方式运用所学的知识去联系、整合所学的一切。医学教育应充分认识到培养学生们整合能力的重要性，而非将这个沉重的负担完全推诿给医学生自己。

"整合"这一目标目前所面临的挑战主要为：课堂知识和临床实践脱节，对病人的体验认知碎片化，缺乏对医生多重角色的认识，对于在复杂医疗系统中进行有效的团队合作重视不足[2]。

（三）追求卓越：培养探索精神与自我完善的行为习惯

合格的医生需要有效应对超常规的、复杂的或完全陌生的情况，因此，医学生必须养成探索精神和自我完善的行为习惯。然而，医学教育过分强调事实型知识，往往既忽视了针对临床难题的探索精神，又忽视了医生所在医疗系统的复杂性。医学生必须具备好奇心，保持探索欲和怀疑精神，在面对每位病人时，都应认真思考是否有新知识或更好的疗法。对科学前沿知识的探索和医学界争议问题的讨论应融入医学教育，通过掌握研究领域的学术工具（如分子医学、临床和转化研究、全球卫生等）、技能和良好的思维习惯，使医学生有能力面对临床工作中的问题和挑战。

由于医生的工作环境非常复杂，医疗卫生体系也存在诸多弊端。医学教育应培养医学生理性面对、分析和改进其所在体系的能力，为满足病人需求而不断改进。这些都需要医生们具有独创性、使命感、奋斗精神和行医技巧[24]。

"追求卓越"这一目标目前所面临的挑战主要为：过分注重掌握已知的知识技能，忽视知识建构和坚持追求卓越；进行科学探索和实际改进的机会有限且流于形式；对病人群体、健康促进和基于实践的学习缺乏足够重视；参与管理和改进医学生学习和工作所在医疗系统的机会不足[2]。

（四）形成专业认同感：养成专业素质

医学实践和医学教育中至关重要的伦理道德内核——救治病人和改善人群健康的强烈使命感，在课程设置、教学过程和学生评价中往往被忽略了。虽然医学院校大都设置了伦理学课程，但是改进医学生伦理道德行为的成效却不明显。医学人文教育依然得不到足够重视，尤其是在熏陶学生更加具有同情心、无私、人性化等方面。医学预科教育则过分强调物理学等理科领域，而忽视了人文社会科学领域。

价值观是医学专业人才培养的基石。虽然人们以为直接教学、榜样示范和社会化等方式对价值观有同化作用，但实际效果并不明显。不良的医患关系和团队成员关系等负面因素也可能抵消正面教学的效应。研究表明，医学生在医学院就读期间专业素质表现不佳，与其在之后的医疗工作中出现职业疏漏密切相关[25]。因此，医学教育所面临的一个重大但常被忽视的难题就是如何以最佳的方式提升医学生的专业素质。

促进专业素质养成的主要方式之一，就是让学生们浸润在能体现医疗行业最高职业价值观的环境中，团队成员追求卓越、互相合作、彼此尊重、充满恻隐之心。团队价值观和行为会对学生产生十分强大的塑形作用。

"形成专业认同感"这一目标目前所面临的挑战主要为：缺乏对职业价值观的认识和重视；无法正确评价、认可和提升职业行为；缺乏对于持续提升以达到高水准专业使命感的期望值；职业价值观受到医疗工作快节奏和商业化的侵蚀[2]。

二、医学教育改革的建议

为实现上述医学教育的核心目标，既需要在教学层面进行改革，也需要在政策层面进行改革。教学层面的改革原则和策略建议如下：

（一）改革原则

以下是适用于不同医学院校和不同学生水平的普适性医学教育改革原则，主要集中在课程、教学方法和学生评价等方面。

1. **课程内容** 医学教育者们必须进一步区分核心内容和其他内容[26]。由于医学院教育不再为独立专业作准备，而是培养医学生顺利接受毕业后教育，因此，医学院应定位于加强医生的普通专业教育，即无论今后从事何种专业，每一位医学生都必须具备最基本的知识、技能、价值观和态度[27]，这就是核心内容的主要内涵。

2. **课程标准** 医学教育和医学课程应有不同层次的标准或要求，但必须强调胜任力一定是最基本的标准，是临床医生必须要达到的核心标准[28]。同时，必须对学生们反复熏陶追求卓越的远大理想，让他们做好准备，及时掌握当代医学前沿知识和技能创新。

3. **课程设置** 处于不同水平的学生在掌握了与其级别相应的技能后，就不应被迫花时间重复这些临床活动，避免做无用功。医学教育必须更多地运用就绪性评估（readiness assessment）方法，了解学生进入临床实践的准备程度。同时，让课程设置具备充分的灵活性，以供学生自行选择学习难度。减少非核心课程的比重，为医学生腾出更多时间钻研其感兴趣的领域和尝试医生的非临床角色。

4. **教学方法** 医学教育最根本的教学方法旨在培养学生们自主学习的积极性和技能，而激发自主学习的动力则源自医学生的临床经验、诊疗信息，以及临床环境中和同行的交流[29]。学生们应通过临床问题，尽其所能地学习包括医学科学基础在内的相关知识。

5. **评价标准** 医学院校必须通过学生评价来保证学生们达到核心内容中预定的胜任力标准。对学生的学业评价要求医学院校采用一套通用的覆盖学习全过程的胜任力考核体系，同时，还要依据学习者的不同水平特制不同的达标尺度。

6. **评价导向** 只有进行超越医学生知识和能力上限的评价，才能让学生们认清差距和今后学习的方向，这种差距正是终身学习的驱动力[30]。为防止学生们对知识和技能的掌握无连续性，对胜任力的评价应具有整合性和累积性。

7. **师生关系** 医学生在整个医学教育过程中都需要与教师们保持良好而稳固的关系。

教师们则应提供挑战、支持和良好的榜样作用，以及个别指导的机会。

8. 追求卓越 追求卓越是专业素养的标志之一，甚至是唯一标志[31]。这一概念奠定了医学教育观的基础，进而交织融合了标准化和个性化、整合、创新与自我完善，以及专业身份认同等多个目标，而实现这些目标的过程都会对医学生的专业素养产生影响。

（二）改革策略

以下是实现医学教育四大核心目标的系统性改革策略。

1. 促进学习成果标准化和学习过程个性化

（1）通过胜任力评价实现学习成果的标准化。建立明晰的、渐进性的学习成果预期目标，定期评价学生的能力。

（2）建立贯穿"医学院校教育 - 毕业后教育 - 继续教育"全过程的、通用的胜任力评价体系，为学习者设立恰当的、发展性的培养标准。

（3）对所有学生都应实现学习过程的个性化，无论是在同一层次水平或同一阶段上，还是跨层次水平或不同阶段上，允许学习者采用灵活多变的学习方法。

（4）提供选修课程或选修项目，以培养学生的探索精神和自我完善的能力。在完成核心课程的基础上，为学生提供机会追求其感兴趣的领域。

2. 整合课堂知识与临床经验、角色和责任

（1）紧密结合课堂知识和临床经验，包括早期沉浸式接触临床，后期复习、回顾科学知识，以及给高水平学生提供反思学习的充足机会。

（2）整合基础、临床和社会学科。

（3）鼓励医学生多角度解析疾病和临床情境，更全面地了解病人对病痛与诊疗的体验，包括与病人建立更加纵向的联系。

（4）为学生提供了解临床医生不同角色和责任的条件，让学生有机会体验医生所承担的全方位职业角色，包括教育者、倡导者和研究者等。

（5）把跨专业教育和团队合作融入课程，提升和其他健康从业人员合作的能力。

3. 培养探索精神和自我完善的行为习惯

（1）同等重视培养学生们的常规性能力和适应性能力。

（2）鼓励学生们参与高难度、有挑战性的工作和知识建构工作，真正参与到医学研究、创新和改进中。

（3）鼓励学生们参与人群健康、医疗质量改进和病人安全相关的项目。

（4）将医学生置身于高质量医疗水平的环境中。

4. 高度重视专业认同感的形成

（1）提供与专业发展相关的伦理学教育、反馈和反思的机会。

（2）注重隐性课程的作用，努力奉行医生们推崇和践行的价值观。

（3）支持师生建立有助于促进崇高的职业价值观的关系，加强学生们与那些愿意帮助学生的高水平医生导师之间的联系。

（4）创造合作性的学习和实践环境，以追求卓越和持续自我完善。

（5）以纵向指导和监督的方式，提供反馈、反思的机会和专业素质的评价。

参 考 文 献

［1］ 莫莉·库克，戴维·厄比，布里吉特·欧布莱恩. 医生的培养——医学院校教育与住院医师培训的改革倡议［M］.张抒扬,潘慧,译. 北京:中国协和医科大学出版社,2021.

［2］ COOKE M, IRBY DM, O'BRIEN BC. Educating Physicians: A call for reform of medical school and residency［M］. San Francisco: Jossey-Bass, 2010.

［3］ DAVIDSON PM. The surgeon for the future and implications for training［J］. Australian and New Zealand Journal of Surgery, 2002, 72(11): 822-828.

［4］ 克努兹·伊列雷斯. 我们如何学习: 全视角学习理论［M］.孙玫璐,译. 北京:教育科学出版社,2010.

［5］ CODERRE A, MANDIN H, HARASYN PH, et al. Diagnostic reasoning strategies and diagnostic success ［J］. Medical Education, 2003, 37(8): 695-703.

［6］ EVA KW. The ageing physician: changes in cognitive processing and their impact on medical practice［J］. Academic Medicine, 2002, 77(suppl): 1-6.

［7］ REGEHR G, CLINE DJ, NORMAN GR, et al. Effect of processing strategy on diagnostic skill in dermatology［J］. Academic Medicine, 1994, 69(10 Suppl): S34-S36.

［8］ HUTCHINS E. Cognition in the wild［M］. Cambridge: MIT Press, 1995.

［9］ CROSKERRY P. The importance of cognitive errors in diagnosis and strategies to minimize them［J］. Academic Medicine, 2003, 78(8): 775-780.

［10］ HATANO G, OURA Y. Commentary: Reconceptualizing school learning using insight from expertise research［J］. Educational Researcher, 2003, 32(8): 26-29.

［11］ BARNETT S, KOSLOWSKI B. Adaptive expertise: Effects of type of experience and the level of theoretical understanding it generates［J］. Thinking and Reasoning, 2002, 8(4): 237-267.

［12］ MYLOPOULOS M, REGEHR G. Cognitive metaphors of expertise and knowledge: Prospects and limitations for medical education.Medical Education［J］. Med Educ, 2007, 41(12): 1159-1165.

［13］ SCARDAMALIA M, BEREITER C. Knowledge building: Theory, pedagogy, and technology［M］. New York: Cambridge University Press, 2006.

［14］ REGEHR G, MYLOPOULOS M. Maintaining competence in the field: Learning about practice, through practice, in practice［J］. Journal of Continuing Education in the Health Professions, 2008, 28(1S): S19-S23.

［15］ SCHON D. Educating the reflective practitioner［M］. San Francisco: Jossey-Bass, 1987.

［16］ EVA K, CUNNINGTON J, REITER H, et al. How can I know what I don't know? Poor self-assessment in a well-defined domain［J］. Advances in Health Sciences Education, 2004, 9(3): 211-224.

［17］ WENGER E. Communities of practice: Learning, meaning, and identity［M］. New York: Cambridge University Press, 1998.

［18］ BILLETT S. Learning in the workplace: Strategies for effective practice［M］. Crows Nest, Australia: Allen & Unwin, 2001.

［19］ EPSTEIN R. Mindful practice［J］. Journal of the American Medical Association, 1999, 282(9): 833-839.

［20］ RATANAWONGSA N, TEHERANI A, HAUER K. Third-year medical students' experiences with dying patients during the internal medicine clerkship: A qualitative study of the informal curriculum［J］. Academic Medicine, 2005, 80(7): 641-647.

［21］ BLEAKLEY A, BLIGH J. Students learning from patients: Let's get real in medical education［J］. Advances in Health Sciences Education Theory and Practice, 2008, 13(1): 89-107.

［22］ HAFFERTY F. Beyond curriculum reform: Confronting medicine's hidden curriculum［J］. Academic

Medicine, 1998, 73(4): 403-407.

[23] DENT JA, HARDEN RM, HUNT D. 医学教师必读——实用教学指导[M]. 5 版 . 王维民, 译 . 北京: 北京大学医学出版社, 2019.

[24] MYLOPOULOS M, SCARDAMALIA M. Doctors' perspectives on their innovations in daily practice: Implications for knowledge building in health care[J]. Medical Education, 2008, 42(10): 975-981.

[25] PAPADAKIS M, OSBORN E, COOKE M, et al. A strategy for the detection and evaluation of unprofessional behavior in medical students[J]. Academic Medicine, 1999, 74(9): 980-990.

[26] Core Committee, Institute for International Medical Education. Global minimum essential requirements in medical education[J]. Medical Teacher, 2002, 24(2): 130-135.

[27] Project Panel on the General Professional Education of the Physician and College Preparation for Medicine. Physicians for the Twenty-First Century[R]. Washington, DC: AAMC, 1984.

[28] ROOKS M. Medical education and the tyranny of competency[J]. Perspectives in Biology and Medicine, 2009, 52(1): 90-102.

[29] HOFF T, POHL H, BARTFIELD J. Creating a learning environment to produce competent residents: The roles of culture and context[J]. Academic Medicine Special themes: Educating for competences, 2004, 79(6): 532-540.

[30] MIFLIN B, CAMPBELL C, PRICE D. A conceptual framework to guide the development of self-directed, lifelong learning in problem-based medical curricula[J]. Medical Education, 2000, 34(4): 299-306.

[31] LEACH D. Competence is habit[J]. Journal of the American Medical Association, 2002, 287(2): 243-244.

第二章　医学课程模式

诚如上一章提到的,医学教育的目标是希望医学生能掌握基本的医学知识和技能,形成专业认同感,建立探索精神与自我完善的行为习惯,树立专业信心[1]。那么,如何实现这一目标? 如何将一名医学新人通过系统的训练使其蜕变成一名合格的医生? 科学合理的医学课程模式正是帮助医学生实现这种蜕变的关键。这些构成了医学教育发展过程中业界不断完善课程模式的内在动力。为此,本章将着重介绍医学课程模式,探讨课程和课程模式相关的理论、医学课程设置及其相关的教学方法与手段、教学环境、课程评价等内容。

第一节　医学课程模式的相关理论与概念

课程理论所反映的共性特点同样适合医学课程模式。同时,由于医学教育的特殊性,医学课程模式所特有的个性应更加予以关注。本节先就课程理论的有关概念与内涵,以及医学课程模式的特殊性作简单阐述,为后面介绍医学课程模式做好铺垫。

一、课程、课程开发与课程模式

(一)课程的内涵

课程是学校教育中人才培养过程的载体和依据[2],是为实现培养目标而规定的教育教学内容、学习计划、预期学习结果等,以及整个进程的总和。课程也是学生在学校所获得的、有意义的学习经验,包括学习的经历、历程,以及从中获得的各种体验。课程呈现方式不仅有诸如学科、教材、设备和教师讲授等相对"实体化""具象化"的显性课程,也包括诸如学校文化、氛围与校风,以及教师人格影响等相对"隐蔽"的隐性课程。

(二)课程开发之"泰勒原理"

毫无疑问,课程的科学性和合理性是学校教育质量的根基。优质的课程并非从天而降,而是需要精心设计,此过程即为课程开发。为了使学校在课程开发时有章可循,美国著名课程理论家和评价专家拉尔夫·泰勒(Ralph Tyler)在《课程与教学的基本原理》中提出了课程开发的一般程序,即影响深远的"泰勒原理"。在"泰勒原理"中,首先,开发任何课程和教育计划都必须回答四个基本问题,即"泰勒原理"的基本内容包括:①确定教育目标;②选择教育经验;③(有效)组织教育经验;④评价教育计划。其次,泰勒认为,选择和确定课程目标的依据应包含对学习者自身的研究、对当代校外社会生活的研究和学科专家的建议。此外,这里的"教育经验"也即"学习经验",是指学习者与其所处学习环境的相互作用。学习是通过学生的主动行为发生的,取决于学习者做了些什么,而不是教师做了些什么。泰勒就如何选择学习经验指出:①所选择的学习经验必须能够帮助学生达到既定的教育目标；②必须使学生从中获得满足感；③学习经验所期盼的反应是在学生力所能及的范围之内；④有不同的多种经验可以用来达成同样的教育目标；⑤同样的学习经验通常会产生数种结果。此外，泰勒提出了学习经验的两种组织形式，一种是不同阶段的学习经验所组成的"纵向组织"，另一种是不同领域的学习经验所组成的"横向组织"。至于如何有效组织学习经验，泰勒强调必须符合连续性、序列性和整合性三个主要标准[3,4]。

（三）课程模式

在课程开发和课程体系的建设中，一般存在为某个时代所推崇的课程范式，即要求课程体系具有特定的课程结构和特定的课程功能，并与某类特定的教育条件相适应。而课程模式就是典型的、以简约的方式表达的课程范式。换而言之，课程模式不仅包括科学合理的课程本身，也包括在课程实施过程中与时俱进采用合适的教学方法与手段、提供有助于学生知识建构的教学环境，以及实施有利于学生学习效果的评价机制等。

随着社会发展日新月异，诸如科技进步、人们观念改变、人才培养目标改变，以及对教育规律和本质的了解不断深入，不断调整课程内容和课程模式是理所当然的事情。此过程势必产生一些较为经典的课程模式。

二、医学课程与医学课程模式的特殊性

相比于其他专业，医学教育的课程开发和课程模式设置需要考量的因素更加繁多，也会相应呈现其特殊性。

（一）强调科学性与人文性并重

满足人类健康需要的人文诉求和不断进行科学探索是医学发展的意义所在。在医学教育中，无论是课程所承载的内容，还是医学人才培养的特质要求，其科学性和人文性必然涵盖其中。本科医学课程作为医学专业学习的起点，将为医学生的毕业后教育和继续教育提供必要的医学知识和临床技能，包括基础医学、临床和社会科学知识，以及在医疗视角下人体生理机制与疾病机制，乃至社会动态发展过程中有关健康等方面理念的更新等，无不彰显其科学性和人文性，两者缺一不可。而在医学人才培养的过程中，赋予学生的科学探索精神和人文素养也是一样重要的，这是医学教育十分强调科学性和人文性并重的根本原因。

（二）强调理论性与实践性并重

医学知识体系的日益庞大，更加彰显医学课程学习的层次性、系统性、理论性和问题导向性要求。临床实践能力作为医生的看家本领，以及现代医学鼓励科学实验探索的特质，这些均强调理论与实践密切结合的必要性。与此同时，对于医学生的学习效果而言，解决问题的能力和批判性思维在情境学习的条件下更容易培养，因此理论和实践相结合的医学专业学习过程成为必然的趋势。

（三）注重阶段性进阶学习特点

医学教育旨在保证医学生掌握扎实的生物医学科学基础，并着重培养学生解决问题的能力、自主学习的能力和批判性思维。为此，学习的渐进性和发展性，使得医学课程编制

时应充分考虑如何就有关教学内容进行协调和排序，才能为医学生提供恰当的教育经验。尤其重要的是，医学生在真实临床环境中的实践参与程度应与其所掌握的知识、技能与素质的储备程度相平衡。基于医学学习的进阶性特点，医学课程通常分为临床前期（以学校教育为主）和临床期（以医院教育为主）两个阶段。由于临床前期和临床期的教学目标、教学环境、教学条件等存在诸多不同，因此，临床前期和临床期的课程模式也有比较显著的差异。

第二节 临床前期课程模式

临床前期的医学课程模式较为经典的有基于学科、基于器官系统和基于问题三种课程模式[5-7]。各医学院校可能实施不同的课程模式，也可能兼而有之，努力使课程实施朝着平衡理论知识与临床实践的方向发展。

一、基于学科的医学课程模式

基于医学学科的课程模式产生于 19 世纪末、20 世纪初的美国，后被各国医学院校广泛引用。直至 20 世纪 60 年代，该模式依然是医学课程的主流模式。

（一）产生背景

19 世纪 70 年代至 20 世纪 10 年代，在内在动力和外部推力的作用下，美国的医学课程发生根本性变革。

1. 医学课程改革的内在动力 早期的医生培养以师带徒方式为主，课程教学分散且随意，医学课程缺乏系统性和规范性，医生培养质量备受质疑。与此同时，德国等医学科学研究的兴起促进医学发展的事实，引发了人们在医生培养过程中对于科学教育的重视，并迫切希望构建系统、规范且能够涵盖物理、化学、生理学等基础科学在内的医学课程模式。

2. 医学课程改革的外部推力 现代大学作为高等教育的权威，随着其产生与发展，不仅在学术知识、智力支持和经济资助等方面能为医学教育发展提供强有力的支持，而且汇聚了更多学者和研究机构，在医学知识迅速增加后进行和医学课程编制、教学方法与手段相关的研究，对医学教育也提出更多的规范与要求。此外，19 世纪 90 年代，随着美国教育系统的形成，为现代、复杂的医学训练提供了大量素质良好的生源，使医学教育实施更加明确、严格的标准成为可能。这些均成为医学课程改革的外部推力。

（二）教育理念

1910 年，美国推出的《弗莱克斯纳报告》直接引致基于学科的医学课程模式的形成与实施[8,9]。弗莱克斯纳认为，医学教育已从教条时代和经验主义时代迈向科学医学时代。医生在治疗诊断疾病中需要经历观察、思考、作出结论、尝试并观看结果等反复的过程，直到问题被解决为止。这点与人们理解的"科学从本质上说是观察、推理、验证、归纳的过程"是相同的。医学教育应该是科学教育，应该构建以科学为基础的医学课程模式，旨在保证执业医生具有扎实的生物医学科学基础，着重培养学生解决问题的能力、批判性思维和自我教育的能力。同时，弗莱克斯纳基于科学训练，强调自然科学知识对医学人才培养和临床医疗工作的基础性地位，建议医学院校采取规范的形式来强化基础科学知识教育，指出实践课程应分为实验室科学和临床科学前后两部分，强调这种分级课程制度的合理性。

（三）主要内容

在这种课程模式下，学生们通常以学科为基础学习正常的人体结构功能，并按照一定顺序进行学习。医学课程按逻辑顺序由三部分组成：第一部分包括物理、化学、生物等基础科学；第二部分包括解剖学、生理学、药理学、病理学、细菌学等实验室科学；第三部分包括内科、外科、产科等临床科学。某一特定学科课程通常与其他学科课程在同时段授课，如学习解剖学、生理学等课程之后，紧接着学习病理生理学和治疗。与此同时，课程、课时、教学方法和教材等方面的标准化也日益受到重视。如格雷（Gray）的《解剖学》《外科手术图谱》、豪威尔（Howell）的《生理学》等教材被广泛选用，课程总学时数也趋向一致。

（四）效果与评价

基于学科的医学课程模式强化了医学专业内容的内在逻辑性构成，极大地促进了医学课程的规范化、系统化，在学生知识和能力培养上取得了成效，推动了医学教育质量的提升，因此广受欢迎。直到19世纪60年代依然是医学课程的主流模式。

然而，尽管这种课程模式旨在帮助学生学会观察和分析并提高自主学习与解决问题能力，但事实上却未能取得理想效果。主要原因在于：第一，医学知识持续拓展和多元化带来了沉重的课业负担，以及为此不得不采用的死记硬背学习策略，相悖于能力培养的教学目标。第二，课程基于学科设置，不仅有悖于情境化学习和整合式学习规律，而且事实上课程设置细节参差不齐、课程间协调性差，甚至脱离临床实践；教学方法多以课堂教学为主，使学生对有关概念和知识的理解缺乏具象性等，均给学生进入临床实践学习带来困难[10]。第三，评价系统局限于科学知识内容，而忽视学生们在专业精神、自我评估能力等诸多重要领域的表现，造成评价目标导向性不够。此外，随着社会的进步，该课程模式在人口学、流行病学、经济学和卫生服务供给系统等方面也缺乏关注[1,5,6]。

二、基于器官系统的课程模式

随着时代发展，如何克服基于学科课程模式的弊端，更好地为医学生提供合理的医学教育，这道难题推动着医学课程模式的改革与创新。

（一）产生背景

如前所言，基于学科的医学课程模式的实施无法实现其自身所提出的教学目标，而且随着时间的推移，其存在的弊端与不足越来越展露无遗。

1. 基于学科的课程模式引致的人为"割裂"和"偏离"影响医学人才培养 以学科为课程学习主线不仅容易导致各门学科课程间存在隔阂，而且日渐偏离的过分重视医学院中实验医学科学发展的现象，导致基础医学与临床医学实践之间相互脱节。此外，基于学科的课程研究手段注重个体的病理、生理、病理生理等基础学科,限制了医学生从宏观角度考虑人群疾病与健康的能力,造成与变化中的人口学、流行病学、经济学和卫生服务供给系统的现实状况相脱节。在临床医生人才的培养过程中,这些"割裂"与"偏离"导致医学生在思维养成、知识积累和能力发展等方面不符合人才规格要求。

2. 基于学科的医学课程模式难以克服医学科学迅速发展带来的课业负担 基于学科的课程模式基本上设定为医学生毕业后经过一到两年的实习,就能走上工作岗位,并且能处理大部分问题,包括绝大多数主要的外科手术。这意味着医学院课程要涵盖所有医学知识。但是,随着医学科学研究的迅速发展,以及新知识、新技术、新方法和新兴学科的不断涌现,在不断增加课时的情况下,不仅无法要求课程涵盖所有医学知识,而且会导致医学生的课业负担难以承受。

为此,拓展新思路,重新思考如何(有效)组织教育体验,尝试构建更加科学合理的课程模式成为必然趋势。基于器官系统的课程模式就是在这种背景下出现的。

(二)教育理念

医学教育家们从心理学和教育学等角度提出了新的观点,认为医学课程模式应该强调学习过程的综合性,让学生在认知过程中能主动联系新旧知识以加强记忆;采用的教学方法应使教学环境与学习内容相匹配,确保学生能更好地、因地制宜地开展有效学习;在学习解决临床问题时应善用有关概念和原理;应设置不同的反复练习途径,以更好地帮助学生学习。因此,改进的课程模式基于以下教育理念:在某一器官系统范围内将基础科学和临床科学进行整合学习,有助于学生构建临床基础知识,并在接受临床实践训练时,加深对于以器官系统为基础的知识的综合与应用。同时,通过设定预期目标来拓展学生学习。此外,为配合整合性课程的实施,课程由各学科管理转为由专门委员会来统一协调管理。基于上述教育理念,1952 年,美国凯斯西储大学(Case Western Reserve University)医学院首先推出基于器官系统的新课程模式。

(三)主要内容

基于器官系统的课程模式旨在尽可能让教学内容更贴近临床一线医生所应掌握的知识,让学生们在进入临床实践阶段时能更好地运用与事实相符合的医学知识,即按照器官或人体系统来设置课程。基于此,这种课程模式要求学生先认识人体系统,如通过解剖、生理、生化、病理生理、药理和流行病学等课程,学习心血管或骨骼肌肉系统的有关知识。同时,从分子化学到社会学层面来了解人体系统的正常和异常状态。

基于器官系统的医学课程模式大致经历了三个发展阶段:第一阶段,打破按学科体系组织课程的模式,而是以某一器官为切入点来学习相关学科知识,了解结构和功能的关系。第二阶段,按照各系统的正常功能、功能失调、临床表征和疾病诊治方法,并联系相应的疾病,将相关的知识综合在一起讲授,了解综合性知识的相关性。第三阶段,拓宽课程整合思路,纳入整合的课程将扩展到预防医学、循证医学、人文科学等。同时,更加重视对临床病例的应用,重视对新知识和新技术的介绍。

（四）效果与评价

基于器官系统的医学课程模式充分倡导整合理念，也是对基于学科的课程模式所存在问题的回应，诸如克服学科间的割裂问题、加强基础与临床的紧密结合、课程内容因更加集中于人体与临床而得到精简等。这种课程设置让医学生学会了分析对比的学习策略，在以临床为导向的知识框架里开展情境学习、整合概念，从而提高学习的积极性，并培养清晰的理论知识结构。同时，把跨学科教学思想和多学科综合实验室引进课程，从能力上更好地培养学生。基于器官系统的医学课程被誉为现代医学课程改革的里程碑。

然而，该课程模式也存在不确定性和不利因素。例如，教师对教学改革的积极性和对课程整合程度的把握情况；由于从某一个器官或系统出发去讲授相关医学知识，人为地缩小了思考角度与学习范围，容易导致学生临床思维的局限性，而且无法保证学生掌握扎实的基础知识。此外，该模式的实施需耗费过多的人力和时间来安排与协调课程，且相应的课程评价和教学评价尚需完善。

在这种课程模式下，学生也存在学习问题。例如，过于重视知识获得的评价方式会影响学生对学习内容的取舍；学生缺乏临床经验会影响其对所学知识的理解，而且缺乏必要的临床意识来将课堂所学到的知识应用到具体病人的诊疗中。此外，这种模式容易造成结构僵化，无法将学生自身的发展需要和能力考虑在内。

三、基于问题的课程模式

随着医学课程模式的改革与发展，医学教育家们更倾向于变被动为主动，不断探索医学教育的多种可能和医学人才培养的多种途径。基于问题的课程模式便是在这种思维模式下被提出来的。

（一）产生背景

20世纪70年代前后，随着科技进步、医学科学发展，以及层出不穷的相关新兴学科和边缘学科，面对膨胀的医学信息，医学教育中提高学生学习能力和解决问题的能力远比为学生提供以记忆力为主的课程更加重要。与此同时，学生更感兴趣于在参与解决医疗实际问题的过程中进行学习。这些为进一步改革医学课程模式提供了新的动力和压力。1969年，加拿大麦克玛斯特大学（Mc Master University）医学院首推"基于问题的学习（problem-based learning，PBL）"课程模式。美国在20世纪70年代也开始实施PBL课程模式改革。在夏威夷大学、哈佛大学的带领下，有些医学院甚至把整套课程改变为PBL课程模式。尤其在美国1984年发表题为"为21世纪培养医生，医生的普通专业教育（Physicians for the 21st Century，General Professional Education of the Physician）"的GPEP报告之后，这种课程模式和教学方法得到广泛传播。

（二）教育理念

在遵循认知科学理论的基础上，神经病学教授豪沃德·柏罗斯（Howard Barrows）提出新的更有效的学习方法。他认为，医生必须具备准确而有效地运用知识去解决问题的技能，即临床推理方法，包括获取信息、综合信息、形成假设，并通过获取其他信息来验证这些假设。同时，认知心理学认为，学习是一个知识建构的过程，而且受社会和情境等因素的影响，成功地解决问题不仅依赖于具备大量的知识，也依赖于解决问题方法的运用。因此，孟德尔等人指出，为使大学教育更加有效：①应将教学置于复杂的、有益的、解决问题的情境中；②教学应该致力于教给学生元认知技能，以及合适地运用这些技能；③应从不同角度进行知识和技能的教学；④教学应在合作学习的情况下进行，以使学生之间建立信任。与此同时，格雷莎、伯鲁宁等人认为，小组学习能激发学生尝试解决问题并积累概念性的知识，同时积极表达自己的想法并分担处理问题的责任。当教师认识到学习的社会本质并用来帮助学生获得准确的、科学的理解时，科学教育将更为有效。基于问题的医学课程模式便是以这种理念为基础被提出和发展的。

（三）主要内容

在基于问题的医学课程模式中，PBL中所谓的"问题"就是围绕各种真实的临床问题而提出的病人案例。问题涉及健康维护等各个方面，从分子到社会水平，根据临床实践来界定基础科学的教学内容，而且以问题作为教学内容的组织框架。学生综合基础科学与临床科学内容，在理解和解决各种问题的过程中进行学习。PBL的学习方式，一般由1名导师通过提问题并总体把握进程进行指导，由5~9名学生组成小组，对案例一步步进行解读，辅以参与者反复提出假设，促进了成员间共同讨论和解决问题。在时间长度和频度安排上，PBL教学通常每次持续的时间接近两小时，每周开展两到三次。这个过程一直持续到最基础的知识要点学习完成。

PBL课程注重对基础与临床、不同学科知识的梳理与融合，鼓励学生自主学习，更加注重培养学生的临床推理思维能力和解决问题的能力。同时，PBL课程更关注学生的学习方法，对事实信息的记忆大大减少。学生在试图理解问题的过程中，了解到什么是他们在基础学科中需要学习的，慢慢学会从不同的学科去整合信息并提高综合解决问题的能力，从而实现了多学科教学替代传统模式的教学。

（四）效果与评价

PBL是启发式教学的精髓，而且完全吻合学习的参与性和分布性的理念，学生是教学中的主角，教学以启发式、互动式为主，能激发学生的学习兴趣并增强学习的主动性。同时，以不干扰学习为前提，鼓励学生自我评价和自我教育，有助于学生能力的提升。因此，PBL也被誉为医学课程改革的里程碑。

PBL也存在不足之处，例如，在评价学习过程时往往偏重学生个人的表现而忽略了评价集体表现；老师们在准备PBL的过程中对某些要点必然有所侧重，学生们往往侧重于那些要点而忽略对其他知识的掌握，影响学习效果。此外，PBL案例编写要求较高、学习进程较长等，也给该课程模式的推广造成一定压力。

第三节 临床期课程模式

在完成了临床前期的学习任务之后,学生进入临床期,在真实的临床环境中学习,着重于知识的运用、综合能力与职业素质的培养。各国临床期学习的安排并非一致,如我国临床期学习一般持续两年至两年半,涵盖见习和实习两个阶段;而在美国,临床见习持续两年,并分为初级见习(junior clerkship)和高级见习(senior clerkship)两个阶段,而实习则在医学院毕业后进行。尽管课程安排有所不同,但渐进性、情境性和整合性的学习规律,以及医学课程的学习特点是基本一致的。由于国际上大部分国家的临床教学安排类似于美国,因此本文仅以美国临床期教学(包括初级见习和高级见习)为例介绍相应的课程模式[10]。

一、初级见习课程模式

初级见习又称核心见习(core clerkship),通常在医学生的3年级,是临床期教学的核心阶段,旨在通过正确的指导、示范和操作,使学生逐渐承担起病患诊疗的责任,培养在评估和治疗常见病患时必备的专业能力,拓展临床技能和团队协作的能力,并在学习过程中理解医师的多重角色。由于此阶段需要通过床边教学、小组讲课等方式进一步学习临床专科知识,并着重课堂知识与经验知识的结合,因此形成了独特的课程模式。目前初级见习课程模式主要有以下三种:

(一)专科模块轮转式见习模式

国际上众多医学院校采用这种见习模式。见习期间,学生在被划分好的不同时段分别进入各个专科学习,参与某个专科的住院、门诊等有关临床工作,教学课程也相应地以当下所诊治的病人及与其病情相关的内容为基础展开。这使得学生有机会充分接触医院环境,专注于各专科住院病人的临床工作,从而获得与住院医师团队合作的机会并积累临床经验。但是,学生因不断转换专科学习而需要面对各种临床环境,包括教师团队、专业术语、不同病人与不同病种等,从而难以较为全面地积累临床实践知识,也难以建立良好的师生关系,影响学习效果。

(二)纵向整合式见习模式

较少数医学院采用这种模式。见习期间,由不同专科的医师组成一个带教小组,学生被编入不同带教小组进行学习。在同一组教员的指导下,学生在多个专科参加病患诊疗、急诊科接诊等工作,学习课程并进行自我反思、做案例日记、学习核心临床技能等。学生们被安排参与出诊工作时,接诊的病人均经过指导老师精心挑选,帮助学生尽可能地接触到各专科最主要的病种。这种模式使学生有机会对一组病人进行持续跟踪,能循序渐进地帮助学生融入一个临床实践群体并发挥作用,同时能更好地进行情境化学习。同时,该模式有利于发展稳定的师生关系并进行更好的沟通。但是,由于主要的教学和监管责任从各专科的医师转移到带教老师身上,带教老师是否获得相应的教学资源、其投入的时间与精力,以及带教能力,对学生的见习学习效果带来较大影响。

(三)混合见习模式

这是一种结合上述两种模式的混合式见习模式。该模式通常是将多种学科融合成一个规模较大的模块,将学生在专科病区的核心学科轮转周期压缩至三到六个月,然后把其余时间融为一个整合的、门急诊和纵向的临床体验期。这类课程通常是以师带徒的形式进行,学生们被指派给带教老师(多为家庭医生)负责,同时也与其他专科医师保持紧密的工作关系。

无论是专科模块轮转式见习模式、纵向整合式见习模式,还是混合见习模式,都会支持学生的临床体验,但是整合见习模式具有教师、病人和学生之间最佳的纵向关系,以及渐进性、指导性学习的最佳机会。

二、高级见习课程模式

高级见习阶段通常在医学院的第四学年,学生有机会通过在医院照顾病患来增加其知识和技能,以及探索自己的专业方向,考虑职业选择,进行科学研究和准备成为一名实习医生,为毕业后的医学教育做更多准备。第四年的大多数课程是选修性质,不同学校要求各异,但医学院都会提供准实习课程(sub-internship),主要内容是病患照顾,医学生在住院医师的直接指导下治疗病人,上级医师进行监管。第四年的其他目标包括提高临床技能、探索职业选择等。

第四年的选修性质给了学生们自主安排课程和探索感兴趣领域的机会。各医学院都会努力尝试各种方式以提高第四学年选修课程的连贯性,同时鼓励学生选修与其所选专科不相同或是可能存在互补关系的领域(类似于辅修专业),这些探索多半指向分子医学、临床和转化医学、公共健康教育、健康与社会、全球卫生科学等领域。有的研究型医学院则鼓励学生专注科研工作,以培养有志于医学研究的临床科学家。

医学课程模式不断优化与发展是医学教育改革与发展的题中要义,必定是持之以恒、不断探索的系统工程。回顾上述的医学课程模式改革,使我们认识到,尽管欧美等发达国家身处国际医学教育前沿并引领各国仿效,但由于各国国情存在差异,因此在学习借鉴的同时,更应该深刻思考、充分论证,结合我国国情完善医学课程模式,只有这样才能培养真正符合我国时代要求且具备竞争力的临床医生。

参 考 文 献

[1] COOKE M, IRBY DM, O'BRIEN BC. Educating Physicians: A call for reform of medical school and residency[M]. San Francisco: Jossey-Bass, 2010.

[2] 阮朝晖. 课程的现象学定义[J]. 教育理与实践, 2016, 36(7): 55-57.

[3] 张林林. 泰勒与多尔课程观的比较及其启示[D]. 天津: 天津师范大学, 2011.

[4] 牛桂红 李玉辉. 泰勒"学习经验"的含义及课程意义[J]. 牡丹江大学学报, 2010, 19(2): 136-137.

[5] 俞方. 美国医学课程改革研究[D]. 西安: 中国人民解放军第四军医大学, 2008.

［6］孙宝志.世界医学课程模式改革百年历程与借鉴［J］.中华医学教育杂志，2012，32（1）：1-7.

［7］王晶.医学课程整合的现状与对策——基于南方医科大学课程整合实践的研究［D］.广州：南方医科大学，2016.

［8］郝艳萍.弗莱克斯纳的医学教育思想研究［J］.黑龙江高教研究，2012，30（3）：6-9.

［9］于双成，安志国，安力彬.奠定美国现代医学教育基础的 Flexner 报告之方法学特征［J］.中国高等医学教育，2012（8）：17-18.

［10］莫莉·库克，戴维·厄比，布里吉特·欧布莱恩.医生的培养——医学院校教育与住院医师培训的改革倡议［M］.张抒扬，潘慧，译.北京：中国协和医科大学出版社，2021.

第三章 医学课程整合

我们已经意识到要实现医学教育的四大核心目标(标准化与个性化、整合、卓越与创新、专业认同感)并非易事。在新知识和新专业不断产生的同时,急剧变化的全球医疗卫生环境对医学生的胜任力又提出更高的要求,医学教育者面临着巨大的挑战。

国际上,为提高医学人才培养的质量、应对知识爆炸和社会制度变化等方面的挑战,早在20世纪50年代就开始了基于器官系统的课程整合。在过去的20多年里,医学课程整合成为很多国家医学本科教育发展指南的核心内容之一[1-3]。

为面对新冠肺炎疫情提出的新挑战、实施健康中国战略的新任务、满足世界医学发展的新要求,2020年,《国务院办公厅关于加快医学教育创新发展的指导意见》(国办发〔2020〕34号)提出"深化本科医学教育教学内容、课程体系和教学方法改革"的倡导,并指出"加快基于器官系统的基础与临床整合式教学改革"的具体措施。因此,理解医学课程整合的原理和实施将有助于我国教育者更好地推进医学课程改革。

本篇第二章从医学课程模式的角度概要介绍了基于器官系统整合的课程模式,包括教育理念、课程设置、教学方法与手段、教学环境、课程评价等。本章将以更宏大的整合学习为背景,聚焦医学课程整合,深入阐述整合学习的理论基础,医学课程整合的发展脉络与现状,医学课程整合的内容、模式、实施和评价等内容,为本书主题"医学课程整合"作重要的理论铺垫。

第一节 整合学习的理论基础

医学教育界对整合学习历来赞誉有加,这源于临床医生的工作模式,因为医生在治疗病人时需要整合大量的知识。因此,在医学教育的三代改革中,整合学习都被视为一个关键要素[4]。

一、整合学习的概念与意义

(一)何谓整合学习

整合(integration)是协调各分散的部分以形成有机的整体,而不是简单的总结(summation)。如果学习者能将新学的知识以一种有意义的方式与先导知识有机地整合起来,或者与未来的应用有效地联系起来,那就是整合学习(integrated learning)[5]。如果教育的目的是培养能够进行整合学习的学习者,那么,能够促进学生整合学习的做法都属于整合教学。

课程整合是实现整合学习最系统的做法。常规的课程整合有横向整合(将同一学习水平但分属不同学科的知识进行整合)和纵向整合(将跨越不同学习水平的学科知识进行整合)两个维度。另一个较新的概念是"工学结合",即是通过提前为学生提供参与未来实际工作的学习机会,实现书本知识和实际工作经验的整合。但是,进行课程整合并不一定意味着学习者成功进行了整合学习,而非整合式的课程教学也有可能促进整合学习,可以说整合课程只是为促进整合学习而设计的课程模式,课程和教师只是起了辅助和指导的作用,学习者能否成功进行整合学习,取决于所学习的内容能否最终形成有意义的联结,并得到有效应用。

(二)整合学习的意义

整合学习的意义在于能够促进深度学习,即学生能够运用分析、综合和评价等高阶思维进行学习[6]。不管课程如何设计、教学过程采用何种策略,最终进行知识整合的都是学习者,因此,整合学习的主体是学习者。而整合学习被认为能促进深度学习,正是因为整合学习要求学习者通过主动获取和解读知识来建立知识点之间的联系,从而理解和内化知识,进而应用知识。

整合学习还有利于创造性思维能力的培养,学习者在建立知识点之间的联系时,需要在很多乍看并不关联的事物之间寻找关联,这正是创造性思维能力的体现。

整合学习还能提高学习者的主观能动性。不管是横向整合,还是纵向整合,都能帮助学习者增强长期学习记忆和知识的应用能力,提升学习信心和动力;"工学结合"帮助学习者提前从实际工作场景和体验中感受"学以致用"的乐趣,了解专业实践的要求,因而能够提高学习的主观能动性。

尤其重要的是,整合学习减少了许多重复性的课程内容,提高了学习效率,这在知识成倍增长和更新的时代有着重大的意义。有鉴于此,整合学习在现代教育中逐渐被提倡,尤其在医学教育领域,20多年来,整合学习一直在本科医学教育中被大力倡导[7]。

二、整合学习的理论基础

整合学习必须聚焦于学习者,必须以学习者为主体,即以学生为中心。"以学生为中心"的理论渊源来自美国教育学家杜威的"儿童中心理论",之后进一步运用到中学和大学教育,成为现代主流教育思想的基石。作为整合学习最重要的理论基础——建构主义,事实上也植根于学生中心理论。其他的整合学习理论如情景认知、元认知和分布式认知等,也都建立在学生中心理论之上。下文从建构主义、情景认知、元认知和分布式认知等四个理论支柱分别讲述整合学习的理论基础[8](图 3-1),其中建构主义更是其他三个理论的底层理论基础。

(一)建构主义

现代建构主义的直接先驱是皮亚杰的认知发展理论和维果夫斯基的社会文化理论。建构主义学习理论强调学习的主观性,认为学习是个体对知识进行主动探索和建构的过程,建立于个人体验之上,通过个体的主动参与和积极反思得以实现;同时,也强调学习的社会性和情景性,认为学习发生于个体与社会互动之时,植根于社会环境中,并通过有意义的学习场景得以强化。与传统的灌输式的教育不一样,教师不再是机械的知识传授者,而是学生建构知识的支持者、帮助者和引导者[9]。

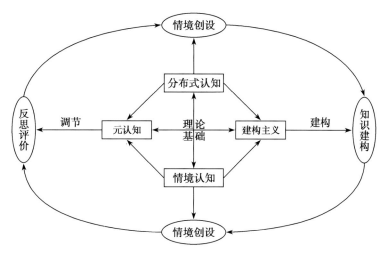

图 3-1 整合学习理论的基础框架

根据建构主义所倡导的学习观,整合课程内容的先后顺序要连贯而严谨,必须根据学生的先导知识和经验,以及他们在学习和实践过程中不断完善的价值观和专业素养,逐渐提高课程的深度和广度。另外,建构主义学习理论强调团队协作,认为学习活动需要经学习共同体的协作互动得以实现。因此,需要将团队合作融入课程教学。

(二)情境认知

与建构主义学习理论一样,情景认知也受到维果夫斯基的影响。该理论认为,当学生通过积极参与具体情境中的社会实践来获取知识、建构意义并解决问题时,有意义的学习才有可能真实发生;而当知识被整合到更广泛的场景中,并有机会在不同的场景中重复运用时,学习效果就会得到加强[10]。这些理念回应了医学学习的情景特定性,支持在整合课程中使用基于问题或案例的学习方法,在临床背景下传授基础知识,而且还要求学生多接触各种临床场景,以便运用所学知识。

(三)元认知

元认知是认知主体对自身心理、状态、能力、任务目标、认知策略等方面的了解和思考,同时也是认知主体对自身各种认知活动的计划、监控和调节[11]。学习者通过利用元认知知识及策略来对自身的学习过程和思维活动进行监控和调节,可以及时发现并修正学习中存在的问题与不足,加深对深层知识和复杂概念的掌握和理解,进而建构知识意义并用来解决实际问题。课程整合的最终目标是学习者将从课程中学到的知识有意义地和已有知识,以及与未来应用相关的知识联系起来,形成连贯的认知结构,而不仅仅是接受别人的整合学习结果。因此,元认知理论所倡导的自我了解、自我调控和主动建构对实现课程整合的学习目标至关重要。

（四）分布式认知

分布式认知认为，认知现象不仅包括个人头脑中所发生的认知活动，还涉及人与人之间，以及人与技术工具之间通过交互实现某一活动的过程，因此认知分布于个体内、个体间、媒介、环境、文化、社会和时间之中[12]。分布式认知与医学学习具有分布性的特点相呼应，对医学学习最大的启示在于学生必须学会在临床环境中通过合作和分享来获取知识，并形成个人价值观和职业价值观，并且为个体的整合学习描绘了时间发展的轨迹：认知横向分布于每个个体特有的时间维度上，纵向分布于个体的过去、现在和未来，这为横纵向的课程整合提供了认知心理学依据。

三、整合学习的障碍

课程整合涉及同一学科内或多个学科之间的横向统整或前后贯通，非常容易出现割裂或者重复的情况，有时候表面上整合的内容，从学生的视角看，只是一些离散、独立和不相关的学习经历[6]。因此，课程的整合逻辑和整合细节有可能阻碍整合学习。另一个障碍可能来自教师。如果教师的学科"领地"意识过于强烈，不愿意精简学科内容以容纳其他学科整合进来的内容，那么在授课时仍然会基于学科进行讲述而忽视课程内容的整合性。如果教师对整合学习的价值认识不足，也会影响他们对团队合作教学的重视和时间投入。课程整合的程度越高，对整合逻辑、整合内容的连贯性、整合学习评价的要求就越高[13]。因此，让教师成为课程整合的主导者，拥有执行整合教学的能力，乐意投入时间备课、与整合教学团队讨论，然后使用整合方式来评价学生，是解除以上阻碍的有效方法[5]。

第二节　医学课程整合的发展和现状

医学课程整合离不开宏观的课程整合的发展。本节首先介绍课程整合的起源和发展，然后围绕三代医学教育改革聚焦医学教育领域对整合学习的认识和医学课程整合的发展脉络，最后对医学课程整合的现状进行描述。

一、课程整合的起源和发展

课程整合论可追溯到 19 世纪中期的欧洲，是哲学界对工业革命造成的过度分工，个人片面发展，体力与精神发展分离，以及认知、情感、品德与技能割裂的现象的应对之策。德国哲学家赫尔巴特提出统觉的概念，用以指个体在原有观念的基础上吸收、融和、同化新观念，并构成观念体系的过程；统觉的过程就是新旧知识互相融合的过程。英国哲学家斯宾塞在阐述进化哲学时首次使用了"整合"（integration）这个术语。之后，"整合"逐渐成为多学科共用的术语。

到 19 世纪末 20 世纪初,出现了齐勒的历史、文学、宗教中心整合法论,麦克默里的地理中心整合论,帕克的儿童中心整合论,是整合课程的最早模式。同期,整合课程在美国得到发展,并于 20 世纪 50 年代在欧美逐步成型[14]。

20 世纪 70 年代,以科学教育为本的"科学 - 技术 - 社会课程"(science-technology-society, S-T-S)尝试通过修补科学、技术与社会教育间的分裂,解决环境污染、核威胁等社会问题。20 世纪末以来,为回应社会发展的深刻变革,教育领域产生了巨大改变,主要体现在知识的融合化趋势和教育目标的综合性发展。课程整合被视为帮助学生更好地适应未来生活工作、实现可持续性发展的重要途径,成为 21 世纪课程转型的核心概念[15]。

二、医学课程整合的发展脉络

医学课程与其他学科课程一样,受大时代背景下哲学、心理学思潮的影响,不断在产生改变。但由于医学教育的独特性和时代变化对医疗工作者的要求,医学课程整合有其自身发展的规律。医学教育在过去的 100 多年,共经历了三代变革[16](图 3-2),每一代变革都根据医生培养的环境条件与挑战,针对性地提出解决问题的方法,也由此推动了对课程整合的理解和应用。正如《医生的培养:医学院教育与住院医师培训的改革倡议》第一篇的标题:昔日遗产、今日实践、明日挑战[17],医学课程整合的思路建立在过往医学教育的经验之上,立足于实践,目的都是培养能够应对未来工作挑战的医生。

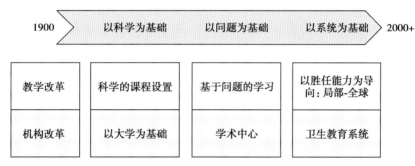

图 3-2　医学教育的三代改革

(一)第一代改革:以科学为基础的课程设置

1910 年的 Flexner 报告开启了从 20 世纪初期开始的第一代医学教育改革。虽然 Flexner 主张将科学知识与临床实践相结合,但当时的医学课程仍以学科为主,很大程度上缺乏与临床实践的整合[18],尤其是随着医学专业分科越来越细,临床教学越来越难以提供整合学习的机会。因此,医学教育工作者开始对以学科为基础的课程模式提出质疑。1932 年,美国医学院协会建议减少学科中不连贯的知识和不必要的重复,使整个教学过程做到相互协调和关联,提升学生的学习兴趣和信心。这些思想被视为整合课程的萌芽。

(二)第二代改革:从器官系统整合到以问题为导向的整合思路

在始于 20 世纪后半叶的第二代医学教育变革中,课程整合始终是一个创新的命题,也是一个一直引发激烈讨论的话题,人们或心存疑惑(cynicism),或狂热支持(fanaticism)[19]。

美国凯斯西储大学（Case Western Reserve University）于1952年率先实施了基于器官系统整合的课程。在临床前学习阶段由来自不同学科的教师实施综合性的课程，例如围绕呼吸系统讲授该系统有关的解剖、生理和生化等，使学生了解结构和功能的关系。而后，该校基础科学和临床科学的教师尝试按各系统的正常功能、功能失调、临床体征及相应疾病将相关知识综合起来，并在各器官系统中引入少数病例，帮助学生了解知识之间的相关性。相对于基于学科的课程，器官系统整合能够帮助学生初步构建临床与基础知识的联系，以便在临床训练时综合运用这些基础知识。

但是，器官系统整合课程存在一些不确定性。如第一节所述，跨学科和围绕器官系统整合是相对于教师而言的，如果没有采用有效的整合教学策略，从学生的角度看只是将不同学科的内容进行交错对插，并不一定是有机联系的整体。此外，器官系统课程整合确立了从不同学科（如生理学和解剖学）去认识和思考相关知识的模式，人为地将思考的范围缩小到某一器官系统，在培养学生临床思维方面存在一定的局限性，无法真正实现基础医学与临床医学实践之间的整合。因此，医学教育者需要在整合的范式上取得突破，才能真正通过整合学习培养出能运用医学基础知识、解决临床问题的医生。

针对器官系统整合课程的不确定性，也就是整合学习效果多半依赖学生能否自己进行知识整合，课程设计者开始将课程整合的重点放到促进整合学习的教学方法上。与此同时，教学医院在转型成学术医疗中心之后，与大学的学术联系更加密切，对课程和教学方法进行探索的兴趣也增强了。1969年，美国学者 Howard Barrows 在北美率先开创 PBL 课程。PBL 遵循认知科学的理论，围绕着临床问题的前后联系，以小组为单位组织医学课程。这种方法有助于创造以学生为中心的主动学习环境，改进学生的学习态度，能够帮助学生更好地产生长期记忆，最终提升解决临床问题的能力[20]。医学生在解决问题的环境中学习，能更好地提取和回想知识，并且由此创造出一种与未来应用基础知识解决临床问题类似的职业情境，因此，PBL 成为一种有效的整合学习方式。

这一阶段的另一个改革亮点是引入了整合课程设计的概念[21]，以更规范的课程设计理念进行课程整合。1974年，Engel 提出"生物 - 心理 - 社会医学模式"[22]，Harden 等人[23]则提出运用 SPICES 模式（涉及学生中心、问题中心、整合、基于社区、选修课程和系统性六大维度的创新）进行医学课程的设计或评估，"整合"被列为课程创新的标志之一。1993年，参与罗伯特·伍德·约翰逊基金会（The Robert Wood Johnson Foundation）"为未来培养医师"医学教育项目的八所美国医科院校采用了以下课程整合改革措施：跨学科整合医学基础课程、增强基础学科的临床情境相关性、强化临床实习阶段的基础学科学习等。

（三）第三代改革：以胜任力为导向的课程整合动力

如果说在医学教育的第二代改革中，整合是课程创新的标志，那么，到了第三代改革，整合已经被广为接受和应用，成为许多课程的标准特征。

和百年前相比,医生培养的环境条件与面临的挑战已经大不相同。随着人口和流行病学的巨大变化,全球卫生系统变得越来越复杂,卫生领域出现了明显的差异和不公平。卫生系统面临着来自技术创新、专业分化、流行病学和人口特征变化、人群需求等方面的挑战[16]。21世纪对医生的胜任力提出了以下要求:掌握运用知识、批判性思辨和注重伦理行为的能力,胜任在以病人和人群为中心的卫生体系中工作,融入既承担地区卫生工作责任,又具有国际视野的卫生队伍当中[16]。转化式学习对培养胜任力尤其重要,它能帮助医学生产生三个有意义的转变:从死记硬背式的学习转化为整合信息用于决策;从为专业文凭而学习转化为为了有效的团队合作而获取核心能力;从不加批判地接受现有教育转化为借鉴全球经验,致力于针对本地需求的创新[16]。因此,在某种程度上,Frenk等人将转化式学习锚定在基于岗位胜任力方法的医学教育中,认为可以通过对胜任力的仔细筛选,打破医学内部和不同专业间的壁垒,从而实现整合[4]。

这些时代的要求和特点反映到课程设计,使得21世纪的医学课程整合与半个多世纪之前的整合相比,不再是单一的科学知识与临床实践的整合,而是多维的内容整合,如知识与实践整合、跨学科整合、多重角色整合和跨专业与团队整合(详见第三节)。

三、医学课程整合的现状

如今,距离2010年Frenk等人对医学教育三代改革的描述又过了13年,那么医学课程整合有什么进展呢? 国际医学课程整合的发展对中国的医学课程整合又有什么影响? 现状如何?

(一)国际课程整合的发展现状

Frenk等人对三代医学教育改革的划分在现实中因国情不同,不是整齐划一的。事实上,多数国家和学校的医学教育改革呈现出来的是这些改革的混合体。有一些国家可能仍停留在第一代改革,保持着传统的课程设置和教学方法。同时,许多国家在进行第二代改革,而少数国家已经进入第三代改革。这种参差不齐的改革进度使得医学课程在不同国家和地区也呈现出不同程度的整合。

在医学教育相对发达的国家,课程整合程度普遍较高,但仍然存在参差不齐的情况。美国的医学院校广泛采用课程整合,临床能力、行为医学、社会医学等纵向课程从入学开始贯穿全程,整合器官系统则贯穿于第一至三学年;英国医学院校的课程分为临床前期和临床期两个阶段,临床前期的课程,有的以学科组织课程,有的以系统组织课程;澳大利亚的医学院校广泛采用课程整合,包括器官系统的横向课程整合,以及三个纵向课程(医生健康与社会、医生与病人、个人和职业的发展);日本在2005年已经有32所医学院校采用不同的方式实施课程整合,38所院校实施部分的课程整合,剩余的10所则仍采用以学科为基础的课程结构,但是,80所医学院校中共有63所以PBL作为主要的教学方法;俄罗斯的医学院校虽没有明确推行整合课程,但在课程中大量创造机会让学生早期接触临床,广泛推行小组讨论课的模式,鼓励培养学生的自主学习能力[24]。

无论各国处于何种课程改革的发展阶段，目前，医学教育界大力倡导的以胜任力为基础的教育模式进一步推进了课程整合。首先，21世纪的医生需要应对来自"相互依存的世界"的挑战，"相互依存"包含三个核心内容：教育系统和卫生系统从各自为政转化为一个和谐统一的系统；从一个个独立的机构转化为一个协作网络、联盟或联合体；从只关注单位内部运作转化为共享全球的教育内容、教学资源和革新成果[16]。对医生的胜任力要求体现在三个关键词：决策、团队合作和创新。这意味着医学教育必须打破医学内部和不同专业间的壁垒，从而实现整合[4]；必须从之前的基于专业的整合模式走向跨专业教育、跨行业教育的整合模式。比如，哈佛大学医学部于2015年进行的名为"途径（pathways）"的第三次课程改革中，课程整合仍是改革的重点。"途径课程"基本的组织原则之一就是在强化学术研究的同时加强基础医学、社会科学和人口科学的整合，以及基础与临床医学的整合。与之前的两场课程改革相比，整合的范围和深度都进一步扩大[25]。

（二）国内医学课程整合的现状

和国外医学教育不同，我国医学教育发展时间短，宏观管理体制和医学教育基本制度尚未成熟，因此医学教育改革集中在医教协同、供需平衡和质量保障等较为宏观的层面[26]。即便如此，国际医学教育改革的洪流也激荡着中国的医学教育，使其在迈着自己的步伐前进的同时，对医学教育的核心问题与国外医学教育界有着基本共识。郭建如和王维民[26]认为，随着科技进步、健康需求的变化，以及医疗实践的发展，以跨界、交叉、融合为特征的第四代医学教育改革已经来临，而2020年国务院提出以交叉、跨界、融合为主要特征的新医科建设，正是对第四代改革的回应。

受国际医学教育改革的影响，国内很多医学院校也已意识到课程整合的必要性。在临床前期课程中，临床技能、医学人文教育、公共卫生及健康宣教等内容与专业课程的整合日益受到各院校的重视。一项调研结果显示，2018—2019年，国内进行多学科整合课程的医科院校占比为15.7%[27]。2022年，在131所医学院校中，推行课程整合的有54所，占41.2%（其中22所只在实验班开展）。可以看出，近年来我国医学院校的课程整合呈现快速发展的趋势。

但是，不可否认，我国医学课程整合的发展相对滞后，这有多方面的原因，但主要原因应该是对课程整合的认识还没有真正到位，对整合学习的目标还比较模糊。目前，有些学校只进行单一的课程内容整合，而缺乏相应的教学方法、学业评价、教学资源等"系统工程"的跟进，因此不利于学生进行整合学习；很多学校也没有将医生的专业素质、多重角色等纳入整合的视野。探索适合我国国情和文化背景的医学课程整合仍任重道远，这也正是我们写这本书的初衷。

第三节　医学课程整合的实施和评价

本节将聚焦进行医学课程整合的实践内容,包括整合的内容、模式、教学方法、学习评价、实施条件和课程评估。

一、整合课程的内容

课程整合强调的不仅是将相对零散的学科内容进行整合,而且还要将学科知识与学生未来的生活、工作、社会参与等进行对应和准备[15]。这一点对医学课程整合尤为重要。从内容来看,医学课程整合包括四大维度:知识与实践整合、跨学科整合、多重角色整合和跨专业与团队整合,分别对应21世纪医学教育面临的四大挑战[17]。

(一)知识与实践整合

将课堂知识与临床实践相结合,包括早期沉浸式临床接触、给高水平学生提供进行反思学习的充分条件。这一整合用于应对传统医学教育中课堂知识和实践学习相脱节的问题。

(二)跨学科整合

整合基础、临床和社会科学等学科内容,鼓励学生从更全面的角度了解病人对病痛与诊疗的体验,包括与病人建立更纵向的联系,用于解决在传统医学教育中医学生对病人的体验认知碎片化的问题。

(三)多重角色整合

让学生有机会体验医生所承担的全方位职业角色,包括教育者、倡导者和研究者,以便纠正对医生"治病救人"单一角色的误解,增强医学生对医生非临床和普通民众角色的认识。

(四)跨专业与团队整合

21世纪的医学生必须重视在复杂的医疗系统中进行有效的团队合作,因此必须把跨专业教育和团队合作融入课程。

二、整合课程的模式

课程整合并没有统一的模式,而是以多种形式共生并存[28]。因为医学教育的特殊性,不管对临床前和临床实习的内容如何进行整合,这两个学习阶段总是客观存在的,其造成的学习环境、学习时间分配和学习媒介的不同,使得医学整合课程在这两个学习阶段呈现出不同的特点和模式。下文从(临床前)课程与整合、临床体验与整合两个方面介绍医学课程整合模式。

(一)课程与整合

临床前的课程整合一般有横向和纵向两个基本维度,但随着整合模式的深化和调整,出现了横纵向结合的模式,如螺旋式的设计和 PBL 教学就糅合了横向和纵向两种整合模式。

1. 横向整合 不同于按学科(诸如解剖学、生理学或生物化学等)来组织课程,横向整合围绕学生在同一学习阶段需要掌握的概念、原则和现实信息来整合不同学科。最常见的方法是通过人体系统(如心血管、呼吸系统、肾脏、胃肠道、内分泌和骨骼肌系统等)在不同学科的概念之间建立联系,或以生命周期的概念,从器官系统的胚胎方式、儿童生长发育变化到成人的特点,从细胞、组织、器官层面有序整合该器官系统的知识内容。有时候还可以多学科整合主题或以疾病为线索进行课程的横向整合(图 3-3)。

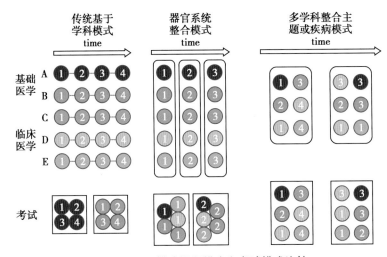

图 3-3 不同模式课程排序和考试模式比较

需要注意的是,横向整合的内容不仅包括知识和技能,也必须包括行为和态度。这可以通过在课堂设计相关的应用情境,如临床应用或科研应用情境,基于案例的学习(case-based learning,CBL)的形式,或者通过安排早期临床接触,使学生从应用情境中学习正确的行为模式和职业态度,实现上文提到的知识与实践的整合。

另外,教师应该有意识地向学生展示他们如何处理不同科室间的诊疗协作、如何进行健康宣教、如何解决相关伦理或医患沟通问题。在真实的临床情境中整合这些信息所达成的教学效果远胜于课堂教学。

2. 纵向整合 纵向整合是指建立在不同学习阶段的学科之间的联系,如人体正常的结构和功能与异常状态及其临床效应之间的联系,就是纵向整合。进行纵向整合还有另一种方法,即以贯穿不同学习过程的主题或领域划分为线索进行整合。在医学整合课程中,统领不同学习阶段的主题包括基础和临床科学知识,沟通和临床技能,社会、社区、人口和公共卫生,以及法律、道德和职业素养[23]。

如表 3-1 设计了以上述四大主题为线索进行的纵向整合,以"基础和临床科学知识"的整合为主线,其他三个纵向课程配合主线的进度展开设计,如正常结构与功能的内容,与其对应的体格检查在同一时期开课,配合健康体检、病人安全伦理等内容;依此类推,每个学期的内容逐渐综合、加深临床思维的训练难度,同时将职业素养和公共卫生的知识适当融入其中。

表3-1 纵向整合课程示例

学习阶段	基础和临床科学知识	沟通和临床技能	社会、社区、人口和公共卫生	法律、道德和职业素养
1~2年	正常的结构、功能和行为	病史采集、体格检查	公共卫生概念、居民健康档案建档;健康体检	医学伦理原则;病人安全原则;反思
2~3年	异常的结构、功能和行为	情境模拟下的病史采集、体格检查、辅助检查初步分析;技能操作;告知坏消息、隐私	流行病学概念与技术;公共卫生调查技术的应用;文献研读	在团队中工作;尊重他人;负责任;同理心;卫生法律法规
4~5年	临床实践	基于临床环境的技能操作和沟通;临床现场沟通	临床情境应用流行病学技术;解读文献	临床应用

3. 横纵向整合

(1)螺旋式整合:欧洲医学教育协会(Association for Medical Education in Europe,AMEE)医学课程整合指南指出,螺旋式课程是一种最理想的整合模式[29](图3-4),这种模式以不同主题进行某个学年的横向整合,又整合了临床技能、健康促进、伦理道德等纵向课程,同时结合临床环境学习,因此兼顾了知识、态度、技能等培养,并将医学教育和毕业后教育形成一个整体,是一个理想化的课程模式。

(2)PBL模式:PBL通过"情景特定性"的概念使课程同时获得横向和纵向的整合效果。"情景特定性"指的是学习情景与应用知识的情景的相似性[30]。PBL在基础学习阶段为学生创造了与临床解决问题相似的情境,学生在之后的临床实践中

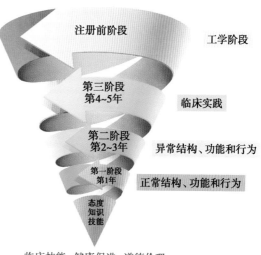

图3-4 螺旋式整合课程计划

遇到类似情境,就能够更快地提取和应用知识,因此PBL能帮助学生达到更好的整合学习效果。横向而言,一个PBL案例可以涉及各个基础学科,在PBL学习过程中,学生将解剖、组织、生理、病理等知识应用于一个案例,从而促进整合的发生。另外,PBL案例讨论包含了对生命科学(life science)、群体社区(population)和行为伦理(behavior)三个方面的探讨,帮助学生从生物、心理、社会三个方面综合认识人的健康和疾病,能够实现跨学科的课程整合。

（二）临床体验与整合

在真实的临床环境中，学习是帮助医学生进行整合学习的重要手段。临床体验有助于医学生加深对书本知识的理解，并能实际应用这些知识，还能体验到病人的感受、医生的多重角色、跨专业与团队合作。临床体验为医学生的整合学习提供了天然的条件，但是，随着医院规模的扩大和专科分类的细化，医学生越来越难得到整合且全面的临床学习体验。因此，在临床环境中设计跨专业和跨情境的临床整合课程仍非常必要，也才能真正实现医学整合学习的目标。

1. 纵向整合式临床实践 医学生在医院的学习通常是通过在不同临床学科中的轮转来实现的。然而，由于大型教学医院的专科设置日益细化，学生们广泛接触临床病例的机会减少了。为解决这一问题，医学院常常通过增加课堂教学来补充相应的学习内容。虽然这些课程也可以基于核心问题或病人表现的横向整合来进行，但并不能真正替代全面的临床学习体验。

近年来兴起的纵向整合式临床实践有望解决上述问题。在这一模式下，学生们跟随带教老师从门诊、急诊接收病人入院，一直跟踪病人在不同科室的就诊过程，包括临床辅助检查、专科治疗、出院后社区的康复、随访和健康指导。纵向整合式临床实践的设计可以灵活多变，比如在专科轮转间隙开展过渡教学（图3-5，B模式）、以一至两个纵向主题贯穿整个过程（C模式）、合并两个相关专科模块（D模式）、在保留各专科轮转的基础上加入分期或纵向的门诊实践（E、F模式）、在各专科病房教学过程中纳入纵向与重复出现的门诊医疗教学内容（G模式），另外还可以混合采用上述多种模式（H模式），或者实现完全打破专科轮转的纵向整合（I模式）[31]。这些纵向整合式临床实践模式回应了医学学习的序贯性、渐进性和发展性，使学生既能学习各核心专科的重要内容，又能进行持续性的诊疗追踪。

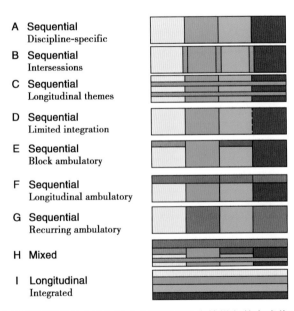

图3-5 九大临床实习模式（其中B~I八种不同程度的纵向整合式临床实践模式）

2. **基于社区的纵向实习**　在国外，以社区为基础的非住院医疗和全科医疗实践早已成为实施纵向临床实践的另一个重要模式，这些医疗场景能提供综合性的医疗服务，因而有利于学生进行跨学科的整合学习。基于社区的纵向实践建立在四种"共生"关系之上：人际 - 专业关系、临床医师 - 病人关系、大学 - 医疗服务部门关系、政府 - 社区关系[4]。维持这四种关系可以帮助学生与导师建立良好的关系，学会协调个人与职业的关系，建立以病人为中心的理念，并了解临床医疗团队成员如何解决社区医疗中存在的问题，从而使学生更好地完成整合学习。

虽然我国对基层（社区）医院的建设起步较晚，但是，强基层是近年来我国医改的重点。2020 年，卫健委发布了关于全面推进社区医院建设工作的通知，提出将大批基层医疗机构升级为医院，从硬件设施到人员配置都将有大幅度提高，基层医疗机构将有能力承接更多首诊和康复任务。这意味着基于社区的纵向实践教学在我国也有望逐渐得到推广。

3. **以病人为中心的整合学习**　以病人为中心的理念把临床教育的重点从医生 - 学生关系转移到学生 - 病人关系，但这并不意味着临床医生不再在临床教育中扮演重要角色，而是把病人纳入原有的关系中，形成以病人为中心的学习模式，即学生通过与病人、医师和其他医疗团队成员的对话获得合作性的知识产出[4]。学生在长时间跟进病人在不同科室诊疗的过程中，得到跨学科的整合学习机会，同时学会团队合作。

三、促进整合学习的教学方法

在医学教育实践中，有各种促进整合学习的方法。从宏观的课程组织结构看，如果改变传统的以学科为中心的课程组织模式，通过多学科整合、跨学科整合，减少课程内容的重叠与分化，同时彰显知识、技能与生活世界的联系，就能帮助学生进行整合学习。

但是，课程组织的改变并不能保证学生一定能够进行整合学习。教师在整合学习中是一个很关键的因素。教师的角色也应该产生相应的转变，才能帮助学生进行整合学习。教师不再只是权威的学科知识传授者，更重要的是通过多种教学方法向学生展示各个知识点之间、各个学科之间的联系，以促进学生的整合学习。同时，根据建构主义的学习理论，学习具有主观性、社会性和情景性。因此，促进整合学习的教学方法大致都具有以下特点：

（一）促进自主建构

1. 为学生提供建立知识之间的联系的模板。

2. 鼓励学生自己在同一话题或学习单元的不同成分之间寻找联系，如建立概念图。

3. 设计任务，让学生在自我学习中通过解决问题建立知识之间的联系，如解决授课中未解答的问题，或者运用授课内容解决问题。

（二）促进实境学习

1. 在课堂中设计并创造与知识迁移和应用相似的学习情境来促进整合学习，如 PBL 和 CBL。

2. 在临床实践阶段，设计纵向整合式临床实践和基于社区的纵向实践课程。

四、整合性学生评价

根据 Biggs 的"构念一致性"概念(constructive alignment),课程学习评价必须和学习结果相匹配[32]。在整合学习中,恰当的整合式评价方法不仅能用于检验整合学习的成效,更重要的是能促进和鼓励学生进行整合学习。随着形成性评价和终结性评价相结合的综合评价的兴起,程序性评价(programmatic assessment)逐渐被提倡,因为它的学习评价方法与建构主义的教学理念一致,满足了"构念一致性"的要求[33]。

程序性评价的基本原则是利用不同评价方法之间的互补性,设法实现最有效的联合评价。使用程序性评价方法意味着能够运用多个评价工具去综合评价学生的某个特征或能力,这对于评价整合学习非常重要,因为程序性评价能够提供多种评价工具,其中不乏有与跨学科、跨场景的学习目标相匹配的评价工具[23]。程序性评价非常注重反馈,认为反馈的使用有助于学生的反思和自主学习,这一点和整合学习的建构主义内涵非常契合。表 3-2 显示了整合式的笔试评价和临床评价的多种不同形式,可供设计程序性评价时进行参考[23]。

表 3-2 整合评价

笔试评价	临床评价
具有临床案例片段的多选题	客观结构化临床考试(OSCE)
PBL 小型案例	长案例
进展测试	小型临床评估演练
	全方位反馈

(一)整合式笔试评价

与知识记忆的考核相比,检测学生应用、分析、综合和评价能力的笔试评价更能检测学生的整合学习效果。如果在笔试中使用设计巧妙的多项选择题,则能更好地检测学习者的高阶整合思维。使用临床案例片段作为题目的主干,也有助于测试学习者在特定情境下的整合学习效果。

也有人使用基于案例的工具来测试学习者的整合学习,例如 PBL 小型案例,用于依次测试学习者的推理、形成假设和识别学习目标的能力。采用这种小型案例进行测试的局限性在于,每个用于测试的案例都需要给予答题者较长的时间来完成,这可能影响到评价的信度。但在程序性评价方法中,小型案例可以与其他形式的测试工具一起,被应用到一套整体平衡的评价系统中。

"进展测试"指的是学习者定期接受一系列以毕业水平为标准的测试。学生与毕业水平的差距被依次记录下来。同时,评估者可通过制定学生需要利用不同学科和不同领域的知识才能作答的考题,更多地关注学生对不同学科高阶分析、应用和综合的能力,以便测试能更好地评价整合学习的效果。

（二）整合式临床评价

临床医学课程公认的评价形式也可用于评价整合学习，前提是它们必须是整合设计的。"客观结构化临床考试（objective structured clinical examination，OSCE）"可以测试学生在一个考站内综合运用知识的能力，可以测试学生在各个临床学科的学习和对基础医学知识及临床知识的整合。另外，传统的"长案例"被设计用于评价学生在单个案例中整合和应用的学习情况。

在临床环境中进行整合学习是通过以病人为中心的学习，它要求学生积极参与，因而评价的目标也就从米勒金字塔的底部转向金字塔的顶点，重点评价学生"做了什么"的高阶目标。"小型临床评估演练"代表了这一发展方向。它对学生在真实的临床环境中记录病史、检查和管理病人的表现进行反复和重点观察。目前，人们对基于工作场所的评价越来越感兴趣，注重采用叙述性的、丰富的描述和多种信息三角互证的评价方法。

"全方位反馈（MSF）"也是基于工作场所评价的重要方式。MSF 是从同事、合作者和病人那里收集评价，并反馈给学生。MSF 经常使用档案袋，用于记录专家对学生在实际临床环境中的工作表现进行全方位评价的结果。

五、整合课程的实施条件

就整合课程开发实施的方法而言，Kern 的"六步法"是最经典、最有效的[34]。经典"六步法"包括问题识别和需求评估、有针对性的需求评估、目标的确定、教育策略的制定、实施、评价和反馈六个步骤，每个步骤彼此关联和影响，在持续的课程改良中形成闭环。整合课程涉及教育理念更新、知识体系重构、教师结构优化、教学方法变革、评价方式调整，所以需要组织制度的保证、行政管理的统筹和人力资源的调配，是一项"系统工程"。

以下将重点介绍整合课程实施中非常关键的保障条件，包括教学组织结构和管理、学习环境和资源保障、教师的教学生态等。

（一）教学组织结构和管理

在传统的教学组织管理模式的长期影响下，当前国内进行课程整合的院校基本上都是教研室与整合课程组织并行发展的运作模式。在这一组织模式下，首先，要保证整合课程组织的独立性和统一性，保证负责人的权威及权力，明确分工。比如，哈佛医学院为整合课程的推进建立了课程整合委员会及七个精细分工的分委员会，同时还建立了教学研究中心、考试中心等机构促进整合教学。

我国大部分推行课程整合的医学院校都建立了整合课程负责人制度，即由课程改革小组的组长或模块课程的负责人对课程的实施进行管理。虽然大多数院校都没有打破原有教研室的建制，但已有几所院校在尝试突破。如上海交通大学建立院校一体化的教学管理机制，四川大学则采用"院院合一"和"室科合一"的管理体制，一套领导班子同时管理医院与医学院、教研室与临床科室。这样的机制有利于探索实现资源的一体化统筹、强化基础与临床教师的合作等整合课程的管理方式。

（二）学习环境和资源保障

适合进行小组讨论的教室、整合学习的实验室、临床技能中心等是促进整合学习的硬件条件。同时，学生在自主建构、整合知识的过程中还需要多种其他学习资源，如信息化教学资源、开发数字化和网络化教材等。

（三）教师的教学生态

教师既是整合课程的实际执行者，也是持续推进整合课程改革不可或缺的力量，建立促进整合教学的教学生态环境非常重要。首先，整合教学团队集中了来自基础、临床等不同学科的教师，必须实行集体备课、互相听课和预讲等制度，团队内还需设有教学秘书等辅助教学的职务，协调促进教学活动的开展。其次，需要通过师资培训形成浓厚的整合教学文化，可以是"外部支持"（组织课程负责人或教师前往国内外优秀院校进行考察学习、参加各类学术研讨会议等），也可以是"内部提升"（定期或不定期组织专题培训，开展工作坊、教学沙龙等）。最后，整合教学对教师的投入和付出提出更高要求，为了提升教师的教学热情和改革动力，应制定各种激励政策提升负责人及教师的积极性，如职称评定时考量教师是否积极参与医学生教育工作，是否参加教学项目，以及编写教学大纲、教学案例等。

六、整合课程评价

课程评价不是简单地对课程方案成败的衡量，而应该是一种更复杂的、发展性的评价，以便更全面地了解教育过程和教育成效。Parlett 和 Hamilton 将其描述为"启发性评价"[35]。这种评价可以确定课程的优势和不足，并在发现问题和需要改变的方面提供反馈。

Harden 认为，进行课程评估时要区分三种课程：官方公布的课程（declared）、被实施的课程（taught）、被评估的课程（assessed）[36]。Akker 更是细分为理想中的课程（ideal）、公开制定的课程（formal）、理解到的课程（perceived）、实施中的课程（operational）、体验到的课程（experiential）和实际学习效果的课程（attained）[37]。这样的区分有利于针对性地收集课程利益相关者的信息进行课程评估，比如，要了解课程如何被解读，需要和教师交流，而和学生的交流，则可评估课程如何被接受、达到了怎样的课程学习效果。

以这些不同的课程类型为评估对象，再加上评估的组织层面（宏观、中观、微观）和评估的影响力来源（外部和内部），就可以形成不同的评估问题，对课程进行全面的评估（表 3-3）。为保证对课程的评估能达到循证的、持续提升质量的目的，Linsenmeyer 等设立了 CAPA-CAR 课程评估模型，该模型依据背景（context）、目标（aim）、计划（plan）、批准（approval）、收集（collect）、分析（analysis）、报告（report）等七个步骤，将内部因素和外部因素与课程的宏观、中观、微观三个组织层面相结合，进行课程评估[38]。本书评价篇就采用了 CAPA-CAR 模型对汕头大学医学院的整合课程进行全面评估。

表 3-3　课程类型与评估的组织层面和影响力来源

影响水平		课程类型	
影响力来源	组织层面	Harden[36]	Akker[37]
外部	宏观（政府、教育系统、认证机构、社会）	官方公布的课程	理想中的课程
内部	中观（学院、教师）		
外部	宏观（政府、教育系统、认证机构、社会）		公开制定的课程
内部	中观（学院、教师）		
内部	微观（教室、教师）	被实施的课程	理解到的课程
			实施中的课程
内部	纳微观（个人）	被评估的课程	体验到的课程
			实际学习效果的课程

参 考 文 献

[1] Association of American Medical Colleges. Physicians for the Twenty-first Century：The GPEP Report：Report of the Panel on the General Professional Education of the Physician and College Preparation of Medicine[R]. Washington, DC：Association of American Medical Colleges, 1984.

[2] General Medical Council. Tomorrow's doctors[R]. London：GMC, 2009.

[3] DENT JA, HARDEN RM, HUNT D. Practical Guide for Medical Teachers[M]. 6th ed. Edinburgh：Elsevier Ltd, 2021.

[4] PRIDEAUX D, ASH J, COTTRELL A. Integrated learning[M]. Oxford：Oxford Textbook of Medical Education, 2013.

[5] BANDARANAYAKE RC.The integrated medical curriculum[M]. London：Radcliffe, 2011.

[6] ANDERSON LW, KRATHWOHL DR, BLOOM BS. A Taxonomy for Learning, Teaching, and Assessing：A Revision of Bloom's Taxonomy of Educational Objectives[M]. Harlow：Longman, 2001.

[7] BANDARANAYAKE RC. Integrative learning[M]. 5th ed. Edinburgh：Elsevier Ltd, 2017.

[8] 张浩, 吴秀娟 . 深度学习的内涵及认知理论基础探析[J]. 中国电化教育, 2012, 309(10)：7-11+21.

[9] TABER KS. Constructivism in Education：Interpretations and Criticisms from Science Education [M]. Hershey：IGI Global, 2019.

[10] NEIL J. SMELSER, PAUL B. BALTES. International Encyclopedia of the Social & Behavioral Sciences [M]. Oxford：Pergamon, 2001.

[11] FLAVELL JH. Cognitive Development[M]. Englewood Cliffs：Prentice-Hall, 1985.

[12] HUTCHINS E. Cognition in the wild[M]. Cambridge：MIT Press, 1995.

[13] HARDEN RM. The integration ladder：a tool for curriculum planning and evaluation[J]. Medical Education, 2000, 34(7)：551-557.

[14] 黄甫全 . 整合课程与课程整合论[J]. 课程·教材·教法, 1996(10)：6-11.

[15] 王奕婷, 陈霜叶 . 全球视角下的课程整合"新故事"——第十七届上海国际课程论坛综述[J]. 教育发展研究, 2020, 40(4)：79-84.

[16] FRENK J, CHEN L, BHUTTA ZA, et al. Health professionals for a new century：transforming education to strengthen health systems in an interdependent world[J]. Lancet, 2010, 376(9756)：1923-1958.

[17] COOKE M, IRBY DM, O'BRIEN BC. Educating Physicians：A call for reform of medical school and residency[M]. San Francisco：Jossey-Bass, 2010.

[18] PRIDEAUX D. Integrated leaning[M]. 4th ed. Edinburgh：Elsevier Ltd, 2013.

［19］ SPILLANE JD. New American Medical Schools［J］. BMJ, 1960, 2(5201): 778-785.

［20］ NEVILLE AJ. Problem-based learning and medical education forty years on. A review of its effects on knowledge and clinical performance［J］. Medical Principles and Practice, 2009, 18(1): 1-9.

［21］ SCHMIDT H. Integrating the teaching of basic sciences, clinical sciences and biopsychosocial issues［J］. Academic Medicine, 1998, 73(9 Suppl): S24-S31.

［22］ ENGEL GL. The need for a new medical model: A challenge for biomedicine［J］. Science, 1977, 196 (4286): 129-136.

［23］ HARDEN RM, SPWDEM S, DUNN WR. Educational strategies in curriculum development: the SPICES model［J］. Medical Education, 1984, 18(4): 284-297.

［24］ 黄睿彦. 中外医学教育比较［M］. 北京: 人民卫生出版社, 2017.

［25］ SCHWARTZSTEIN RM, DIENSTAG JL. The Harvard medical school pathways curriculum: Reimagining developmentally appropriate medical education for contemporary learners［J］. Academic Medicine, 2020, 95(11): 1687-1695.

［26］ 郭建如, 王维民. 新发展阶段我国高等医学教育改革探析［J］. 国家教育行政学院学报, 2022(7): 19-26.

［27］ WANG W. Medical education in china: progress in the past 70 years and a vision for the future［J］. BMC Medical Education, 2021, 21(1): 453.

［28］ 韩雪. 课程整合的理论基础与模式述评［J］. 比较教育研究, 2002(4): 33-37.

［29］ BRAUER DG, FERGUSON KJ. The integrated curriculum in medical education. AMEE guide No. 96［J］. Medical Teacher, 2015, 37(4): 312-322.

［30］ REGEHR G, NORMAN GR. Issues in cognitive psychology: implications for professional education［J］. Academic Medicine, 1996, 71(9): 998-1001.

［31］ HIRSH DA, OGUR B, THIBAULT GE, et al. 'Continuity' as an organizing principle for clinical education reform［J］. New England Journal of Medicine, 2007, 356(8): 858-866.

［32］ BIGGS J. Teaching for quality learning at university［M］. Buckingham(UK): SRHE and Open University Press, 1999.

［33］ VAN DER VLEUTEN CPM, SCHUWIRTH LWT, DRIESSEN EW, et al. A model for programmatic assessment: fit for purpose［J］. Medial Teacher, 2012, 34(2): 205-214.

［34］ PATRIIA AT, KERN DE, HUGHES MT, et al. Curriculum development for medical education: a six-step approach［M］. Baltimore: Johns Hopkins University Press, 2022.

［35］ STUFFLEBEAM DL, SHINKFIELD AJ. Illuminative Evaluation: The Holistic Approach［M］. Dordrecht: Springer, 1985.

［36］ HARDEN RM. AMEE Guide No. 21: Curriculum mapping: a tool for transparent and authentic teaching and learning［J］. Medical Teacher, 2001, 23(2): 123-137.

［37］ VAN DEN AKKER J. The science curriculum: between ideals and outcomes［M］. Dordrecht: Kluwer Academic Publishers, 2003.

［38］ LINSENMEYER M. Curriculum and teacher evaluation［M］. 6th ed. Edinburgh: Elsevier Ltd, 2021.

第二篇

实践篇

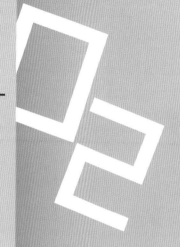

汕头大学医学院(简称"汕医")的"新教学模式"启动于2002年,但改革的产生并非偶然,它建立在汕医数十年办学经验积累的基础之上,也是李嘉诚先生对医学教育的期望,更借助了21世纪之初国内外医学教育发展的动力;它既是为了满足汕医自身快速发展的内在需求,也是为了实现国家改革开放,培养"具备国际视野的卓越医学人才"的目标。那么,20年前的改革如何缘起? 汕医人在20年间经历了什么挑战、完成了哪些改革? 课程的现状如何?

　　本篇先从宏观的视角勾勒汕医教育改革的历程,概述"新教学模式"产生的前因后果(第四章),接着聚焦"以系统整合为基础"的课程体系的具体内容和建设过程(第五章),之后转入微观视角,分别介绍汕医构建贯穿全程的能力培养体系(第六章),如何建立有效的学业考核体系(第七章)和教育教学改革保障体系(第八章),如何帮助教师成为课程改革的推动者与实施者(第九章),学生成为课程改革的知情者、参与者和受益者(第十章)。本篇有以时间为脉络的纵向叙事,有对模块和课程的横向介绍,也有教、学、考的具体案例,横纵交织、点面结合,尽量展示出汕医20年的改革实践过程。

第四章　汕头大学医学教育改革的缘起和发展

第一节　汕头大学创办　潮汕百年圆梦

一、南国侨乡　海滨邹鲁

　　潮汕究竟在哪? 地图上找不到"潮汕"这座神秘的城市。为什么呢? 因为"潮汕"不是一座城市,而是对今天的广东省东部沿海一带的潮州、汕头、揭阳和汕尾的统称。潮汕人是以潮汕方言为母语的汉族潮汕民系,是广东三大汉族民系之一,也是岭南三大文化之一(即广府文化、潮汕文化和客家文化)。

　　潮汕地区地少人多,资源不足,因此潮汕人在农业上精耕细作,"种田如绣花",在商业上精打细算,极善经营,有"东方犹太人"的美称。明清时期开始,大批潮汕人迫于生计"下南洋"谋生创业,形成了积极开拓、奋勇进取的独特潮汕商业文化,涌现了一大批成功的企业家,李嘉诚就是其中的杰出代表。如今,移居海外的潮汕人数量与本土相当,因此坊间素有"海内一个潮汕、海外一个潮汕"的说法,潮汕也成为国内著名的侨乡。

　　汕头位于广东省东部,韩江三角洲南端,北接潮州,西邻揭阳,东南濒临南海,境内韩江、榕江、练江三江入海。1860年,随着《天津条约》的签订,汕头被迫开放为通商口岸。开埠后的汕头,商贾云集、洋楼林立、楼船万国。1858年,恩格斯在《俄国在远东的成功》一文中指出,汕头是唯一有一点商业意义的口岸。这座港口城市,因得天独厚的地理优势和一定的贸易基础,曾与宁波、上海相提并论,被称为远东最重要的港口之一。1930年,汕头港的货物吞吐量位居全国第三,仅次于上海、广州。1980年,深圳、珠海、汕头和厦门成为我国改革开放之后的第一批经济特区。

潮汕教育风气一向极兴盛。潮州自唐武德年间兴学,至唐宪宗元和年间,经刺史韩愈及邑人赵德倡导,州学、县学都很发达。自宋以来,已有"海滨邹鲁"的美誉。到近代1947年,国民政府两广监察使刘侯武先生曾奔走筹款,准备创办潮州大学,陈嘉庚先生也曾撰文论潮州大学,惜未能办成。(林川同志在汕头大学落成典礼上的讲话《欣欣向荣 蒸蒸日上》)

汕头成为经济特区后,对专业人才的需求显得更为迫切,创办大学刻不容缓。

二、捐资兴学　育才强国

2020年10月,习近平总书记在考察汕头期间,曾动情地说:"华侨一个最重要的特点就是爱国、爱乡、爱自己的家人。这就是中国人、中国文化、中国人的精神、中国心。中国的改革开放,中国的发展建设跟我们有这么一大批心系桑梓、心系祖国的华侨是分不开的。"[1]汕头大学就是在以庄世平、李嘉诚为代表的爱国华侨的大力支持下建成的。

1978年9月底,以香港南洋商业银行董事长庄世平为团长,李嘉诚、利铭泽、胡汉辉等为成员的港澳国庆旅行团访问北京,这是李嘉诚先生有生以来第一次来到祖国首都。李嘉诚先生在北京亲眼目睹了内地经济的落后,让事业有成的他萌生了为祖国为家乡做些什么的念头。党的十一届三中全会吹响了国家改革开放的号角,1979年,李嘉诚先生回到阔别40年的家乡潮州市,看到衣衫褴褛的父老乡亲,心里很不好受。回港后,他在书信中表示,"乡中或有何有助于桑梓福利等,我甚愿尽其绵薄,……能为国家为乡里尽点心力,我是引以为荣的。"

早在1920年,陈嘉庚先生捐资创办厦门大学时,潮州人士及潮籍华商就有创办潮汕大学的愿望,但由于种种原因,到80年代前仍未能实现。1979年,中央同意创办汕头大学的消息在海外华人中传开。"李嘉诚先生累建福利桑梓之功,素怀兴学育才之志,闻讯即与庄世平先生商议,毅然捐巨资促成此举"。(《汕头大学建校纪略》碑记)

1980年5月,广东省委批准成立汕头大学筹委会,时任广东省委书记的吴南生同志亲自担任汕头大学筹委会主任,任命广东省副省长杨康华同志为副主任。筹委会成员有庄世平先生(香港南洋商业银行名誉董事长)、李超同志(广东省文教办主任)、林川同志(广东省高教局局长)和罗晋琛同志(汕头地委书记)。如此高规格的筹委会既体现了党和政府建设经济特区的决心,也是对圆梦潮汕办大学的具体支持。

1980年底,李嘉诚先生在吴南生书记和庄世平先生等的陪同下,勘察并确定汕头市郊桑浦山南麓为汕头大学校址,随后一边报批,一边聘请香港最著名的吴振民建筑师事务所对校园进行总体设计。1981年5月,汕头大学筹委会在广州举行了全体委员会议,确定了汕头大学的性质、办校方针、发展规模、院系设置、教工队伍组建和校舍基本建设等问题,并由广东省政府正式上报国务院。

1981年8月，经国务院批准，汕头大学正式成立。吴南生书记亲赴北京西山，特请叶剑英元帅为汕头大学题写校名。同年11月，我国著名经济学家许涤新先生出任汕头大学首任校长，著名精神病学家伍正谊教授任医学院第一任院长。

1982年初，经李嘉诚先生和庄世平先生多次指导、审阅、几易其稿的汕头大学总体设计图完成，筹委会、专家、各部门负责人一致赞同。汕头市委、市政府大力支持，将原设于现在校园西侧的汕头市委党校校舍划拨给汕头大学（图4-1）。因此，汕头大学得以在新校舍尚未动工的情况下开始招生。1983年9月，汕头大学第一届本科专业正式招生。从此，汕头结束了没有高等院校的历史。

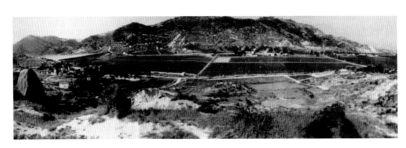

图4-1　汕头大学校址原貌

1986年6月20日，邓小平同志在北京接见李嘉诚先生，对他为祖国作出的贡献表示感谢和赞赏，提出要在全国抽调一批好的教师支持汕头大学，把这所大学办好。在得到党和政府大力支持的同时，汕头大学也长期得到李嘉诚先生和李嘉诚基金会的大力资助，迄今为止，李嘉诚基金会为汕头大学捐资已逾100亿港币（图4-2、图4-3）。

三、锐意改革　勇立潮头

因改革开放而生的汕头大学，承袭了潮汕人的拓荒精神和改革创新的基因，走出了独特的办学模式。在创办汕头大学之初，李嘉诚先生就瞄准国际一流大学的办学理念，建立包括文、理、医、工、商、法等学科齐全的综合大学。李嘉诚先生曾在《我对汕大的期望》的致辞中，提出汕头大学的目标："要使汕头大学成为具有国际标准的高水平大学"。他还说过，希望汕头大学未来能达到三个目标：一是培育全国一流的本科毕业生；二是努力将汕

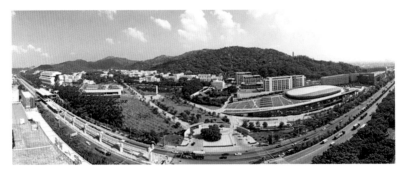

图4-2　建成后的汕头大学

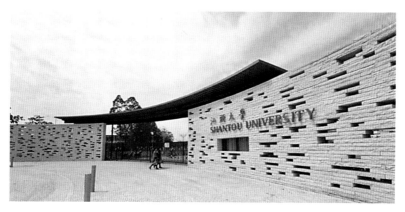

图 4-3　汕头大学新校门

头大学医学院打造成全国知名医学院之一；三是建设世界水平的先进教育体制。进入新世纪，汕头大学更是全面启动以国际化为导向的办学之路，聘请外籍专家担任执行校长、副校长、院长等职务，在课程建设、教学体系、资源管理及人事制度上展开全方位改革。

1987 年 2 月 10 日，汕头大学成立校董会，由广东省主管教育的副省长担任校董会主席，同时聘请国内外高等教育知名专家学者担任董事，为汕头大学的发展献计献策。李嘉诚基金会不仅给予汕头大学巨资支持，还帮助学校引入当时国际上先进的教育教学理念和高层次人才，支持汕头大学大胆探索本土化的教育教学改革：2002 年，学校启动国际基准的学分制、英语提升计划改革，同时在医学教育推行以"系统整合为基础，以能力培养为主线"的新教学模式；2005 年，探索 CDIO（构思 - 设计 - 实现 - 运作）工程教育改革，吸收世界先进的工程教育理念，建立符合国际工程教育共识的课程体系，培养高级工程专业人才，是中国高校首个 CDIO 国际工程教育合作组织成员；2006 年，推行年薪制改革；2007 年，开启医学院全英教育；2008 年，引入美国医学执照考试（United States Medical Licensing Examination，USMLE），用国际公认的标准评价全英教学的质量，同年还开展住宿学院制改革试点；2009 年，开设整合思维必修课；2010 年，将公益课程作为全校学生的公共必修课；2012 年，实施 OBE 改革，以教育结果为目标导向，以学生为本进行课程体系的建设。以上多项改革举措引领国内高校改革风气之先，汕头大学因此被誉为"中国高等教育改革试验田"。

2012 年，教育部、广东省人民政府和李嘉诚基金会决定共建汕头大学，推动汕头大学发展更上一个台阶。自 2015 年起，汕头大学陆续进入泰晤士高等教育世界大学、亚洲大学、年轻大学等排名，国际化教育特色广受认可。目前，学校已与美国、英国、法国、日本、俄罗斯、澳大利亚、德国等 27 个国家和地区共 108 所大学建立了密切的学术交流合作关系。

2018 年 11 月 4 日，汕头大学成为广东高校第一所体制机制改革试验示范校，加大在人才培养模式、人事制度、科研体制机制、学术评价体系、资源募集调配机制等关键领域环节的改革力度，重点突破，为广东高等教育探索形成符合教育规律、可复制可推广的经验。

第二节　砥砺前行廿载　成就新教学模式

汕头大学医学院前身可追溯到 1924 年成立的潮州产科传习所,历经汕头市产科学校、汕头市立高级助产职业学校、汕头市立高级助产技术学校、汕头市卫生技术学校、广东省第七卫生学校、汕头医学专科学校等数度更名、重组、升级。1983 年 9 月,经国务院批准,升格为汕头大学医学院,成为汕头大学的重要组成部分,但保留相对独立的管理体制,是独立法人单位,为医学院的发展保留了空间。汕头大学建校之初,李嘉诚先生对医学教育情有独钟,对医学院更是寄予厚望,不仅投入巨资支持,2002 年在医学院启动新教学模式改革之时,亲笔为医学院题词"医德医术兼优,爱心奉献济世",激励医学院对标国际最强医学教育锐意改革,不断提升医学人才培养质量。经过 40 年的建设,医学教育得到快速发展,临床医学、药理学和毒理学进入 ESI(Essential Science Indicators)全球前 1% 行列。

回首汕头大学医学院 65 年办学历程,大致可分为专科教育、本科教育体系建立、教育改革萌芽、教育改革快速发展和教育改革厚积薄发五个阶段。

一、专科教育阶段（1958—1982）

1959 年 4 月,经国务院批准,广东省汕头卫生学校升格为广东省汕头医学专科学校(简称"汕头医专"),设医疗专业,学制三年,从 1959 年秋季开始招生。1966 年 9 月,汕头医学专科学校停办。1972 年 10 月,经汕头地委决定,汕头医专复办,从 1973 年 9 月开始按国家高等学校招生计划招生。

1977 年 10 月,我国恢复高考制度后,汕头医专于 1977 年至 1979 年招收三届临床医学专业本科生,共 540 人。学校以提高教学质量为核心,积极扩充校舍,充实师资队伍,加强基础和临床的教学,改进教学方法,提高课堂教学质量。同时充实图书资料和实验室设备,开展科学研究,使学校的教学、科研工作得到较大发展。

1979 年,李嘉诚先生向汕头医专与附属医院捐赠 500 万港元,购进了第一批先进医疗、教学、科研仪器设备,包括电子显微镜、800 毫安 X 线放射诊断机、人工心肺机、低温冰箱等。1980 年,在广东省高教局的支持下,汕头医专购进了全国第一台新型显微分光光度计,提高了教学、医疗和科研水平。同年,还新建了一幢可藏书 30 万册、面积 1 576 平方米的图书馆,以及一幢 6 700 平方米的教学实验大楼。

在购进大量科研设备、大力建设师资队伍的同时,汕头医专也开展了以病理学科为主的一系列科研工作,病理学也发展成为汕头大学医学院的优势学科。

专科教育不仅为接下来的本科教育奠定了坚实的基础,也为广东省医疗系统培养了一大批专业骨干,许多毕业生成为各级医院的院长和政府医疗卫生机构的负责人,汕头医专的名气享誉省内外。

二、本科教育体系建立阶段（1983—1991）

汕头医专升格为汕头大学医学院后，上海第二医科大学连续10年给予汕头大学医学院全方位的指导与帮助，李嘉诚基金会则在资金上给予充分保障，汕头大学医学院（以下简称"汕医"）从专科教育顺利转型到本科教育，为后来的医学教育改革奠定了重要的基础。

（一）本科教育体系日益完善

1983年9月，汕医正式招收临床医学专业本科生。早在1973年汕头医专复办时，就从全国各地招收了一批骨干教授担任基础医学各教研室的主任，如寄生虫教研室许世鄂教授、病理教研室沈忠英教授、药理教研室郭元贞教授、微生物教研室余秀葵教授等，这批教授在汕头医专升格为医学院后发挥了重要的教学骨干作用，顺利开启了本科教育。1987年，1984级学生参加卫生部组织的全国临床医学专业的统考，汕医学生考试总成绩平均分为216.7分，超过全国总平均分，最高分261分，已接近全国最高分（267分）的水平。在这一阶段，医学院在教学、科研和附属医院的建设方面都有了新的发展。1986年，病理学获得广东省重点学科，肿瘤病理研究室也获得广东省教育厅批准成立。

1. 上海第二医科大学全方位支持　为支持和加快汕医的发展，国家教委把支援汕医建设的任务下达给了上海第二医科大学（简称"上二医"）。1988年2月，汕医和上二医开展校际协作，签订了第一期五年的协议书，明确了从本科教育、医院建设、师资培养、科学研究和行政管理等全方位协作的目标和实施办法。此后，上二医派出一批业务骨干和行政管理人员到医学院指导教学和医疗工作，提高医学院的办学水平和附属医院的医疗水平，汕医也选派出教师、本科生到上二医进修学习和临床实习。

1993年，两校继续进行校际协作，再次签订了五年的协作协议书，进一步把教学、医疗质量和科学研究，以及研究生的教育工作提高到新的水平。如微生物与免疫学教研室，每年至少有两位上二医老师长期在教研室全程参与教学，如课程建设、集体备课、听课、考试等。生物化学教研室也得到上二医老师的全面指导，建立了系统的实验教学体系，将以往单纯验证理论的实验教学，改为以培养学生能力为主的7个系统实验教学，即"大实验"。每次实验课全天共安排7个小时，从标本的准备、处理到实验，均在老师的指导下由学生独立完成。这个时期的实验教学改革，为后期生化教研室构建的"3+X大学生科研创新能力培养体系"奠定了重要基础（详见第六章第四节）。

2. 基础设施和教育管理快速提升　汕医充分利用综合大学的优势，快速发展。1988年，坐落于汕头大学校园内的基础医学教学大楼建成并投入使用，医学院5年制1~2年级、7年制1~3年级本科生均在大学本部校园内学习与生活。综合大学浓厚的人文气息、优美的自然环境、丰富的图书资料、宽敞的运动场地和学生生活中心，以及浓厚的学术氛围，使医学院学生得到全面滋养，英语水平、计算机应用能力、创新能力、交际能力、艺术鉴赏能力和研究能力得到明显提高。

1991年，为贯彻落实《中国教育改革和发展纲要》、广东省《关于加快高等教育的发展步伐的决定》《汕头大学综合改革方案》等精神，汕医制定了"八五"建设规划，提出打好基础、深化改革、加快发展、提高水平的战略步骤和三个并重（教学和科研并重、本科教学和研究生教学并重、出人才与出成果并重）的办学方向，以及建设两个中心（粤东医学人才教学中心和医疗中心）的奋斗目标，积极进行教学、科研、管理、研究生培养、人才引进等方面一系列的改革。

（二）五所附属医院相继扩建

刚开始汕医只有一所不足100张病床、规模非常小、水平不高的附属医院，汕头市好的医院也屈指可数，因此教学医院的建立迫在眉睫。在李嘉诚基金会和汕头市政府的大力支持下，第一附属医院、第二附属医院异地新建，精神卫生中心、肿瘤医院和眼科中心也相继建立并投入使用。其中，第一、第二附属医院是三级甲等综合医院，精神卫生中心、肿瘤医院和眼科中心也按三级甲等专科医院建设，这五所附属医院迅速成为粤东地区医疗服务的主阵地，占据汕头市医疗的半壁江山，造福一方百姓。

2006年2月，经广东省普通高等医学院校临床教学基地评审领导小组批准，广东省人民医院成为汕头大学医学院非直属附属医院，冠名为"汕头大学医学院附属华南医院"。至此，汕医临床教学医院不仅数量充足，水平也快速提升，满足了临床教学的需求。

三、教育改革萌芽阶段（1992—2001）

这一阶段，汕医从行政管理、招生层次到教育理念都发生了明显的变化，办学层次显著提升，并开始探索国际化教育改革之路。

（一）提高行政管理效率

1996年徐小虎院长上任后，对医学院的行政机构进行大刀阔斧的改革，把25个部处室精简成7个，行政高效运转，人力资源重心向一线的教学科研倾斜，保证教学科研需要。1997年，汕医将科研处、教务处、设备科、电教网络中心、基础部及临床部等整合为科教处，从而突出教学科研的中心地位，使各种资源更好地服务于教学与科研。临床教学实施"院系合一"管理体制，在附属医院中分别设置第一、二、三、四、五临床学院，各附属医院的一把手既是临床学院的一把手，又是临床教学的第一责任人。各临床学院下设科教科，临床学科相应教研室具体负责临床教学和科研工作的组织管理。

（二）探索国际化医学教育改革

1. 培养高水平师资队伍 在李嘉诚基金会的支持下，汕医从80年代初开始，一直支持教师到香港大学、香港中文大学学习，攻读硕士、博士学位，提升教师的学历结构和国际视野，汕医具有留学背景（一年以上）的教师占教师总数的40%以上。

2. 开展远程临床病理讨论会 随着生源质量、办学层次的提高和教师队伍的提升，汕医开始具备国际化教育和精英教育的条件。1997—2002年，汕头大学医学院通过李嘉诚先生专门为全国医疗远程研讨会租用了远程卫星网络，与香港中文大学开展远程临床病理讨论会（clinical pathological conference, CPC）活动，起初是每两周一次，后来是每月一次。讨论案例都是由两校轮流提供的病理尸体解剖的典型案例,师生用英语对案例展开讨论与交流。CPC 活动为汕医师生提供了国际化教学交流的氛围,提高了学生的英语水平,也更新了老师的教育教学理念,打开了国际视野。自 1999 年开始,汕医将 CPC 融入病理学常规的教学[2]。CPC 教学形式将基础病理学、临床病理学和疾病的临床诊治结合起来,体现了整合课程的雏形,培养了学生的整合思维。新教学模式实施后,CPC 逐渐融入疾病机制、消化与营养、感染与免疫等模块教学。

从 1998 年开始,汕医先后与斯坦福大学、耶鲁大学、约翰斯·霍普金斯大学、剑桥大学、隆德大学、多伦多大学等著名大学联合举办了第二十二届全国远程医疗教育研讨会,通过卫星和互联网进行现场直播。基于这些成果,"应用卫星远程教育等现代手段培养创造性医学人才的研究与实践"于 2001 年获得国家级教学成果奖二等奖。

3. 开设全英班提升质量 为推进国际化教育和精英教育理念的实践,汕医决定开设全英班。1999 年,在 5 年制临床医学专业探索全英语教学,从每个年级遴选 30~60 名优秀学生组建全英班,选用全英语教材,聘请外籍教师参与全英班的教学。2002 年,由于实施新教学模式,为了保证有足够的精力做好教学改革,暂停全英班。2007 年,恢复全英班教学,并于 2008 年引入 USMLE,用国际公认的标准客观地评价学生对知识掌握、综合应用、解决问题的能力和专业英语水平。自 2011 年开始,全英班部分学生第二学年到香港中文大学学习一年,与该校同年级学生一起上课,学分成绩互认。同时全英班第五年选派学生赴剑桥大学、牛津大学、斯坦福大学、加州大学、多伦多大学、曼尼托巴大学进行 8 周的临床实习。全英班的开设打开了师生的国际视野,形成了鲜明的办学特色。

(三)提升生源层次

1. 一本招生实现跃升 从 1997 年开始,广东省教育厅批准汕头大学医学院临床医学专业从二本招生升为一本招生,生源质量明显提高。高质量生源的引入,为汕医办学效果的提高提供了良好的前期基础。每年的临床医学专业录取最低分数线均超过当年理科第一批录取院校控制线 30 分以上,所有录取新生均为第一志愿报考。

2. 硕士博士点实现重大突破 1990 年,汕医开始招收硕士研究生;1993 年成为硕士学位授权点;1998 年成为博士学位授权点;1999 年教育部批准在病理与病理生理学设立特聘教授岗位。在国家第十次博士点、硕士点申报工作中,汕医获得药理学、生物化学与分子生物学、免疫学 3 个博士点,基础医学(含 7 个学科)和临床医学(含 18 个学科)2 个一级学科硕士点,流行病与卫生统计学、药物化学 2 个硕士点,实现了博士生培养从一个点向多个点的突破,硕士生培养从多个点向整体面上培养的突破。至今,已经获得临床医学、生物学、基础医学 3 个一级学科博士生点,建立了完整的学士—硕士—博士医学教育培养体系,加快了研究生教育的发展和高层次人才的培养。2002 年,病理学与病理生理学获得国家重点学科,大大提升了学校的整体办学水平。

3. 7 年制获批初显办学实力 为提升办学层次,2001 年 10 月,汕头大学医学院向教育部申报 7 年制临床医学专业并获批准,2002 年开始招生。在本科教育中以 7 年制为重心,从首批招生 30 名,占本科招生总数 12%,发展到 2004 年以后每年招生 180 名,占本科招生总数 72%。7 年制教学为新教学模式的改革提供了良好的生源条件,为全面推动医学教育的改革与发展奠定了基础。

四、教育改革快速发展阶段(2002—2011)

2002 年,汕医在国内率先开展系统的医学教育改革,构建以课程整合为基础的体系和能力培养链,全面启动新教学模式。李嘉诚基金会选派了具有国际医学教育背景、富有临床教学经验的罗敏洁博士长期担任汕医教育顾问,汕医人亲切地称她"罗医生"。罗医生毕业于澳大利亚墨尔本大学医学院,是儿科医生,之前曾受聘于美国世界健康基金会(Project HOPE)并长驻上海,筹建原上海第二医科大学与美国 HOPE 基金会共建的上海儿童医学中心。她不仅熟悉国内外医学教育,而且深刻地理解李嘉诚先生的办学理念。在汕头大学医学院医学教育改革的过程中,尤其在改革之初,罗医生发挥着举足轻重的作用。

(一)建立国内首家临床技能中心

为配合新教学模式的实施,帮助学生早期接触临床,在李嘉诚基金会的资助下,汕头大学医学院于 2002 年建立了国内首家功能齐全、设备先进的临床技能中心,总投资近 2 000 万元。中心按模拟医院建设,设有重症监护病房(ICU)、诊室、标准手术室、动物手术实验室、消毒洗手室、虚拟腹腔镜训练室、显微外科手术室、模拟产房及新生儿室、心肺检查训练室、多功能培训室等,配置数字化的中央监控室等。拥有国内第一个智能化全自动综合模拟人、虚拟腹腔镜、自动分娩人、心肺听诊系统及各种功能齐全的教学模型。建立和培训一支稳定的标准化病人(standardized patient, SP),形成一个覆盖所有临床基本技能教学的完整培养体系与教学基地,在国内产生了重大的影响。

(二)建立完整的学生学业评价体系

从 2004 年以来,汕医逐渐引入先进的评价标准和评价方法,建立多元化的学生学业评价体系,全面评价医学生的知识、能力和素质。实施 OSCE,评价医学生临床基本技能与临床能力。在 OSCE 中设置"人文关爱与沟通技能"考站,通过典型案例和角色扮演综合评估医学生的职业素养、伦理和沟通能力。

(三)全国率先进行临床医学专业认证

2008 年,《本科医学教育标准——临床医学专业(试行)》正式颁布后,汕医于 2009 年成为国内第一所进行专业认证的医科院校。教育部聘请澳大利亚临床医学专业认证委员会主席 Michael John Field 担任专家组组长。经过全面考察,国内外专家高度评价汕医以课程整合为基础的新教学模式和国际化教育教学改革,给予高度的认可并通过认证。

在此发展阶段,汕医的医学教育改革取得丰硕成果:2005 年"创造医学教学新模式,培养高素质医学人才"获国家级教学成果奖二等奖,2009 年"以系统整合为基础构建新型临床医学本科课程体系"获国家级教学成果奖二等奖。

（四）建立教师成长中心

教师队伍素质是教育教学改革成功与否的关键。2009年，汕医率先建立了国内高校第一个教师成长中心（center of faculty development，CFD）。CFD围绕汕医教育教学的需求，制定相应的教师发展计划，开展多种形式的培训，提升教师教学能力，更好地激发学生的学习兴趣和主动性，提高学生的学习效率，使学生能更有效地学到知识、技能，提升职业素养。

五、教育改革厚积薄发阶段（2012—2022）

在前十年改革的基础上，全面提升教师队伍的教育教学水平，推行主动学习理念，引入OBE和USMLE，建立ASK评价体系，深化教育教学改革成效。

（一）推行主动学习理念

汕医是国内最早实施PBL的学校之一，从2004年就开始推行和实施PBL。2013年，聘请亚太"PBL之父"关超然教授为PBL把脉指导。学院专门成立PBL工作小组，出台PBL小组教师认定制度，设计PBL培训课程，并同步对学生进行培训。PBL培训有力推动了整合课程的深化改革，促进了对整合式学习能力的培养。

（二）引入成果导向教育理念

斯帕蒂（Spady）于1981年首次提出OBE理念，将其定义为"教育系统中的每一项活动设计都应基于最终的学习者学习成果"[3]。为了将教学改革的顶层设计落到实处，教师成长中心专门组织专场培训，并在此基础上修订培养方案，修改课程大纲，为骨干课程制定成果导向的教学目标，强调以岗位胜任力为导向进行课程设计，从知识、技能和态度三个层面全面培养学生。

（三）采用USMLE评价改革效果

USMLE通过典型的临床案例和基础临床知识紧密联系的考核方式，客观地评价学生对知识的掌握、综合解决问题、知识综合应用的能力，以及专业英语水平，是国际公认的医学考试。2008年，学校成立USMLE课题组，研制开发模拟USMLE计算机考试系统，至今已建成有数万多道题目的试题库，命题、考试、成绩分析等均可在计算机完成。自2012年起，汕医要求全英班学生正式注册参加USMLE Step 1考试，旨在用国际标准全面客观地评价学生的英语能力、专业知识和对知识的综合运用能力。

（四）建立ASK体系全面评估毕业生

ASK模型是本杰明·布洛姆教授提出的学习模型，强调态度、技能和知识并存并用，该模型指出员工的岗位能力应包括态度（attitude）、技能（skill）和知识（knowledge）[4]。在实施新教学模式的过程中，汕医注重理论与实践紧密结合，借鉴ASK模型，在临床医学专业2～6年级的学生展开调查，评价各年级学生的能力发展情况及学业成绩相关性，建立了中国临床医学生胜任力"ASK-SEAT"评价量表[陈述（state）、解释（explain）、应用（apply）、转化（transfer）]，对毕业生的培养质量进行评价，并通过评价结果进一步完善课程[5]。

在此发展阶段，汕医的医学教育改革又获得多项国家级、广东省教育教学成果奖。

2014 年"国际化视野下卓越医生培养的综合改革与实践"获得国家级教学成果奖一等奖，2018 年"医学人文教育的实践与创新——HEART 培养模式的探索"获得国家级教学成果奖二等奖，2021 年"'3+X' 多维度医学生科研创新能力培养模式的探索与实践"获得广东省教育教学成果奖一等奖。

汕医经历了专科教育、本科教育、改革萌芽、快速发展和厚积薄发五个阶段，从 2002 年开始实施以系统整合为基础的全方位的医学教育改革，在传承医学教育成果的基础上持续创新，得到教育部、广东省各级领导与国内医学教育专家的鼎力支持，同时在李嘉诚基金会的支持下，拥有充足的教学经费和国际化教学资源，为改革奠定了重要的基础。

40 载发展，汕医历届领导和广大师生员工付出了辛勤的努力。罗敏洁顾问长期驻守，为改革披荆斩棘、排忧解难；沈忠英院长在本科教育体系的建立和学科建设中起着重要的作用；徐小虎院长大刀阔斧改革行政机构、与香港中文大学联合实施 CPC 教学活动、申办 7 年制临床医学专业；李玉光院长启动与实施了新教学模式；顾江院长给汕医带来全新的国际化教学理念、引入 USMLE、启动招收北美留学生、实施高层次的留学生教学；边军辉院长建立先进的教师发展理念、全面提升教师教学能力、让自主学习成为学生学习最有效的方式；谭学瑞院长围绕健康中国的战略，扩展与高水平社区基地的合作，加强全科医学的教学与实践。一届又一届汕医的领导不断传承改革的接力棒，将汕医的教育教学改革不断发扬光大。更有一大批以学生为中心、一切为了推动医学院的改革、默默工作、无私奉献的教师，是汕医改革最最重要的力量。还有积极配合、支持学校实施改革的学生们，你们的支持也是我们改革的动力。

20 年来，汕医人持之以恒，克服一个个困难，在潮汕大地上不断谱写医学教育改革的新篇章。

参 考 文 献

［1］半月谈 ."血脉之根" 在潮汕［EB/OL］.（2020-11-09）［2022-09-29］https：//baijiahao.baidu.com/s?id=1682865241757062541&wfr=spider&for=pc.
［2］苏敏，田东萍，杨棉华，等 . 病理学 CPC 开放式教学法实践研究［J］. 中国高等医学教育，2000（5）：52-57.
［3］SPADY WG. Outcome-based Education：critical issues and answers［M］. USA：American Association of School Administrators，1994.
［4］BLOOM BS. Taxonomy of Educational Objectives, Handbook 1: Cognitive Domain［M］. Massachusetts：Addison-Wesley Publishing Company，1956.
［5］HUANG L，LI Z，HUANG Z，et al. The ASK-SEAT：a competency-based assessment scale for students majoring in clinical medicine［J］. BMC Medical Education，2022，22（1）：76.

第五章　构建"以课程整合为基础"的新教学模式

20 世纪中期,课程整合与 PBL 开始出现在医学教育领域,并被誉为医学教育改革的两座里程碑。整合学习更成为第三代医学教育改革的一个关键要素[1]。本章首先介绍汕医教育教学改革的理论依据和设计原则,然后总述其顶层设计,之后横向呈现新教学模式的框架和内涵,再以纵向的脉络展示新教学模式的发展历程。总体而言,汕医的新教学模式改革紧紧围绕"全方位、国际化与本土化融合、课程整合、知识 - 能力 - 素养并重"等关键词进行。初始阶段主要关注模块教学内容的安排和调整,之后融进了教学方法和学生学业评价机制的改革,先后呈现了几条循序渐进、螺旋上升的主线:整合课程内容的优化、教学方法和学业评价方法的改进、技能中心的建设、优质师资的培训。这体现了汕医对课程整合理念逐步深入的理解和不断拓展的整合改革。

汕医的新教学模式是国内第一个以系统整合为基础的课程体系,是一个探索国际医学教学模式本土化的过程,是一个从无到有、从模仿学习到发展创新的过程,可为其他医学院校提供宝贵的借鉴。

第一节　新教学模式的理论依据和设计原则

在 21 世纪初,内地尝试进行课程整合改革的医学院校寥寥无几,汕医为了实现李嘉诚先生提出的"培养一流本科生,成为国内知名医学院校,建立具有世界水平的先进教育体制"的办学目标,在遵循课程设计基本思路的基础上,以全球医学教育基本要求为依据,大胆借鉴香港中文大学的"课程整合"模式和哈佛大学的"新途径"课程,进行以课程整合为基础、以能力培养为主线的全方位的医学教育改革,是将国际医学教育与中国医学教育进行融合与创新的重要实践。

一、以泰勒课程设计原理为原则，设计全方位的课程改革

1949 年,泰勒(Tyler)在《课程与教学的基本原理》(*Basic Principles of Curriculum and Instruction*)一书中[2],明确了课程设计的四个核心问题:

1. 专业培养的目标是什么?

2. 专业教育如何组织?

3. 怎样的教育经历才能促进培养目标的实现?

4. 怎样判断这些培养目标已经实现?

为了回答上述核心问题,课程设计需遵循以下步骤:分析专业特征→在分析专业特征的基础上阐释专业培养目标→界定该专业学生毕业时预期的收获→课程的组织→选择教育

经历(包括教与学的方法、教学资源等)→制定课程评估计划。这些步骤在课程设计过程可以是平行发生的,或者以不同的顺序发生。无论如何,多数课程设计者在课程设计中都必须经历这些步骤[2]。汕医在设计新教学模式时,也遵循上述课程设计的基本原则,从培养目标出发设计课程整合方案、组织教学、构建能力培养体系和考核评价体系等,一步一个脚印地进行。

泰勒的课程设计原则从培养目标出发进行课程的设计和组织,并制定课程评估方案,这意味着课程计划是全方位的教学规划,要进行课程改革,就要进行全方位的改革。因而,汕医明确了新教学模式不是一种简单的教学计划的改革与实践,而是从教育思想、教育理念、课程体系、教学内容、教学方法、教学手段及学生考核评价等方面进行的全方位改革与创新。它既反映了现代教育思想和教育改革的趋势,又有利于学生形成合理的知识结构,提高自身基本素质,促进个性发展。同时还注重课程内容上的衔接与交叉渗透,削减必修课学时数,增加学生自主学习的时间,加强对医学生人文关爱、沟通技巧、临床基本技能、临床思维能力和实践能力的培养。

二、以全球医学教育基本要求为依据,注重弥补能力素质短板

国际医学教育委员会(Institute for International Medical Education, IIME)于 2002 年 2 月颁布了《全球医学教育最低基本要求》[3],包括"职业价值、态度、行为和伦理""医学科学基础知识""沟通技能""临床技能""群体健康和卫生系统""信息管理"和"批判性思维"等 7 个领域、60项反映教育结果的指标,其中"沟通技能""信息管理"和"批判性思维"三大领域属于核心领域,是其他技能、知识和价值观的基础(图 5-1)。

同年,北京协和医学院、北京大学、复旦大学、四川大学、中南大学、中山大学、西安交通大学和中国医科大学共八所部属大学参与了《全球医学教育最低基本要求》在中国的试点研究,评价结果

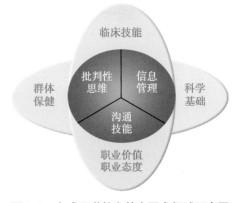

图 5-1　全球医学教育基本要求领域示意图

显示,在标准的七大领域中,中国医学生在"科学基础知识""临床技能"有较大的优势,但在"职业价值、态度、行为和伦理""沟通技能"和"批判性思维"三大领域的能力有待提高[4]。

这些试点研究的结果给我们提供了重要的启示,上述八所学校是我国最好的学校,也拥有最优秀的生源,即便如此,这些学校的医科生在这三大领域仍出现能力短板,更遑论其他医学院校的学生了。由此,我们确定了新教学模式以全球医学教育基本要求为依据,在传承我国医学教育基本知识、技能扎实的基础上,加强对"职业价值、态度、行为和伦理""沟通技能"和"批判性思维"等领域的设计,使新教学模式培养的学生具备较强的能力,体现出汕医培养具备国际视野的卓越医学生的目标。

三、以哈佛大学"新途径"为标杆，推动国际化与本土化的融合与创新

哈佛大学的"新途径"课程开始于 1985 年，被视为美国现代医学课程体系建立以来最为辉煌的课程改革，对世界医学课程产生了深刻的影响[5]。"新途径"课程强调态度、技能和知识的教育并重，如贯穿四年的"病人与医生"课程涉及医生的职责和素质，医学伦理学、社会科学与医学的联系，医生和病人的关系，病史的采集和书写，物理诊断，临床决策，保健和疾病预防，与医学有关的社会学和经济学等，强调交流的技能及获取临床资料的能力[6]。该课程从医学教育的整体性出发设计课程，尽量避免课程的分割。如"人体"课程使学生熟悉细胞、组织和器官的结构，从分子水平到生物水平，强调人体组织的原理。另一个整合的维度是临床和基础教学相互交织，第一、二年的生物医学课程均由临床病例构成，并基于临床病例形成一系列的理论授课、实验或示范课。该课程采用小组为主的教学形式，通过学生独立搜集、整理资料和解决问题等方法鼓励主动学习。在四年的课程中，学生有约 1/3 的时间用于选修和自学，包括完成一篇有一定深度的研究论文，最终目的是将学生培养成为终身学习者[6]。

哈佛大学医学院"新途径"课程所提倡的这些原则，给汕医的国际化教育与课程改革带来重要启示。然而，鉴于不同国家、不同院校存在的教育目标、资源和传统方面的差异，简单的借鉴很难使这些原则在中国院校落地。因此，在借鉴国际医学教育标准，引入先进教育理念和方法进行新教学模式改革的同时，通过融合与创新，使国际化的理念和实践本土化，也就是汕医改革要与国际接轨，更要符合我国医学教育的规律，其目的是通过新教学模式转变教师教育、教学理念，最终建立满足中国医学教育需求的新课程体系，而不是简单地借鉴和模仿。

2008 年，教育部、卫生部联合颁布《本科医学教育标准——临床医学专业（试行）》后，汕医据此进行课程调整，将本科教育、毕业后教育与继续教育三个阶段进行更好更有效的衔接。医学人文教育上，在将国际化与中国医学人文教育融合、传承与创新的基础上构建"HEART"模块，体现医学与人文、显性课程与隐性课程的结合。健康与社会模块将预防医学、基础医学、临床医学和行为医学进行有机结合，同时融入健康中国、全健康等元素。"临床基本技能"模块则从内涵与教学方式上体现课程体系的创新和精雕细刻式的培养模式。汕医临床技能中心在 2013 年成为国家执业医师实践技能考试基地与考官培训基地，正是成功对国际化与本土化进行融合与创新，并进行推广应用的结果。

我们希望通过认证，借助国际、国内专家对汕医新教学模式进行全面的考核与评价，进一步深化改革。这是汕医于 2009 年作为中国医学教育标准颁布后第一个接受临床医学专业认证的学校的原因。

四、借鉴香港中文大学经验，以课程整合为基础、以能力培养为主线

香港中文大学经过三年的准备，精心设计了新的课程体系，并于 2000 年启动"课程整

合"模式,帮助学生以临床医生的思路进行整合学习,培养他们的临床思维能力与自主学习能力。由于香港中文大学的国际化教育理念和文化背景与汕医非常接近,汕医确定借鉴香港中文大学的经验,构建以课程整合为基础、以能力培养为主线的课程模式。

这个崭新的课程模式将传统的人体解剖学、生理学等学科内容与临床相关课程内容整合为人体结构、消化与营养、心血管与呼吸等 11 个系统模块,同时构建技能、人文与医学整合、健康与社会等模块,从而有望实现将基础与临床、医学与人文、医学与预防医学等多学科进行交叉与渗透,实现基础教育中有临床,临床教育中有基础。同时贯彻四个坚持——坚持临床能力培养、英语能力培养、医学职业素养培养、科学素养培养贯穿人才培养全过程,构建能力培养体系(详见第六章)。

第二节 新教学模式的顶层设计

新教学模式参照全球医学教育的基本要求[3](图 5-1),以及哈佛大学"新途径"的教学原则,在借鉴香港中文大学"新课程"体系的基础上,构建"以课程整合为基础、以能力培养为主线"的新课程计划,从课程体系、教学方法、考核与评价等方面进行全方位的改革,由于理念新、课程新、方法新、考核新和评价新,汕医人称之为"新教学模式"。

新教学模式的核心是课程整合,即模块教学。模块教学打破了传统老三段(基础、临床、实习)教学模式及学科完整性,充分体现基础学科之间、基础课程与临床课程之间的渗透与重组,为学生提供早期接触临床的学习机会。在实施新教学模式的同时贯彻"四个坚持"原则(详见第六章)。这样的顶层设计符合医学教育"学习成果标准化和学习过程个性化""整合知识""追求卓越,培养探索精神"和"形成专业认同感,养成专业素质"的四大要求,而且也符合汕医培养"具备国际视野的卓越医学生"的目标。

汕医基于第二代医学教育变革中国外医学课程整合的经验,同时响应 Frenk 等人[1]对第三代变革的呼吁(即通过对胜任力的仔细筛选,打破医学内部和不同专业间的壁垒,从而实现整合),运用结果导向教育理念设计整合课程的目标:①建立不同学科知识点的联系或基础 - 临床应用场景的整合,促使学生进行深度学习,加深对知识的理解,并强化应用知识的能力;②建立公共卫生与临床医学课程的整合,帮助学生从社会层面认识疾病,同时理解医生角色的多重性;③开发临床技能和机能学实验、职业素养等纵向整合课程,改变学生的行为和思维习惯;④有效整合教育环境、教师言传身教等隐性课程,培养学生的医学伦理道德和职业认同感。

整合课程在结构、内涵、教育理念、教学方法和学业考核方法等方面都与传统教学模式有着巨大差别(表 5-1)。

新教学模式从教学理念、教学模式、教学内容、教学方法到考核方法所发生的巨大改变,对教学管理提出了巨大挑战。学校需要在教学管理、教学资源与条件、教学质量保障等方面都做出相应的改变,才能保障改革顺利、持续地进行。汕医设置了教学改革委员会、专

表 5-1　新教学模式与传统教学模式的比较

	新教学模式	传统教学模式
总学时	2 850	3 490
课程体系	课程整合(基础、临床纵向的整合为主)	学科设置(基础课程 - 临床课程 - 实习)
教学方式	授课、讨论式、自主学习(注重知识综合应用)	授课(注重知识系统性)
教材	根据整合课程的内容选用不同教学参考书	以学科为基础的教材
见习模式	理论与见习交叉进行(上午为准实习生,下午床边教学)	集中时间见习
临床能力培养	贯穿全程,第 2~10 学期(课程整合、临床技能等)	第 6~10 学期(从诊断学开始)
学业考核方法	多元化考核体系(整合评价 + 临床胜任力评价)	以学科为中心、以终结性考核为主,以考核知识记忆为主

家指导委员会和模块负责人负责制,对教学管理进行颠覆性的变革。同时,在获得充足的教学经费支持的基础上,建设高素质的师资队伍,提供优良的环境与一流的设施。尤其重要的是健全各类教学评价与反馈制度,建立起更加灵活高效的教学质量保障体系。这些都为新教学模式的顺利开展和实施提供了有力的支撑和保障(详见第八章)。

第三节　新教学模式的框架与内涵

本节介绍新教学模式的框架和内涵,主要由公共基础课程、整合模块与临床核心课程三大类构成,勾画由课程整合思路带来的基础学科之间、基础课程与临床课程之间、医学人文与医学技能之间、公共卫生与临床医学课程之间的整合,以及由此带来的教学理念和教学策略的改变。

一、新课程体系的基本框架

新课程体系由公共基础课程、整合模块与临床核心课程组成,其中整合模块包括系统模块、技能模块和医学与人文整合模块(即人文社会科学课程)(图 5-2)。

二、新课程体系的内涵

下文从课程分类、教学理念与教学策略等方面对公共基础课程、整合模块课程和临床核心课程进行介绍(图 5-3)。

(一)公共基础课程

公共基础课程包括物理、数学、化学(无机化学、有机化学)、外语、体育、思政课等,是学生入学第一学年必须完成的课程,也是培养学生从中学教育阶段"以教师为中心"的学习方式向大学阶段"以学生为中心"的学习方式转变的重要课程。课程有近 30% 的学时数以

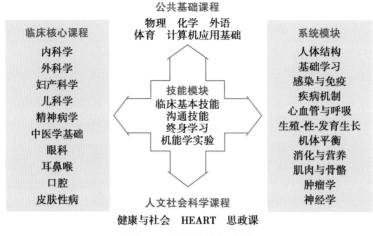

公共基础课程
物理 化学 外语
体育 计算机应用基础

临床核心课程
内科学
外科学
妇产科学
儿科学
精神病学
中医学基础
眼科
耳鼻喉
口腔
皮肤性病

技能模块
临床基本技能
沟通技能
终身学习
机能学实验

系统模块
人体结构
基础学习
感染与免疫
疾病机制
心血管与呼吸
生殖-性-发育生长
机体平衡
消化与营养
肌肉与骨骼
肿瘤学
神经学

人文社会科学课程
健康与社会　HEART　思政课

图 5-2　课程结构组成图

学年	第一学年	第二学年	第三学年	第四学年	第五学年
课程模块	医学人文与健康模块			临床核心模块（床边教学）	实习轮转（48周）
		系统整合模块			
		技能模块			
	公共基础课程				
	选修课				
实践	早期接触临床	社会及医疗实践			

图 5-3　5 年制临床医学专业课程教学分布情况

学生自主学习为主,即学习内容是教学大纲要求掌握并需要考核的内容,但不安排课堂讲授,而是通过教师辅导答疑等形式指导和帮助学生进行有效的自主学习,为提高学生自主学习能力奠定重要基础。

英语课程作为本科教育阶段课时最多、最重要的公共基础课程,是我们培养学生的自主学习能力、进行医学人文社会科学教育的重要起点。英语课程将获取、理解和分析信息的能力、批判性思维能力和自主学习策略的培养作为课程改革的重点,并通过设置学术英语课程,纳入科技、人文、社会、伦理学习主题,让学生通过查找和阅读文献引发思考,以团队学习的方式设计研究,通过英语学术壁报或口头汇报等形式进行交流和分享,提升学生的英语应用能力、沟通能力与科学素养(详见第七章第二节)。

（二）整合模块课程

课程整合是新教学模式的核心。传统课程模式是以学科为中心组织教学,而新模式则是将基础学科进行横向整合,将基础与临床、人文、预防医学等学科进行纵向整合,最终形成系统整合模块、技能模块、人文与医学整合模块、健康与社会模块四大类模块课程。

1. 系统整合模块

（1）教学理念

1）以胜任力为导向,确定各学科的教学内容,并进行有机整合、交叉与渗透。

2）建立多学科(基础、临床、人文等)教师团队,确定对医学生培养最有用、最重要的教学内容和教学深度,理顺教学内容之间的衔接,以便解决医学教育内容臃肿的问题。

3）设计临床情境式教学,帮助学生更好地构建知识、培养临床思维能力与职业素养。

（2）基本内容简介:汕医将传统以学科为主的14门医学基础课程与相应的临床内容整合,形成11个模块课程(图5-4)。以下是对每个模块的简介:

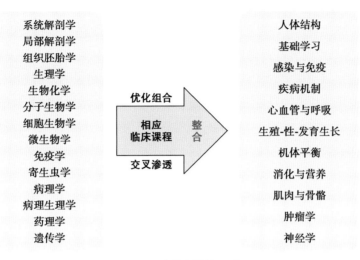

图 5-4　系统整合模块组成图

1）人体结构:该模块将传统的系统解剖学、组织学、局部解剖学、影像学总论和内科学、外科学部分内容进行整合。从宏观到微观、基础与临床、形态与影像(X线、CT)图像等紧密结合,基础教师与临床教师团队(以普外科医生为主)共同参与教学,将基础解剖学转变为临床应用解剖学,不仅可以提高学生学习解剖的兴趣,还可以提升教学的效果。该模块分为人体结构Ⅰ和人体结构Ⅱ两部分。

人体结构Ⅰ按人体的器官功能系统阐述正常人体器官的形态结构、生理功能及其生长发育规律,通过本课程的学习,让医学生掌握人体各器官系统的胚胎发育、正常结构与毗邻关系、生长发育规律及其功能意义,在掌握人体正常形态结构的基础上,正确判断人体的正常与异常,正确理解人体的生理现象和病理现象,从而对疾病作出正确的预诊断和治疗,作为医学课程的入门课程。

人体结构Ⅱ是在人体结构Ⅰ的基础上,着重研究人体各局部由浅入深的组成结构、形态特点及其层次和毗邻关系的解剖学。在传统的局部解剖学知识的基础上,整合影像解剖学和临床应用解剖学的相关内容,帮助学生将人体结构与影像学(X线、CT等)结合,并与部分临床病例结合起来,强调解剖与临床的密切联系,培养学生以临床医生的思维来理解人体解剖结构和解剖方法。人体结构Ⅱ是外科学、妇产科学等手术学科和影像诊断学科重要的基础学科。

2）基础学习:该模块将细胞生物学、生物化学、分子生物学、生理学、药理学等学科内容进行横向整合,以生命起源和生命运转的内在逻辑组织教学内容。从化学到生命科学,阐述细胞内各组分生物大分子的结构和功能,再从细胞的结构和功能到细胞的生理、新陈代谢、刺激与反应、细胞的分化，然后是遗传与变异，最后是细胞对药物的反应。让学生从正常的细胞、生物功能和代谢进行学习，为后续学习和理解异常功能与代谢奠定基础。

3）感染与免疫：该模块涉及微生物学、免疫学、寄生虫学、传染病学等课程的内容。模块引入典型的临床案例，从机体感染出发，让学生从疾病的病因、致病因素、致病机制、诊断与鉴别诊断、实验室检查、治疗和预防控制等方面进行系统的学习。以案例的诊疗为主线，将感染性疾病与微生物学、寄生虫等病原体的致病机制和机体的抗感染免疫反应，以及抗生素、抗病毒药等治疗内容进行有机整合，为临床实践奠定重要基础。

4）疾病机制：该模块整合了病理学总论和病理生理学概论的基础知识及研究进展，将异常的形态结构及其相关的功能异常、代谢的动态变化和发生机制进行有机整合。主要讲授疾病的发病原因、发病机制、疾病状态下器官和组织细胞的形态结构及功能代谢变化、临床病理联系、疾病转归和结局，以及相关研究进展，为疾病的预防、诊断和治疗提供理论依据。

5）心血管与呼吸：该模块是将心血管与呼吸系统的生理学、病理学、病理生理学、影像学表现和临床症状、诊断（内科学）和治疗原则（药理学）进行纵向整合的模块，学生从基础到临床，从功能到疾病，对心血管与呼吸系统进行系统学习。

6）生殖 - 性 - 发育生长：该模块涉及人体生长与发育过程，以人类生命起源及生长发育为主线，包括细胞受精（自然或人工授精）、分裂、胚胎发育、小儿生长发育至成年人的全过程，也包含生殖伦理等。目的是让学生掌握人类生殖、性、胚胎发育、小儿生长的基本理论和知识、人类生殖的调控，也涉及心理行为和社会医学的性、性行为、性心理和伦理学等内容。

7）机体平衡：该模块围绕肾脏和内分泌系统在维持内环境稳定中的重要作用进行课程组织，包括尿液的生成和调节、酸碱平衡及电解质紊乱、肾脏的主要病理变化、激素的分泌和调节、激素对机体平衡的影响、激素分泌异常对机体的影响，以及激素异常所引发疾病的临床表现、治疗原则、药物治疗的作用、机制和不良反应等。教学内容上基础与临床紧密结合，培养学生用基础知识来理解和解决临床问题的能力。

8）消化与营养：该模块将消化系统功能与疾病、人群营养与疾病相关内容进行整合，包括基础 - 临床、临床 - 影像、营养 - 疾病等纵向整合内容，主要讲授消化系统的功能、消化系统疾病的病理改变、作用于消化系统的药物、消化系统疾病内镜与影像学检查、常见消化系统疾病、非营养物质代谢、人体必需的营养素和能量、人群营养状况评价和干预、特殊人群营养指导、常见营养失调所致疾病及其防治等内容。

9）肌肉与骨骼：该模块包括肌肉骨骼系统的结构、常见疾病的病因、发生与发展、病理改变、临床诊断、预防和治疗等方面，让学生系统掌握肌肉与骨骼系统常见病的基本知识。

10）肿瘤学：该模块讲授肿瘤学的基本理论知识，涵盖了肿瘤的病因学、发病机制、病理学改变、流行病学、影像诊断、临床诊断和治疗原则，涉及肿瘤外科学、肿瘤内科治疗学、放射肿瘤学、肿瘤影像学、肿瘤分子病理等内容整合。肿瘤学概述模块以培养学生临床思维为核心，强调让学生学习如何结合肿瘤病人的心理特征与病理、疾病之间的联系，突出医患关系中肿瘤病人的特殊性和与其他疾病不同的人文关爱，并重点介绍粤东地区常见恶性肿瘤（食管癌和鼻咽癌）的危害性、诊断与治疗等。

11）神经学：该模块从基础医学到临床医学进行纵向整合，也对临床神经系统疾病进行横向整合，内容涉及神经系统的解剖、功能、发病机制、病理学改变、影像学表现、临床诊断与治疗。将神经学各分支学科按照从基础到临床、从理论到应用的思路进行整合。例如，神经生理学的理论用于判别神经系统常见疾病的神经电生理、病理形态学改变在影像学检查结果的体现；神经药理学知识用于神经系统常见疾病的药物治疗原则等。神经学模块要求学生系统掌握神经系统的基本理论，能够较为熟练地进行神经系统体格检查。

2. 技能模块 以能力培养为主线，创建了四大技能模块课程。

（1）临床基本技能：临床基本技能模块是由传统检体诊断学、实验诊断学、手术学与临床基本技能等内容进行整合的重要技能模块。模块授课时间为第3～6学期，是汕医构建全程临床能力培养的重要桥梁（详见第七章第二节）。以小班教学（30人）、小组训练（7～10人）为特点，采用模拟技术、虚拟技术、SP和临床见习等方式，通过连续4个学期的课程安排，并与第四、五学年的临床阶段技能强化训练有机结合，教学由浅入深，环环相扣，为全面提升医学生的临床技能与临床思维能力奠定了扎实基础。

（2）沟通技能：沟通技能模块包含普通沟通技能和医患沟通技能。课程通过情境化设计、SP和学生角色的转变，让学生身临其境，在角色扮演中学会准确表达自己的想法并与病人有效沟通，学会处理医患关系和医护关系，从而在今后的临床实践中提高医疗质量，避免医患纠纷。

（3）终身学习：终身学习模块整合了信息网络技术、文献检索、循证医学、医学统计学等多课程内容，旨在通过系统性学习，培养学生通过多种途径，独立、有效地获取知识、分析和解决问题等批判性学习的能力，为自主学习与终身学习奠定基础。

（4）机能学实验：机能学实验是由生理学、药理学、病理生理学实验整合而成的综合性实验课程，其中基础实验占30%，综合性实验占30%，探索性实验占40%，旨在让学生全面了解机体从正常到异常、再恢复正常的过程，以帮助学生更好地理解疾病的发生、发展和康复的过程。与此同时，通过综合性、探索性实验教学的培训，培养学生动脑、动手的能力，提升科学素养。

3. 人文与医学整合模块 此模块以"医者之心（HEART）"作为代表，基于"HEART"的内涵［人文关爱（humanity）、同理心（empathy）、医学艺术和艺术的服务（art of medicine）、尊重他人或责任感（respect/responsibility）、团队合作精神（teamwork）］进行顶层设计，实现人文精神培养纵向贯穿医学生培养的全过程，横向与各公共及专业课程整合，构建了多学科、多视野、多角度的医科教育与人文教育融合的培养模式。

通过显性课程、隐性课程和社会实践紧密结合，每一位教师在教学中都贯穿"HEART"

的理念,让学生在学习专业知识,参与床边教学和社会实践的环节中,用心去感悟、去体会职业精神与职业素养的内涵,全面提升学生的职业精神与职业素养。

4. 健康与社会模块 该模块将预防医学等与基础医学、临床医学、行为医学等多学科进行整合,形成具有大健康特色的、综合性的模块。模块将传统的生物医学模式转变为更符合现代医疗模式的生物-心理-社会模式,构建了社会因素与健康、心理因素与健康、自然环境因素与健康、生物因素与健康、健康人文与人文健康等内容。

借助基础医学、临床医学、行为医学和预防医学专业教师组成的多学科教学团队,促进预防医学、临床医学、人文与社会科学等多学科的整合与融合、交叉与渗透,帮助学生建立生命全周期、健康全过程,以及全健康、群医学的意识,树立防重于治的理念。

健康与社会模块的教学设计注重理论与实践相结合,学生通过考察环境污染现场、生活废水处理厂,提升对环境和水资源保护的意识,引发对自然环境与健康关系等问题的思考。

(三)临床核心课程

临床核心课程安排在第7~8学期,在汕医直属附属医院与符合教学要求的非直属附属医院进行。临床核心课程涉及内科学、外科学、妇产科学、儿科学、精神病学、眼科学、耳鼻喉学、口腔医学等。教学的主要目标是,在完成系统模块,如心血管与呼吸、消化与营养、机体平衡、肌肉与骨骼、神经学等模块基础与临床整合学习的基础上,通过临床核心课程进行床边教学,从理论到实践,更好地培养学生将基础知识与临床知识进行综合应用,提升临床能力。

这样,学生从模块教学到临床核心课程,从理论学习到实践,从基本理论的整合性学习,到知识的应用与临床能力的提升,为临床实习和毕业后住院医师规范化培训奠定了重要基础。临床核心课程以床边教学为主(占60%~70%),采用小组讨论(10~12人/组)的形式进行。上午学生以准实习生的身份进行临床见习,下午进行小组讨论等教学活动,在各学科老师的指导下边实践、边学习,确保有足够的时间接触病人、参与临床实践、促进理论知识与实践紧密结合。2023年,在对汕医进行第二轮临床医学专业认证的现场考察中,专家组认为"各临床学院积极开展医学生临床情境教学,实施临床核心课程床旁的教学方式,受到学生的普遍欢迎,专家组印象深刻"。临床核心课程不仅能够保证临床知识的系统学习,提升学生的临床思维能力和知识综合应用能力,也实现了本科教育阶段与毕业后住院医师规范化培训阶段的培养的有效衔接,为毕业后教育奠定扎实基础,得到师生的普遍认可。

三、模块案例分享

这里以感染与免疫和消化与营养两个模块为例,以便更好地呈现整合模块的教学理念、教学策略和考核模式。

各模块依据 OBE 理念,以胜任力为导向进行逆向设计,具体步骤包括:①结合医学生未来的岗位角色定位、社会期许与医学教育标准等,明确模块能够促进学生获得哪些与从事医生职业紧密相关的"核心能力";②围绕"核心能力",预期在模块学习结束之后,学生所能获得的学习成果;③以学习成果为导向,撰写可被观察、可被评量的学习目标,并落实到模块教学过程。

下文从整合内容维度、教学模式与策略、学业考核三大方面分别对这两个模块进行介绍。

(一)感染与免疫模块

1. 模块的内涵　该模块整合医学微生物学、医学免疫学、寄生虫学、药理学、感染性疾病、感染性疾病病理等内容,旨在帮助学生从疾病的病因、致病机制、相关疾病的实验室诊断与临床诊断、治疗和预防控制等方面进行深度学习。开课时间是第3和第4学期,共138学时,第3学期52学时、第4学期86学时,其中理论课106学时,实验课32学时。

不同于其他以器官系统进行整合的模块,感染与免疫模块以感染性疾病的发生、发展和转归的理念进行整合,因此,如何把相关学科有机融合是模块设计的关键。该模块改变让学生先学习基础知识,然后在临床部分再应用基础知识的做法,让学生一开始就从临床问题出发,运用基础的知识来解决临床问题,真正做到基础和临床的整合。为达到这样的整合效果,模块采用了"以临床问题为基础的SLPTP学习框架"(图5-5),即通过案例构建实际情境中的教学,让学生在实际案例中进行学习,让学生通过学习过程构建学习知识的意义和价值;模块的教学依据从简单到复杂、由浅入深的顺序,使学生能够循序渐进构建知识框架。

传统医学微生物学在教学中强调微生物学性状、致病性、免疫性、微生物检查与防治的方法,即教科书所秉承的"三性两法"。而感染与免疫模块则以感染为教学出发点,即以

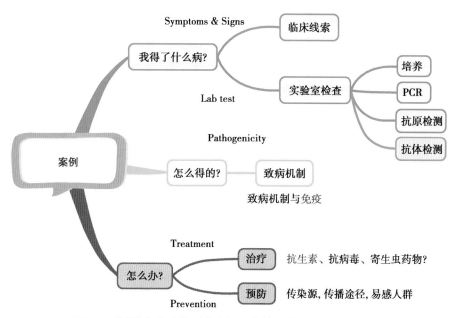

图5-5　"感染与免疫"以临床问题为基础的 SLPTP 学习框架

临床感染的案例为起点,让学生去分析三个基本的临床问题:得了什么病? 怎么得的? 得了怎么办? 第一,要分析病人"得了什么病",学生需要知道这种感染性疾病最典型的临床表现和典型的病史(S, symptoms & signs),然后再根据相关的微生物学实验室检查结果(L, lab test)来确诊疾病;第二,要想回答"怎么得的、在哪里和如何感染的?",学生就要利用他们所学习的传染源、传播途径、致病物质、致病机制(P, pathogenicity)和所致疾病等知识逐一回答;第三个问题"如何治疗和预防疾病?",治疗(T, treatment)和预防(P, prevention)这是模块的核心内容。治疗部分将抗生素和抗病毒等药物有机地结合起来;预防则将大健康的理念结合进来。以 SLPTP 为学习框架帮助学生应用"三性两法"的基本内容,实现对基础知识的综合与应用,这也是学生建立整合式学习和临床思维的过程。

2. 模块的教学目标与策略 感染与免疫模块运用多种教学方法,鼓励学生掌握主动学习和整合式学习的策略。①雨课堂:通过雨课堂实现实时掌握学生学习情况、布置课前预习、课后复习作业、课程小结思维导图等;②PBL:通过问题导向学习帮助学生应用知识发现问题、解决问题;③课程思维导图:学生在完成课程教学后,运用思维导图系统地回顾免疫学的理论知识,建立知识点之间的联系(思维导图样例见第十章附录);④慕课:基于慕课,该模块开展翻转课堂学习,线上学习基础知识,线下是对知识的应用(图5-6)。医学病毒学的学堂在线国际版已有 20 000 多人进行了线上学习。

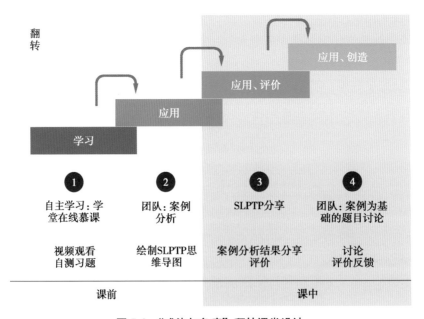

图 5-6 "感染与免疫"翻转课堂设计

与此同时,模块将简单的"验证性实验"改革为探索性实验和开放性实验。①探索性实验。如"细菌接种",不是简单要求学生去接种与培养细菌,而是一个基于化脓性感染的临床案例,并提供模拟脓汁标本,学生先思考细菌的分离鉴定,设计实验,然后再进行实验操作,最后展示培养的结果。在这个过程中,学生要应用微生物和免疫实验中最重要的实验操作和生物学安全等知识。②开放性实验。围绕"酸奶里的益生菌是不是可以活着到达肠道?",学生需要先进行实验设计,再进行细菌的培养、菌落的计数、细菌涂片与染色等,还要整理数据,最后制作海报汇报实验结果。这个实验培养了学生的科研能力、团队合作、实验操作能力和学术汇报能力。图5-7是一份学生完成开放性实验后制作的海报。

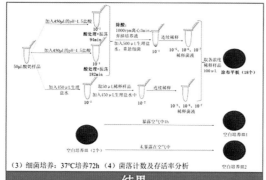

早午餐后饮用酸奶效果比较

唐浩贤、罗楠、陈冰纯、蔡冰惠、李佳婷、郭梓颖、苏庚鸿、聂一达、曹浩扬、杨庆龙、林涵源、李政
临床四班-2组

背景
乳酸菌可定居在人体的鼻黏膜或消化道等处,其代谢对人体内微环境具有重要的调节作用[1]。酸奶的饮用效果不仅会受到酸奶含量影响,还与酸奶的饮用方式有关[2]。

虽然有研究关于在空腹及餐后饮用酸奶效果的区别,但较少研究涉及到在不同餐次后饮用酸奶的区别。

目的
通过模拟早午餐胃排空过程,对不同胃排空情况下酸奶中乳酸菌的存活率展开研究。

方法
1. 实验材料
-酸奶:卡士酸奶(净含量120g)
-MC培养基:
取MC培养基干粉30.4g溶于400mL的灭菌水中搅拌至溶解,121℃高压灭菌15~20min,冷却到50℃后倒入一次性培养皿中(15mL),凝固后4℃冷藏保存。
2. 实验步骤
(1)盐酸的制备:
取100μL pH=1的盐酸,加入900μL的生理盐水中,即配得pH=2的盐酸。以此类推,制备pH=3、pH=4的盐酸。取300μL的盐酸,加入700μL生理盐水制备pH=4.5的盐酸。
(2)样品的处理及稀释涂布

(3)细菌培养:37℃培养72h (4)菌落计数及存活率分析

镜下:细胞两端钝圆,呈细杆状,单个或成长链状排列,革兰氏阳性无芽孢杆菌。
2号菌:
肉眼:红色,菌落直径0.5~1mm,圆形,边缘整齐,周围0~0.5mm的透明菌。
镜下:细胞呈卵圆形,偶膨胀变粗呈杆菌状,成对或成链排列,革兰氏阳性无芽孢球菌。

讨论
乳酸菌具有一定的耐酸能力,在pH=4.5下酸处理时间越长,对乳酸菌抑制作用越强。研究表明,正常人胃内pH会随进食而升高,约在餐后1h胃内pH达到4.0~5.0,从进食开始到pH升高及下降至空腹水平为胃排空过程。健康成人常规胃排空时间约为早餐94.36分钟、午餐182.29分钟[3],故早餐后饮用酸奶饮用效果可能更佳。

局限
1. 该实验忽略了人体胃部内各种酶对乳酸菌产生的影响。
2. 餐后饮用酸奶,乳酸菌实际在胃停留时间与实验模拟时间可能存在差异。
3. 该实验控制了酸处理过程中pH的不变,但在实际胃排空过程中,pH值会有所降低。

结果

表1 不同酸处理情况下酸奶培养的菌落数量

梯度	对照组	酸处理组 94min	182min
10^{-5}	384	146	98
10^{-6}	37	13	13
10^{-7}	7	1	0

表2 不同酸处理情况下酸奶中活菌计数和存活率

酸处理时间	活菌浓度/mL^{-1}	存活率/%
对照组	3.7×10^8	100
94min	1.46×10^8	39.46
182min	9.8×10^7	26.49

表2可见,与对照组相比,酸处理组的活菌数均显著降低。pH=4.5下酸处理94min时,乳酸菌存活率较酸处理下182min高。
1号菌:
肉眼:红色,菌落直径1~2mm,圆形,边缘似星状,周围有0.5~1mm的透明圈。

参考文献

图 5-7 开放性实验海报样例

感染与免疫模块还通过师生共建的方式建立模块思政案例库,已包含几十位与课程内容相关的科学家的故事,并在微信公众号推送。每节课都设计了思政的融入点。同时通过评价驱动学习和认知:学习档案管理系统(learning portfolio management system, LPMS)在每节课的课程习题中都加入思政的习题,期末考试也加入和思政有关的题目。

3. 模块的学习评价方案 模块通过形成性、过程性和终结性评价等多种评价方式促进和考核学生的学习(图5-8)。每个章节都有对应学习目标的自测题目,让学生了解自己学习的情况;每2~3周的案例思维导图的制作,帮助学生进行整合式的学习,也了解阶段学习的情况。

上述对感染与免疫模块的介绍,充分体现了该模块的整合设计理念和促进整合学习的教学与评价策略。值得一提的是,"感染与免疫"已于2023年被认定为第二批国家级一流本科课程(线上课程)。

(二)消化与营养模块

1. 模块的内涵 消化与营养涵盖从基础到临床等多学科的系统整合模块教学内容(图5-9),围绕消化道和消化腺两条主线组织安排教学内容。坚持在"医生岗位胜任力"视

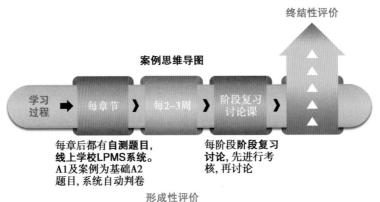

图 5-8 "感染与免疫"学习评价方案示意图

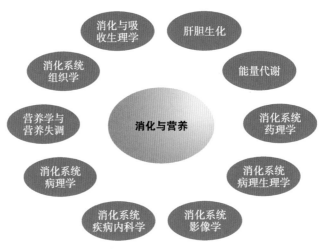

图 5-9 消化与营养模块内容架构图

域下设定消化与营养模块的课程目标和优化课程结构,以学习成果为导向,促进模块深度整合、改进学习评价方式。开课时间是第6学期,共66学时,其中理论课56学时,讨论课4学时,实习课3学时,实验课3学时。

2. **模块的教学目标与策略** 消化与营养模块结合医学生未来岗位角色定位、社会期许、现有的国家教育标准等,明确消化与营养模块能够促进学生获得哪些与从事医生职业紧密相关的"核心能力";围绕"核心能力",预期在本模块学习结束之后,学生能获得的学习成果;以学习成果为导向,撰写可被观察、可被评量的学习目标。涉及"中心问题"或"基础问题",以及基本概念,涵盖消化与营养模块中核心的知识、技能和能力范畴,形成"核心课程"单元,在模块教学中有序地穿插,要求所有学生都要重点学习,并通过案例讨论、小组学习等涵盖职业素养、沟通能力等隐性课程内容,注重多学科知识的交叉、渗透与融合,基于团队的学习(team-based learning, TBL)、翻转课堂、实习、实验课等教学手段,实现以学生为中心的教学方式。撰写课程思政目标,建立课程思政案例库,提升学生综合素养和人文修养,培养社会主义价值观。

3. **案例讨论** 模块在教学周的第12周安排临床病理整合学习的案例讨论课程。案例讨论课由病理学教研室和第一附属医院消化内科的老师共同主持,采用CBL和TBL教学法,利用智慧课堂信息化技术(雨课堂),在实现团队学习和师生、生生互动的同时,及时提供形成性评价。通过案例讨论让学生运用之前学习过的内科学、影像学和病理学知识来解决临床问题,培养临床思维和整合思维能力,以下重点展示消化系统案例整合学习讨论教学情况:

（1）教学目标

1）通过案例的临床病理资料解析,学生能够综合运用临床表现、实验室检查和影像学检查结果认识疾病,作出初步诊断并制定初步的诊疗计划。

2）辨认并描述案例所致器官病变的病理学特征,作出病理学诊断,认识疾病本质并解释本案例主要疾病的发生发展过程与转归。

（2）案例正文和讨论过程

案例讨论时间为90分钟,老师将案例分成五个部分分步发给学生,形成五轮讨论。

讨论流程如下:①老师适时发布案例内容与相关问题;②学生分组讨论,各组将讨论结果写在答题纸上,通过雨课堂投屏功能与全班同学分享;③老师随机挑选小组代表阐述小组讨论的结果;④其他同学通过发弹幕或举手发言的方式进行提问或补充;⑤教师视同学们发言讨论的情况进行提问、点评,并根据相应知识点设计课堂作业(选择题),穿插在案例讨论的过程中,学生可以独立或小组讨论后通过雨课堂作答,老师现场查阅作答情况并进行反馈。

案例第一部分

林某某,男,53岁,主诉"腹胀伴呕吐1个月余"。

现病史:病人于1个月前无明显诱因出现腹胀,偶有进食后呕吐,呕吐物为胃内容物,无咖啡样物或鲜血,自服奥美拉唑、多潘立酮等胃药后症状改善不明显,无腹痛,无发热畏寒,无反酸嗳气,来医院就诊。

门诊查肝功能:谷草转氨酶(AST)124.37U/L(正常值:男性0~40U/L),谷丙转氨酶(ALT)101.32U/L(正常值:0~40U/L),间接胆红素23.05μmol/L(正常值:0~12μmol/L),拟"肝功能异常查因"收入院。

起病以来,病人无呕血黑便,精神尚可,体力正常,食欲一般,睡眠稍差,大小便未见明显异常,近半年内体重减轻5kg。

既往史:病人身体一般,否认"高血压""糖尿病"等病史,否认肝炎等传染病史,否认药物、食物过敏史,否认手术史,否认外伤史,否认输血史,预防接种史不详。

个人史:无特殊(否认吸烟、饮酒)。

家族史:父亲有乙肝后肝硬化病史,并于去年因"肝癌"去世。

入院查体:T 36.3℃,P 88次/min,R 18次/min,BP 129/82mmHg,全身皮肤黏膜无黄染、出血点、蜘蛛痣及皮疹,双肺呼吸音清,未闻及干湿啰音,心律齐,心脏各瓣膜区未闻及杂音,腹平软,全腹部无压痛反跳痛,未触及明显包块,肝脾肋下未触及,肝肾区无叩痛,胆囊点无压痛,Murphy's征(-),移动性浊音(-),肠鸣音正常。

第一部分讨论:

问题1. 案例病人有哪些异常表现? 实验室检查异常结果的常见原因有哪些?

问题2. 需要做哪些辅助检查以进一步明确诊断?

案例第二部分

入院后的实验室检查:

血常规: 白细胞(WBC)7.35×10^9/L, 中性粒细胞百分比(NEU%)64.12%, 红细胞(RBC)4.73×10^{12}/L, 血红蛋白(Hb)152g/L, 血小板(PLT)136×10^9/L

乙肝两对半:

乙肝表面抗原 HBsAg(+)

乙肝表面抗体 HBsAb(-)

乙肝E抗原 HBeAg(-)

乙肝E抗体 HBeAb(+)

乙肝核心抗体 HBcAb(+)

甲肝、丙肝、丁肝、戊肝抗体及自身免疫性肝病抗体等均为阴性

肝功能: 谷丙转氨酶(ALT)100.33U/L, 谷草转氨酶(AST)120.57U/L, 谷氨酰转肽酶(GGT)225.56U/L, 碱性磷酸酶(ALP)170.37U/L, 总胆汁酸(TBA)53.8μmol/L, 白蛋白(ALB)37.19g/L, 球蛋白(GLB)36.8g/L, 总胆红素(TBil)28.01μmol/L, 直接胆红素(DBil)7.3μmol/L。

血脂4项(Chol, TG, HDL, LDL): 总胆固醇6.36mmol/L, 余无异常。

第二部分讨论:

问题3. 上述实验室检查结果提示什么意义?

案例第三部分

入院后的影像学检查:

腹部B超: 肝左叶等回声包块, 性质未明。胆囊息肉; 脾胰未见明显异常; 前列腺钙化灶; 双肾、双输尿管、膀胱未见明显异常。

第三部分讨论:

问题4. 需要做哪些辅助检查以进一步明确诊断?

案例第四部分

院后的实验室检查:

乙肝DNA: 6.45×10^{5}IU/mL ↑

甲胎蛋白: AFP>3 000.00ng/mL ↑

糖类抗原：CA 199 124.30U/mL ↑

影像学检查(全腹部CT平扫+增强)：

肝脏边缘略呈波浪状，肝实质粗糙，肝左叶呈稍低密度肿块，大小约86mm×73mm×62mm，密度稍欠均匀，注药后动脉期呈明显不均匀强化，内见多发增粗迂曲小血管影，门脉期及延迟期强化程度稍减退，门脉主干及左支分支内见多条片、团块状充盈缺损，未见明确强化。肝右叶三期扫描另见散在稍低密度结节(SE5，动脉期IM12、24)，边界欠清，肝右后叶上段平扫似另见一等/稍高密度结节(SE2，IM50)，大小约11mm×13mm。胆囊形态、大小未见明确异常，胆囊壁未见明显增厚，腔内未见异常密度影。胰腺形态大小、密度未见异常，胰周脂肪间隙清晰，胰管未见明显扩张。脾脏形态、大小、密度未见明确异常。双肾及双肾上腺形态、大小、密度未见明显异常，双侧肾盂、肾盏及输尿管未见明显扩张积水。

膀胱形态、大小未见明显异常，腔内未见明确异常密度影，膀胱壁未见明显增厚。前列腺未见明显增大，见少许斑点片状高密度影。双侧精囊腺形态、大小、密度未见明确异常。十二指肠降段内侧出现含气小囊袋影，余肠曲分布、形态及密度未见异常。腹膜后有多个小淋巴结。未见腹水征。

第四部分讨论：

问题5：上述影像学检查结果诊断是什么？

问题6：根据影像结果、临床病史和化验检查结果，明确进一步诊断还需要做什么检查？

案例第五部分

手术切除肝脏，肝脏病灶大体和镜下图片展示。

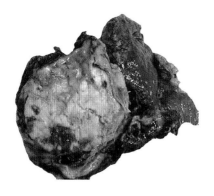

A. 大体

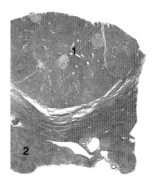

B. 镜下

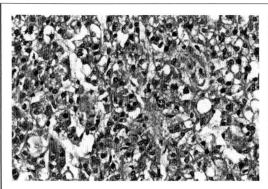
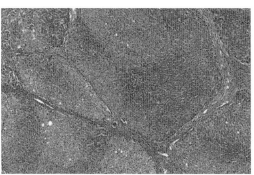

C. B图区域"1"镜下改变　　　　　　D. B图区域"2"镜下改变

第五部分讨论：

问题7：请描述肝脏的病理学改变并作出诊断。

问题8：根据该病人的肝脏病理所见，试分析病人肝癌发生的可能原因和经过。

问题9：综合考虑病人的临床表现、影像学、实验室和病理学检查结果，对病人所患疾病作出诊断。

4. 模块的学习评价方案　模块注重形成性评价和终结性评价相结合，课程成绩由期末闭卷考试、阶段性测试、课堂表现、作业完成情况等组成。该模块的最终成绩由三部分考核成绩组成，包括：①阶段性测试成绩（占总成绩20%）；②平时作业和课堂讨论等（占总成绩20%）；③期末考试（占总成绩60%），设置30%~50%以案例为基础的选择题和案例问答题。

以下为消化与营养模块以案例为基础的考题示例。

Ⅰ．A2 型选择题范例

一名67岁妇女在近4个月出现严重恶心、呕吐、早饱，体重减轻9kg。上消化道内镜显示整个胃黏膜皱襞大部分消失，有许多浅表溃疡。上消化道影像学检查显示整个胃萎缩变小。最可能的诊断是（　　　）。

　A.早期胃癌

　B.胃肠道间质瘤

　C.肉芽肿性炎症

　D.慢性萎缩性胃炎

　E.进展期胃癌

Ⅱ．论述题范例

病人，男，55岁，诉餐后即出现胃痛3周。行胃镜检查，胃窦部可见圆形缺损，边缘整齐，缺损周围黏膜皱襞呈放射状，底部有白色渗出物。缺损病灶局部取材，显微镜下可见中性粒细胞和纤维素渗出、坏死、肉芽组织和瘢痕组织。幽门螺杆菌实验室检查（＋）。

病人没有其他疾病史。（20分）

　　请结合案例分析回答：

　　（1）该病人最有可能的诊断是什么？请列出诊断依据。（6分）

　　（2）请列出该疾病可能出现哪些并发症？不同并发症有什么典型的临床表现？（8分）

　　（3）请给出相应的药物治疗方案。（6分）

第四节　新教学模式的发展历程

　　罗马并非一日建成。汕医的新课程体系也并非一蹴而就，而是历经20年的探索和改进逐步完善的。本节将20年的教改历程分成初始、优化与完善、发展提升三个阶段，突显每个阶段主要解决的问题和途径，将我们在教改过程中遇到的挑战和积累的经验与读者分享。

一、课程整合的初始阶段（2002—2005年）

　　2002年，汕医7年制临床医学专业获得教育部批准并招生，为培养"具备国际视野的卓越医学生"的教育目标奠定了重要基础。汕医人经过慎重思考，认准了只有推动教学改革，才能更好、更快地实现教育目标。在经历了一系列考察学习和头脑风暴后，终于"破冰启航"，开始了医学教育教学改革的探索实践之路。

　　改革的初始阶段主要解决了以下问题：在借鉴其他院校经验的基础上，如何构建器官系统整合的模块？如何由上而下推动变革？解决问题的主要途径是深入调研、高效执行、更新理念与严格把关。

（一）国内外借鉴学习

　　2002年1月，罗敏洁博士担任医学院顾问，在她的建议下，汕医组织了一个22人的考察团队前往香港中文大学医学院考察学习了一周。考察团详细听取了香港中文大学医学院院长、副院长、系主任和课程负责人对医学课程整合模式的详细介绍，并实地听课、与师生座谈和交流。考察团随后也考察了香港大学的PBL教学。

　　2002年3月，考察团先后到中国医科大学和四川大学华西临床医学院等参观考察。考察团带回了中国医科大学翻译的哈佛大学教育改革的全套资料，为汕医的教学改革提供了很好的参考与借鉴。在四川大学华西临床医学院，考察团不仅学习了华西临床教学的改革经验，还有幸邀请到具有丰富临床教学经验的外科学谢谋宏教授全职到汕医工作，参与临床技能中心建设与临床技能培养体系的建立。

　　2002年5月，在医学院领导和李嘉诚基金会的支持下，汕医开始紧锣密鼓地对新教学模式进行顶层设计。2002年8月，确定了借鉴香港中文大学的课程整合模式，实施"以系统整合为基础、以能力培养为主线、以提高学生综合素质为目标"的全方位的教学改革，简称新教学模式，同时积极探索开展PBL教学。新教学模式从2002级开始，在7年制、5年制临床医学专业所有学生中进行。

与此同时,汕医启动了临床技能中心的建设。8月底,国内首个功能齐全、设备先进(引入中国大陆第一台综合模拟人等)的临床技能中心建成,引领了国内模拟医学建设与发展的热潮。2002年9月,2000级临床医学专业"诊断学"课程,借鉴新教学模式的理念,在新落成的临床技能中心正式开课。至此,新教学模式提前覆盖到了2000级和2001级学生。

2002年5月,成立了汕医教学改革委员会,由李玉光院长担任教学改革委员会主任,常务副院长黄东阳和各个附属医院的院长担任副主任,教务处处长杨棉华担任办公室主任。同时成立了新教学模式专家指导委员会,由基础医学和临床医学领域的专家组成,由时任细胞生物学与遗传学教研室主任、享受国务院政府特殊津贴的黄天华教授担任组长。新教学模式改革相关事项均需要通过教学改革委员会讨论,报医学院院务会通过后执行。

(二)破冰启航

教学改革正式启动后,最重要的工作就是按照新的课程计划,做好模块建设,确定教学内容和教学大纲、选拔模块负责人和组建教学团队。

1. **整合课程模块建设** 虽然可以借鉴香港中文大学和哈佛大学的课程改革经验,但要进行符合中国国情和汕医校情的全方位课程改革,整合模块的建设基本上是从无到有,可以想象当时的困难与压力之大。针对培养目标与要求,首先由模块负责人组织模块内的基础与临床专业教师反复讨论,确定各模块教学的内容,再提交专家委员会讨论,最后汇总所有模块,由教务处组织专家委员会和模块负责人进行集体讨论,对所有模块的构成原则、目标与内容一一进行审定,避免知识点丢失或重复,同时确保整合课程的逻辑性、条理性和教学目标的实现。

模块教学团队的组建借鉴科学研究的PI制[1],由模块负责人挑选教学水平高、教学质量好的教师担任模块授课老师,这种机制打破了传统教学由教研室主任安排授课老师、主要考虑教师工作量平均分配为主的方式,可以保证教学效果,让有激情、有经验的教师更多地参与新教学模式。

2002年12月底,位于中国广东省东南部海域的南澳岛,迎来了一批特殊的客人。他们没有去享受"东方夏威夷"的碧海蓝天和白色沙滩,而是连续三天封闭在酒店里进行"头脑风暴"。这是汕医的专家委员、模块负责人和管理人员在进行最后一轮、也是最重要的模块内涵建设讨论会。彼时的南澳岛每天只有为数不多的几班渡船通行,与会人员得以抛开其他工作、心无旁骛地对每一个模块、每一个内容进行认真讨论,直至圆满完成各个模块所有细节的讨论。南澳会议对模块课程建设起到了决定性的作用。

在经过半年多的讨论之后,汕医新教学模式的所有整合模块的教学内容与衔接终于确定。2003年上半年,各模块开始撰写教学大纲、进行集体备课、讨论模块内部教学内容的衔接。

紧接着,教务处开始对2002级学生进行新教学模式改革的动员与讲解,使学生明白为

---

[1] 科研中的PI制是指以主要研究者(principal investigator,PI)为核心进行人力资源配置、以项目经费成本核算为核心进行财力资源配置及以实现科研资源共享为核心进行物力资源配置的一种科研管理机制。

什么要实施新教学模式，以及如何实施，学生应该如何应对等。2003 年 9 月起，2002 级学生正式进入第一轮整合模块教学，这是新模式培养的第一届学生，他们当时很不情愿地成为了改革的"小白鼠"。然而五年之后，在毕业生座谈会上，学生却感慨地说："我们是新教学模式的探索者，也是受益者。我们的临床技能比改革前的学生强多了，感谢学校为我们创造了这样好的机会"。学生的认可，使我们更加坚定了改革的信心。

2. 临床技能模块建设　强化临床能力培养是新教学模式的工作重点。率先建立的临床技能中心顺利地投入使用，打响了新教学模式改革的第一炮。同年，临床技能中心获得国家级"人才培养模式创新实验区"，临床基本技能获得国家级精品课程。

（三）勇于探索

2003—2005 年，是汕医完成新教学模式的顶层设计、正式实施模块教学并进行初步探索的阶段，我们一边丰富新教学模式顶层设计的内涵，一边逐步将以学生为中心、培养学生自主学习的理念从模块教学扩展到公共基础课程的教学改革，并开始构建全程能力培养体系。

1. 设计"四个坚持"，突出能力培养　2004 年，在进行模块教学、促进学生整合学习的同时，为了提升医学生的核心能力，汕医明确提出四个"坚持全程不断线"的能力培养：①坚持临床能力培养全程不断线，通过课程整合、临床基本技能、临床核心模块的床边教学，实现医学生早期接触临床、多接触临床和反复接触临床，全面提升临床基本技能与思维能力；②坚持英语能力培养不断线，为学生进行国际交流和终身学习奠下基石；③坚持医学职业素养培养全程不断线，培养医学生高尚的职业精神；④坚持科学素养培养，培养医学生的科学素养和创新精神。

四个坚持的确立，为汕医之后将近 20 年的能力培养明确了方向，并及时构建知识、能力与职业素养的评价体系，保障改革成效得到及时评价。

2. 加强教师培训，推进整合理念　自上而下的课程改革，在实施初期的难度非常大。首先要为教师解开"为什么要进行课程整合"的困惑，也要提供"如何进行课程整合"的实践方法。为解决上述问题，我们一方面加强教师教学培训，多次邀请医学教育专家进行医学教育专题讲座，转变师生的医学教育理念，统一改革思想。王德炳教授、文历阳教授和肖十力教授等专家曾多次莅汕参与健康与社会等模块的课程建设，并亲自参与授课。为了转变教学策略，汕医在 2004 年开始推行 PBL，邀请周明智教授、李孟智教授等多次莅汕指导 PBL 案例的撰写与修改，通过实施 PBL，培养师生的整合性思维。与此同时，教师通过"做中学"的方式，在教学实践中逐步转变教育教学理念、加深对整合课程内涵的理解。

与课程改革同步推进的是教学质量的严格把关，以及为保证教学质量所进行的教学培训。因为基础与临床的纵向整合，意味着临床老师也加入了基础教学阶段的教学工作，这对临床教师的教学能力提出了更高要求。2003 年，我们开始着手转变教师教育教学理念和临床教学能力的培训，规范教师的教学行为，保证临床教学的同质化。2004 年开始，每年开展附属医院和教学医院的教学查房竞赛，以赛促教、以赛促培，全面推进临床教师教学能力和教学理念的更新。2005 年，成立汕头大学医学院临床教学督导组，扎实地推动临床核心模块床边教学的实施,保证临床教学质量。

二、课程整合的优化与完善阶段（2006—2009 年）

本阶段时间跨度虽然短,却是课程整合改革的重要发展阶段。此阶段主要解决了如下问题:在课程整合改革基本"站稳脚跟"后,汕医怎样反思存在的问题、寻求改进并开始探索具有自身特色的改革之路?解决问题的主要途径是磨合调整、教学相长、国际化教育。

（一）整合模块的磨合调整

"摸着石头过河"的改革,需要不断地进行总结、反思和优化。2007 年,在完成新教学模式第一届学生(2002 级)的教学计划后,为了更客观地评价教育效果,在毕业考试的理论考试中,我们连续两年聘请国内某重点大学的专家命题,要求有 30% 的超纲题目,临床技能考核则采用 OSCE。对理论考试与 OSCE 的考核结果进行及时分析,并发放系统的问卷调查,广泛了解新模式的教学情况,根据考试与问卷调查结果,对部分模块内容进行调整。

改革之初,"疾病机制"和"药物治疗"属于同一个模块,但是经过几年的实践后,我们发现疾病机制和药物治疗并不能形成系统的授课内容,上课时间也不连贯,放在同一个模块比较牵强。所以,2008 年修订教学计划时,我们将药物治疗作为一个单独模块列入进度表,整合模块数从 11 个增加到了 12 个。血液、感染与免疫模块在第 4 学期开课,模块中涉及的血液病相关的基础知识比较多,学习难度较大,经过讨论,我们将血液内科的内容放回到临床核心课程内科学,在模块中新增传染病学的部分内容,并将模块更名为感染与免疫。传染病学临床教师与免疫学、微生物学、寄生虫学的老师一起设计 PBL 案例,参与教学,使模块中基础与临床的衔接更为紧密。

临床技能整合模块经过 5 年的实践,也进行了优化。首先,课程跨度 5 个学期的临床技能教学,由于跨度时间太长(5 年制第 2~6 学期、7 年制第 4~8 学期),学生到课程后期容易忘记前面学过的知识。其次,体格检查安排在第 2 学期进行学习,因为学生在第 2 学期才开始学习人体结构等模块,基础知识储备不足,效果不佳,经过广泛讨论,从 2007 年起,课程调整在第 3~6 学期开设,并将体格检查部分集中在第 3 学期,与人体结构、心血管与呼吸、消化与营养等模块教学紧密呼应,从而提高课程的学习效果。

（二）整合改革中的教学相长

"教师在促进整合学习中的角色是协助学生形成部分与部分之间的联系"[7],因此,模块内容的设计非常关键,整合到一个模块里的内容如果前后衔接连贯,学生就容易看到各部分内容之间的联系,有利于整合学习。上述对模块内容的调整都是出于这种考虑。但是,在此阶段对整合模块进行的整改尚处于"表浅"层面,主要是从教师的视角审视模块内容的系统性和整合程度,有时难免忽视了学生的感受。Bandaranayake[8]认为,整合学习强调的是学生将其所学到的不同部分以一种有意义(与以往学习相关)和相关(与未来应用相关)的方式联系起来的能力。故而,教师眼里的整合有时候并不等同于学生眼里的整合。因此,在课程整合过程中,教与学必须相辅相成、互相促进,教师视角下的整合课程才能成就学生在整合课程中的整合学习。

以感染与免疫模块为例,此阶段通过运用 PBL,教师开始探索模块内部学科的整合和学生对知识的建构。模块教学团队中的基础老师和临床教师一起探讨,明确了以案例为起点、以解决问题为线索、帮助学生学习和应用基础知识来解决临床问题、培养临床思维的教学路径。在 PBL 小组讨论中,老师把这样的学习思路清晰地传达给学生,并在 PBL 教学过程中不断改进带教技巧和反馈技巧,促进学生学习。另外,学生在 PBL 中的学习表现和对 PBL 教学的反馈,为修改 PBL 案例提供了良好依据,促进了基础学科和临床学科的进一步整合。

(三)国际化医学教育理念的建立

新教学模式经过第一轮的教学以后,问卷调查显示实施顺利,效果良好。2007 年,我们决定恢复全英教学,2008 年引入 USMLE,同时启动北美留学生招生,全球招聘优秀教师。

为了营造国际化的教学氛围和教学条件,建设国际化教学团队,汕医一方面通过全球招聘具有医学教育背景和临床能力的全英教师,吸引了一批教学经验丰富的外籍教师加入汕医教学大家庭。外籍教师不仅从整体上提升了全英教学水平,同时带来了先进的教育教学理念与方法,提升了教师的教改能力。另一方面,我们不断加强优秀青年教师培养,通过院内培训,出国进行教学交流与学习等方式,强化教师的现代教育理论基础、提升英语教学能力、运用先进的教育教学方法,推动教学改革。

2009 年 11 月,汕医成为国内第一所依据教育部和卫生部联合颁布的《本科医学教育标准——临床医学专业(试行)》(2008 年 9 月)接受临床医学专业认证的医科院校。认证专家组由国内外专家组成,包括 Michael John Field(组长)、程伯基(副组长)、Wei SHI、赵士斌、鲁映青、王宪、易露茜和杨立斌。专家组十分认同医学院的国际化教育举措,组长 Michael John Field 认为汕医的国际化教育走在了全国前列。

三、课程整合的发展提升阶段(2010—2020 年)

2009 年 11 月,在汕医临床医学专业认证报告中,专家针对教育计划提出了改进意见和建议,在此只列出与整合课程直接相关的部分:

A. 应该进一步加强基础医学和临床医学课程的整合——通过临床医生更多地参与早期课程的设计来提高。

B. 把终身学习技能和循证医学原则的应用安排在更早的课程,并与临床课程内容更密切地整合起来。

C. 所有学生都应该有在社区环境(包括临床和公共卫生环境)学习的经历。

D. 在专业学习的更早期向学生提供更多与病人接触的机会。

E. 规范 PBL 教学,体现经典 PBL 的内涵。

汕医以专业认证为契机,在认证后的十年间,依据中国医学教育标准,以认证专家的意见建议为指引,进一步深化教育教学改革,分别于 2012、2015、2017、2019 年提交了 4 次进展报告。专家组审读报告之后,一致认为汕医经认证后十年的建设和持续改进成效显著。

此阶段主要解决了如下问题：在课程整合改革取得一定成效后，如何深化改革成果、进一步促进整合学习？解决问题的主要途径是大力推动 PBL 教学改革、建立多元化整合学习评价体系。具体而言，汕医的课程整合改革进入了成熟期，在优化原有课程模块的同时，开始深入探索促进整合式学习的教学和评价策略：不仅将 PBL 作为一种教学模式进行推进，更重要的是将 PBL 作为一种促进学生整合学习的理念，通过培训将 PBL 理念与实践根植于教师和学生心里，从而促进学生的整合式学习。

（一）通过预见习，实现早期接触临床

2009 年，认证专家组提出"在专业学习的更早期向学生提供更多与病人接触的机会"的意见。汕医快速做出反应，制定了预见习教学大纲，自 2010 级开始，学生在大一暑假期间到附属医院进行为期两周的预见习。2013 年开始，将预见习纳入"医者之心（HEART）"模块，严格考核评价，确保早期接触临床的成效。学生完成预见习后，需提交"临床早期接触"社会实践总结报告，对自己在临床早期接触病人及其家属的经验进行反思与总结（学生报告与内容详见第六章第三节）。

（二）根植 PBL 理念，促进整合式学习

2009 年，汕医建立了国内首个高校教师成长中心，并由具有国际教师发展与培训理念和经验的专家担任首任教师成长中心主任，使汕医的教师培训更加系统、全面。其中，PBL 培训有力地推动了整合课程的深化改革，促进了对整合式学习能力的培养。

汕医从 2004 年起就开始推行和实施 PBL。但是，教师对全新的教育教学理念的理解和实践是一个循序渐进、不断积累沉淀的过程，一开始很难跟上改革的步伐，所以早期的 PBL 实施效果并不理想。

2009 年，在临床医学专业认证专家的建议下，汕医下决心优化 PBL 实践，多次派教师到台湾中国药科大学和中山医学大学、香港大学等地考察学习。2013 年，聘请具有亚太"PBL 之父"之称的关超然教授担任教育顾问，系统地指导 PBL。

PBL 小组老师的带教能力对 PBL 的有效实施至关重要。为此，汕医专门成立了 PBL 工作小组，出台了 PBL 小组老师认定制度，设计了被关超然教授称为"史上最严的 PBL 小组老师培训"课程。在进行 PBL 小组老师培训的同时，汕医还采用集中上课与实操相结合的方法对学生进行 PBL 培训，内容包括主动学习的理念和策略、PBL 理念与实践、文献检索方法等。

PBL 案例是 PBL 的基本要素，案例的质量直接决定了 PBL 的实施效果。为了提高 PBL 的案例质量，每年都进行 PBL 案例撰写培训。PBL 工作小组负责组织案例撰写、审核及评价。经过多年积累，2020 年，汕医 PBL 教学团队的老师撰写的《基于器官系统的 PBL 案例丛书》由北京大学医学出版社出版，同时入选国家出版基金项目[9]。

这些措施在汕医师生心里根植了 PBL 理念，推进了 PBL 的实施和内涵发展。作为重要的整合学习策略，PBL 使学生在解决问题的场景中进行学习，有利于他们对知识的提取和回想，并培养他们运用知识解决问题的能力；作为重要的整合教学方法，教师通过 PBL 教学，在基础教学中引入临床案例，促进了基础和临床的融合[10]。

（三）探索主动学习方法

培养学生具备自主学习、主动学习，乃至终身学习的能力，是实施新教学模式改革的初心。但是，只有在改革日趋成熟之后，对这些能力的培养才能水到渠成。初期的改革促使教师的教育教学理念产生转变，随着整合教学经验的积累和学生水平的提升，对新的教学方式的追求成为深化改革的强大推动力。在此阶段，教师有意识地设计教学活动内容，让学生真正成为学习的主体。

2015 年，汕医开始探索主动学习模式，全面推行 PBL。实验班的课程强调理论与实践充分结合，让学生早期接触临床学习，教学模式以 PBL 学习为主（覆盖 50% 以上的课程内容）。课堂授课的学时较传统课程减少到 30% 以下，学生们主要通过学习案例、自查资料、老师辅导、团队讨论等方式进行学习，并进入医院和社区进行实践。主动学习实验性探索和实践持续了三年，在此期间，汕医培养了大批具备 PBL 教学经验的教师，2018 年开始将主动学习的理念辐射到所有年级的学生，并推广到各个课程与模块的教学。应该说，主动学习理念的建立、探索与实践，是深化新教学模式改革的重要内涵。

（四）建立整合学习评价体系

在此阶段，各模块不仅调整了教学内容，更重要的是丰富了模块授课方式，同时建立起多样化的学习评价体系。"整合教学是通过多种方法在学生中促进整合学习的行为"[7]，因此，整合模块的授课方式和学习评价方式也日趋多样化。除了传统的理论授课和实验课，很多模块都采用 PBL、CBL 和 TBL 等方式激发学生探索问题、解决问题的精神，促进团队协作学习。在学生评价方面，则注重形成性评价。通过每周小测、阶段考试、课堂和课后反馈等方法评价学生的掌握情况，帮助学生查缺补漏；同时注重过程性评价，许多模块成绩都由期末闭卷考试、实验成绩、教师评议、出勤率、课堂表现、作业完成情况等组成。

四、整合课程的发展变化特点

本章在概述汕医整合课程的基本框架和内涵之后，详述了 20 年间课程整合改革的三个阶段，展示了我们在探索具有国际视野的本土化整合课程的过程中，如何从无到有、从模仿学习到发展创新。回顾这三个发展阶段，汕医的整合课程具有以下发展变化特点：

（一）整合模块不断完善

新模式减少了各模块教学内容的重复，增强了各模块之间的联系。当然，仔细研究各模块的教学大纲，可以发现仍有内容的重叠，如人体结构中的组织学总论和感染与免疫模块都涉及嗜酸性粒细胞、嗜碱性粒细胞、中性粒细胞、淋巴细胞、巨噬细胞等的形态结构与染色特点；又如，急救医学与疾病机制都涉及"休克"的主题。但如果重复的内容是精心设计、有意为之，是为了温故知新，帮助学生在新旧知识之间产生有意义的联系，则能促进整合学习。另外，螺旋式上升的内容设计，能有效促进学生的转化式学习[1]，比如在虚拟和真实的临床环境中对学生的临床技能和临床思维进行持续性的训练。所以，我们需要更认真细致地审读所有模块的具体教学内容，以避免不必要的重复，同时有意识地对相关模块的教学内容进行螺旋式上升的设计，避免低层次的重复。

另外一个转变是一些模块从跨越学期授课改为集中在一个学期授课，如感染与免疫、基础学习、消化与营养、机体平衡，这样的调整有利于教学内容的衔接。同时，多数模块的总学时数减少了，是出自"减少授课时间，增加学生自主学习时间"的考虑。整合学习会增加学生的学习负担，因为他们需要主动寻找知识之间的联系，而不是被动接受别人的整合学习结果[7]。减少学生负担的有效做法不是简单地削减学习内容，而是在有效调整教学内容的前提下，注重整合学习策略和学习能力的培养，同时给学生更多的自主学习时间，使得他们有时间、有机会选择适合自己的学习方式进行学习。"最终，最重要的不是课程是否进行了整合，而是是否培养了学习者可在未来实践中进行整合学习的能力"[7]。汕医已经意识到这样做的重要性和必要性，并有意识地加强这方面的培养，这将是后续整合模块教学改革的重点。

（二）整合课程"系统工程"持续建设

汕医的课程整合，一开始主要关注模块教学内容的调整，后来融进了教学方法和学习评价机制的改革，先后呈现了几条循序渐进、螺旋上升的主线：整合课程的优化、技能中心的建立、教学方法和评价方法的改革，而师资培训贯穿了整个改革历程。这体现了整合课程改革更为深刻的内涵：整合课程是一个"系统工程"，不是几门课程的排列，而是与此相关的所有条件的组合与重构。因而在进行课程整合的同时，也必须更新教育理念、重构知识体系、改变教学策略、调整评价方式。汕医 20 年的课程整合历程，体现了对整合理念逐步深入的理解和不断拓展的整合改革。

（三）基于胜任力的课程整合思路日益突显

汕医的新教学模式改革始于系统整合模块的建立。如果依据 Harden[11]在"整合阶梯"图中对各种程度的整合的定义，通过系统整合模块进行的课程整合，最多停留在"多学科"的梯级，即以人体系统为整合主题进行的多学科整合。但是，在多年的探索中，以胜任力为主线进行整合的思路越来越清晰。以胜任力为导向的医学教育通过对胜任力进行仔细筛选，打破医学内部和不同专业间的壁垒，从而实现整合[10]。这样的课程整合，使传统的生物医学课程转变为更符合现代医疗模式的生物 - 心理 - 社会课程[8]。我们期待能够进一步优化统筹教学资源，大面积推行这样的整合思路，把汕医的整合课程提升到更高的梯级——"跨学科"，甚至"学科融合"。

本章在介绍新教学模式的顶层设计理念之后，横向呈现汕医经过 20 年逐步完善的新教学模式的框架与内涵，再以纵向的脉络展示新教学模式的发展历程。这为读者解读了汕医在这场浩大的教育改革中"做了什么""怎么做""目前的成果是什么"，但尚有许多课程改革的细节未能在本章分享。下一章将重点介绍设计和组织整合课程的重要元素——能力培养，并通过四种能力（或素养）的全程培养，展现更多具有汕医特色的整合课程和更多促进整合学习的细节。

附录：汕头大学医学院课程整合改革20年发展历程

2002年2—8月 教育教学改革头脑风暴	2002年9月 新教学模式破冰启航	2003—2005年 新教学模式探索阶段	2006—2009年 新教学模式完善阶段	2010—2023年 新教学模式继往开来
1. 转变教学理念 （1）香港中文大学与内地兄弟院校考察学习 （2）认真讨论，汕医教育教学要不要改？如何改？ （3）统一思想，确定"以系统整合为基础"的全方位医学教育改革 2. 成立教学改革委员会、专家指导组 3. 加强改革顶层设计：全方位的改革——新教学模式"以系统整合为基础，能力培养为主线，提高学生综合素质为目标" 4. 确定面向2002级全体学生实施 5. 启动临床技能中心建设	1. 新教学模式、教学计划的审定 2. 模块的构建与模块教学团队的组建 3. 教学内容、教学大纲的建设阶段 4. 临床技能中心正式启动（2000级、2001级） 5. 临床医学专业诊断学课程，2002级开始临床技能模块在中心与临床进行） 6. 教育部吴启迪副部长参观临床技能中心 7. 李嘉诚先生参观学院临床技能中心——新给医学院题词"医德医术兼优，爱心奉献济世"，作为新教学模式人才培养的目标 8. 汕头大学新教学模式滚动进入"教育部新世纪改革工程（世行贷款项目）"	1. 2002级临床基本技能课程，各模块教学正式实施（2003） 2. 创建"四个坚持"，突出能力培养（2004） 3. 建设临床技能中心外科手术室（模拟手术室）（2004） 4. 临床教师教学能力培训（2003） 5. 建立OSCE和培训SP队伍（2004） 6. 教育部吴启迪副部长参观临床技能中心（2004） 7. 基础模块根据2002届学生考试总结与临床进行调整（2004—2005） 8. 启动英语教学改革，实施EIP（2004） 9. 加强临床教学督导，医学院成立临床教学督导组（2005） 10. 启动本科教学水平评估（2005） 11. 临床基本技能课程，精品课程，临床技能中心获得国家级人才创新实验区（2005） 12. 新教学模式获我国国家级教学成果奖二等奖	1. 新教学模式得到专家的高度认可，与汕头大学一起通过本科教学水平评估，获得优秀（2006） 2. 全英班恢复（2007） 3. 建立USMLE平台考题库（2008） 4. 2002、2003、2004级毕业OSCE（北京大学、山东大学、四川大学专家全程参与） 5. 国家医学考试中心连续三年派出专家观摩OSCE，得到高度认可（2006、2007、2008） 6. 新教学模式第一届学生毕业，组织毕业生调查，全面问卷调查进行调整（2007） 7. 临床技能中心获得国家级人才创新实验试验区（2007）、国家级实验教学示范中心（2009） 8. 林蕙青副部长岑临汕头大学出席"中西方联盟"会议 9. 国家执业医师实践技能考试基地（2008） 10. 中国医学教育标准颁布后，第一所临床医学专业认证的学校（2009年） 11. 认证后持续改进（制定整改方案） 12. CFD建立，加强对教师培训 13. "以系统为基础课程体系"获得国家级教学成果奖二等奖	1. 教师发展中心对教师培训，提升教育教学理念（斯坦福大学全国临床骨干教师培训2010—2013年） 2. 中港班建立（2011） 3. 教育部郝平副部长考察汕医教师CFD 4. 进入协和"七转八"培养（2011） 5. HEART建立（2013） 6. 全英班学生正式参加USMLE Step 1考试（2012） 7. 主动学习班设立（2013年） 8. 经典PBL的建立实施（2013） 9. 主动学习班建立（2015） 10. 汕医新教学中心（人体生命科学馆等）启用，全面改善教学条件（2015） 11. 启动毕业生能力评价的调查（2016—2017） 12. 国家级医学人文基地（2018） 13. 国家级教学成果奖：一等奖（2014）、二等奖（2018） 14. 罗湖班（全科创新）设立（2019） 15. 广东省教育教学成果奖一等奖（2022） 16. 顺利通过临床医学专业第二轮认证（2023） 17. 新增四门国家级一流本科课程（2023）

参 考 文 献

［1］ FRENK J, CHEN L, BHUTTA ZA, et al. Health professionals for a new century: transforming education to strengthen health systems in an interdependent world［J］. Lancet, 2010, 376(9756): 1923-1958.

［2］ TYLER RW. Principles of curriculum and instruction［M］. Chicago: University of Chicago Press, 1949.

［3］ Core Committee, Institute for International Medical Education. Global minimum essential requirements in medical education［J］. Medical Teacher, 2002, 24(2): 130-135.

［4］ SEHWARZ MR, WOJTCZAK A, STERN D. The outcomes of global minimum essential requirements (GMER)pilot implementation in China［J］. Medical Teacher, 2009, 29(7): 699-705.

［5］ 俞方. 美国医学课程改革研究［D］. 西安: 中国人民解放军第四军医大学, 2008.

［6］ TOSTESON C. New Pathways to Medical Education［M］. Cambridge: Harvard University Press, 1994.

［7］ DENT JA, HARDEN RM, HUNT D. Practical Guide for Medical Teachers［M］. 5th ed. Edinburgh: Elsevier Ltd, 2017.

［8］ BANDARANAYAKE RC. The integrated medical curriculum［M］. London: Radcliffe, 2011.

［9］ 边军辉. 基于器官系统的 PBL 案例丛书［M］. 北京: 北京大学医学出版社, 2020.

［10］ DENT JA, HARDEN RM, HUNT D. Practical Guide for Medical Teachers［M］. 5th ed. Edinburgh: Elsevier Ltd, 2017.

［11］ HARDEN RM. The integration ladder: a tool for curriculum planning and evaluation［J］. Medical Education, 2000, 34(7): 551-557.

第二篇 实践篇

第六章　构建贯穿全程的能力培养体系

　　能力培养是整合课程的关键词[1]，既是整合课程的核心培养目标，也是组织整合课程的重要元素。首先，我们需要帮助学生从整合课程获取可持续发展的新技能，以适应日益增强的全球化影响和教育升级转型带来的挑战。早在 20 世纪末，教育领域就提出了"21 世纪能力"的概念[2]，将 21 世纪的学生需要具备的能力分为学习能力、素养能力和生活能力三大范畴（图 6-1）。为培养未来医师，医学教育尤其强调对沟通能力、协作能力、领导力、职业素养、信息素养和批判性思维的培养。与此同时，这些素养、能力成为"一种能够承担联结、凝聚、统摄功能的载体，影响辐射至课堂设计、实施、评价的全过程，使课程与教学各要素围绕其运转"[1]。因此，能力培养成为设计和组织整合课程的重要元素。

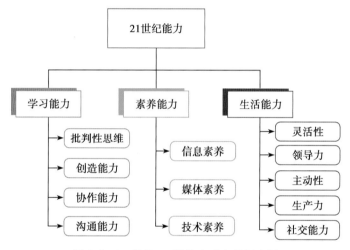

图 6-1　21 世纪 12 种能力或素养示意图

　　2004 年，汕医在以系统整合为基础构建新型课程体系之后，提出了通过四个"坚持全程不断线"的体系设计，实现以医生岗位胜任力为导向的能力培养，即坚持将临床能力、英语能力、医学职业素养和科学素养的培养贯穿人才培养全过程。在 20 年的课程改革过程中，随着整合课程的日益成熟和横纵向的深度整合发展，汕医不断拓展四个"坚持全程不断线"的理论与实践内涵，并以此为经纬，编织出一幅汕医整合课程网络图。

第一节　临床能力培养贯穿全程

　　高标准持续性的临床技能教学是培养合格的临床医生、提供优质医疗服务的核心[3]。因此，临床技能课程的设计和实施是医学课程的重中之重。汕医的临床技能课程从第 3 学期开始，其后贯穿了系统整合课程教学的全过程，实现临床技能课程的纵向整合。在横向维度,临床技能课程同步实现多维度临床能力培养目标及培养内容的整合。此外,汕医临床技能教学的有效开展,离不开高质量、快速发展的临床技能中心建设的有力支撑。本节简单介绍传统的临床技能课程设置与教学模式之后,从汕医临床技能课程建设模式与内涵、临床技能中心的建设和临床技能培养成效三大方面呈现汕医如何实现临床技能的全过程培养。

一、传统的临床技能课程设置与教学模式

一直以来,作为医学生临床能力重要组成部分之一的临床技能教学,缺乏系统的课程设计。除传统诊断学课程之外,其他临床技能教学往往分散进行,欠缺有效全面的教学手段及评价,且开始晚,与整合课程要求早期接触临床的目标不协调。

比如传统的诊断学,教学一般安排在第 6 学期进行,教学内容为问诊内容、体格检查及病历书写。教学形式及手段相对单一,除理论授课外,实践训练仅为学生互练体格检查、少量床旁见习(如体检、问诊及病历书写)的形式。教学集中在一个学期,以理论授课辅以少量见习,学生接触到的主要是书本知识,难以激发学习兴趣。床旁见习又由于时间有限及病种的不可预见性,难以保证教学效果。

此外,在医学学科课程体系下,其他临床技能教学往往于学生实习阶段分散在医院的不同科室进行,难以达到教学的同质化。这种教学模式意味着学生的技能学习往往要在真实病人身上进行,在当今医学教育所面临的挑战之下,学生实际上难以获得有效训练的机会,难以达成良好的学习效果。同时,由于缺乏系统的课程教学,学生的技能学习变得孤立零散,无法获得系统认知及提升。

二、汕医临床技能课程建设模式与内涵

(一)临床技能培养的横纵向整合模式

将临床技能教学基本贯穿五年本科学习阶段,层次清晰,逐步递进,并且与汕医系统整合模块学习对应,与相关基础及临床学科学习并行且相互融合。具体而言,在第 3~6 学期设置跨越 4 个学期的临床基本技能课程,在第 7、第 8 学期将临床技能学习融入临床见习,在第 9、第 10 学期则融入实习,实现纵向的整合学习。横向而言,临床技能课程一方面以医学生技能训练与能力培养为重点,同时在教学中持续融入职业素养训练,并逐步推进临床思维训练,从而实现知识、能力和职业态度目标维度的横向整合式学习。另一方面,课程全面整合各学科临床基本技能,教学内容涵盖病史采集、体格检查与病历书写、症状学、各学科临床基本操作、实验诊断技术及其临床意义等,从而实现内容维度的横向整合。

目前临床技能教学贯穿全程,可分为临床前期、临床期及实习期三个阶段。下文以课程的纵向整合为经,横向整合为纬,介绍汕医三个阶段的临床技能培养体系。

1. 临床前期的临床基本技能课程学习　临床前期的临床技能教学是持续两年的临床基本技能课程。开课时间是第 3~6 学期,持续 4 个学期。临床基本技能课程内容全面整合

内科、外科、妇产科、儿科、急救、护理等各学科基本技能,教学内容涵盖全身体格检查、系统病史采集与病历书写、常见症状临床特点及其病史采集、各学科临床基本操作、外科手术基本技能、心电图、实验诊断技术及其临床意义。在持续两年的课程学习过程中,学生逐步建立扎实的临床基本技能、初步的临床思维能力和良好的人文职业素养(图6-2)。学生在进行本课程学习时,与人体结构、基础学习、疾病机制、心血管与呼吸、消化与营养等整合性模块的课程学习相伴进行。

例如,在临床医学专业第3学期,课程在人体结构模块学习的基础之上,进行体格检查教学,同时融入人文职业素养培养;第4学期在心血管呼吸、消化与营养等模块并行学习的基础上,进行各系统常见症状及其问诊教学,逐步融入临床思维能力培养,深入培养沟通技能,并在前期学习的基础之上,进行问诊、体检及病历书写综合技能训练;在第5学期及第6学期,前半段主要进行临床各学科基本操作学习及训练,后半段则开始进行基于临床案例的讨论式教学及问诊、体检、临床操作整合的模拟训练,进一步提升学生的临床综合能力。

模块总学时数208学时,其中理论课64学时,PBL 9学时,实操训练111学时,临床见习25学时(表6-1)。临床见习分散在每个学期,占比达到12%,为学生提供了在临床场景中观摩和磨炼临床技能的机会。

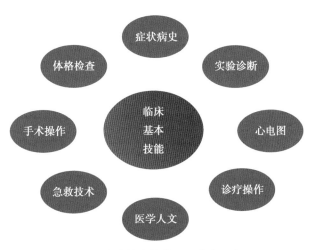

图6-2　临床基本技能课程内容示意图

表6-1　临床基本技能课程学时分布

	理论课	小组实操训练	PBL	见习
临床基本技能 I(第3学期)	19	23		9
临床基本技能 II(第4学期)	19	14	6	9
临床基本技能 III(第5学期)	26	33	3	3
临床基本技能 IV(第6学期)		40		4
总计(%)	64(31%)	110(53%)	9(4%)	25(12%)

2. 临床期的临床技能进阶式学习 学生从第7学期开始进入临床核心课程的床边教学。与此相应,临床技能教学从临床前期的临床基本技能课程学习进入临床实习前的技能学习过渡期。此阶段的教学使学生进一步熟悉和巩固临床基本技能,尤其在不同临床情境应用基本技能,同时进一步提升临床思维能力,促进综合临床能力的培养,以便适应后续临床实习。

3. 实习期的临床实境学习 学生在第9学期进入实习阶段,此阶段的临床技能学习帮助学生在临床实境下真正习得各项临床技能,具备基本临床实践能力。此外,学生也在各附属医院的临床技能中心,结合多种医学模拟教学形式,进行临床基本技能巩固练习,以此强化此阶段的临床技能学习。

(二)临床基本技能课程的内涵与特色

汕医临床基本技能课程在教学形式、教学方法、技能评价模式及运用现代医学教育技术等方面始终锐意创新,倾力打造"精雕细刻式汕医技能模式"的内涵。该模式具有小班授课、注重实操训练、线上线下"虚实结合"的技能自主学习、多元评价主体及形成性评价贯穿学习过程等特点。

1. 教学的内涵和特色

(1)小班理论教学:临床技能模块20年来一直坚持采用小班理论授课,每班30~40人。小班授课除传统理论授课外,也采用翻转课堂、混合式PBL等教学形式。小班授课形式使老师能近距离观察学生对理论知识的掌握情况,给了学生更多与老师进行交流的机会,同时进一步促进以学生为中心的主动及深度学习。

(2)注重实操训练:课程注重实践训练。每次小班理论授课后,均分小组进行实践训练。每组学生7~10人,均有一位带教指导老师、一位SP,以及一套或多套训练模型供学生练习使用。学生在训练过程中能得到老师的个体化反馈指导和同伴反馈,同时进行自我反思。小组实践训练面临的主要挑战之一是教学同质化问题,尤其是整合式教学,每个学期均会有不同的临床医生参与临床技能教学,为确保技能教学质量,此问题尤其需要加以重视。故此临床基本技能课程特别重视集体备课环节,教学团队定期进行集体备课,明确教学达成的目标、规范所有老师的基本技能。

课程的实践教学形式多样,除在临床技能中心的"模拟医院"进行沉浸式技能训练之外,学生每个学期都到附属医院见习,促使临床技能学习从虚拟仿真场景迁移到真实的医院工作场景。除课堂小组操作训练之外,课外基于案例的SP训练、计算机模拟和虚拟病例在线练习等,为学生提供了更多技能训练的机会。

(3)应用医学模拟及虚拟教学技术:课程持续应用医学模拟及虚拟教学技术。模拟具有暂停、重启和重放临床治疗的特点,为学生提供了在确保病人安全的环境中演练临床诊疗的机会[4]。同时,基于临床技能学习需要反复训练,以及从基本技能训练走向临床综合能力培养的要求,多年来我们先后建设了高质量的基于模拟教学的临床基本技能国家级精品课程[5]、基于虚拟病例的临床思维、临床技能一体化训练系统的国家虚拟仿真实验教学项目及国家级一流虚拟仿真实验教学课程等，使虚拟教学成为临床技能教学的主要优势。基于模拟教学的临床基本技能课程，遵循临床能力渐进式提升的特点，课程设计从单一技能模拟训练，逐步进入基于临床案例的情境式模拟教学。例如早期体格检查教学主要采取 SP 模拟训练的形式，SP 大多仅呈现正常体征，继而在症状学及问诊教学中全面引入基于临床案例的 SP 模拟问诊训练，之后在临床各科操作模拟训练时，往往以临床案例切入，学生可进行基于案例的 SP 问诊及体检、基于模型的操作训练等整合式模拟训练。

汕医临床基本技能课程教学之所以能够顺利实施，对 SP 进行招募与严格培训，并让其参与技能教学及评价功不可没。自 2003 年起，学院即开始将 SP 引入医学教育，之后一直致力推动 SP 在中国医学教育领域的应用，相关工作得到国家医学考试中心的高度认可。2015 年，国家医学考试中心开展分阶段临床水平测试实证研究，探讨是否将 SP 应用于临床水平测试，并在汕医举办首次研讨会。目前，SP 在临床技能课程中充分发挥扮演病人、教师及评价者的职责。

此外，自 2018 年以来，高质量的国家虚拟仿真实验教学项目及国家级一流虚拟仿真实验教学本科课程的建设，使临床基本技能课程教学迈向崭新的台阶。当前，医学教学领域缺乏有效的、可反复、移动式、电脑端沉浸式完成临床思维与临床技能一体化训练的系统。我们在国家虚拟仿真实验教学项目中采用虚拟现实、智能传感器、数据采集等技术，构建了基于临床实境，能满足教学需求的虚拟病例系统，能逼真模拟临床病例及其诊治过程，并与虚拟现实技术结合，构建出虚拟诊疗操作场景，使学员在高度沉浸的环境中完成基于病例及临床思维决策的一体化诊疗操作训练。学生可以在线对各类病例、操作项目进行反复的虚拟仿真训练。

（4）构建同伴互助式技能自主训练体系：在课堂技能学习之外，我们在课后构建了以学习任务驱动的同伴互助式技能自主训练体系，成为课堂技能学习的有效延伸及重要组成部分。Ker[3]认为，针对诸如心肺复苏等技术性技能，反复训练直至熟能生巧是非常必要的。而对于非技术性能力，沉浸式的教学与训练则更为有效，他建议首先设立场景、定位角色和明确目标，然后沉浸于相关场景和角色中进行训练，最后在同伴或老师提供反馈后继续训练。汕医临床技能的课堂分组实践训练及课后同伴互助式技能自主训练恰恰体现了这样的训练理念及方式。

自 2016 年以来，除上述的课堂小组实践训练外，课程逐步建立以学习任务驱动的同伴互助技能自主训练体系[6]。课程鼓励并实现同伴互助互评式自主预约训练，中心加大开放力度，延长课后开放时间，拓展自主训练项目，鼓励学生在课后积极参与线下自主实操训练。引导学生在课后通过查缺补漏，明确自己没有熟练掌握、急需加强训练的临床技能项目，然后通过网络预约，在课余时间到技能中心自主训练室进行实操训练。学生以小组为单位（3~4 人一组）进行网络预约，通过审核后即可获得所需的器械及训练室进行自主训练。小组内的学生可以根据在线操作细则和简要评分表给正在操作的组员进行评价，并进行讨论和反馈。学生可以在线针对具体的操作项目提出疑问，也可以向老师当面请教。老师可以在网上答疑或是在授课期间当面答疑。目前,该体系已成为技能课堂教学的有效延伸及重要组成部分。

(5)构建实境式技能学习体系:临床技能课程还通过服务性学习构建实境式技能学习体系。中心依托学生社团"临床技能协会",集聚大批学生,带上各类仿真模型,走进社区,以办讲座、作演示、手把手教等形式,在面向大众的服务中优化所学技能,并提升了运用临床技能为社区服务的意识。

(6)注重职业素养培养:人文关爱等职业素养教育成为临床技能课程教学的重要组成部分,并贯穿始终。临床基本技能课程是学生临床技能学习的开端及基石,而且基于本课程重实践训练的特点,我们对职业素养教育并非停留于纸面,而是外显于一次次的实践训练、讨论及临床见习等环节。如前所述,课程的体格检查教学、症状学与问诊教学,以及课程所采用的混合式 PBL 教学,均采用 SP 教学形式。随着教学逐步开展,SP 认为学生在尊重病人、注意保护病人隐私、关爱病人等方面不断提升,这显示出本课程人文职业素养培养方面的成效。

2. **评价和考核的内涵与特色**　医学院教育阶段应鼓励学生们致力于进行自我完善[7],学生需要更多地通过他人的指导和反馈来发现自己的知识体系和实践技能方面的不足。因此,临床基本技能课程目前广泛应用多种形成性评价模式,以评促学,在实操课堂上,要求每间训练诊室的老师必须当堂观察每位学生的操作,并当堂提供有效反馈。同时,课堂每位同学操作练习时,教师也会让观摩的同学给予反馈。来自教师及同学的反馈促进了学生对自身技能的反思与提高。在课后同伴互助训练中,学生相互观察并即刻做出口头反馈,同时结合教师编写的互助训练"电子互评表",给同伴提出实时网络评价。这样做,一方面有助于学生进行正确互评,另一方面教师也可从互评表数据获得学生课后训练表现情况,进一步凝练技能,在教学上有针对性地进行反馈[8,9]。此外,建立基于教学目标的网络自测系统,每个教学目标均设置相应的自测习题,供学生及教师持续检测教学效果。虚拟病例训练系统也能在线向学生提供详尽的操作反馈数据,从而实现沉浸式主动学习。

临床基本技能课程考核分为理论考核及每个学期的操作考试,操作考试主要采取临床技能多站考核 TOSCE(teaching OSCE)的形式进行,能全面了解各学期学生的技能操作掌握情况,结合理论考试,有效综合评价学生技能学习的效果。

三、临床技能中心的建设

(一)建设背景和内涵

在新教学模式改革的背景下,为配合医学院全方位教学改革,2002 年 7 月,汕医建立了设备先进的临床技能中心。初期面积约 2 000 平方米,设有多功能培训室、标准化诊断室、模拟重症监护室、模拟手术室、模拟产房和虚拟腹腔镜训练室等系列临床技能培训室。在硬件设备方面,引进了全国第一个全自动多功能综合模拟人、虚拟腹腔镜等一大批基于仿真技术、虚拟现实技术及计算机技术的教学模型,并在国内较早开始招募并培训 SP 用于教学实践。基于中心完善的教学环境及设施,同年即开始依托临床技能中心开展整合的临床基本技能课程教学。中心自建成并投入使用以来,获得国内医学教育界的广泛关注与高度肯定,2007 年,中心获评"国家级人才培养模式创新实验区",2009 年,进一步获评"国家级实验教学示范中心"。

2016 年 6 月,汕头大学医学院新教学大楼建成并投入使用,临床技能中心进一步加大软硬件设施建设,并更名为"模拟医学中心"。中心位于新教学中心九楼、十楼,拥有更为宽阔的教学空间,面积达 4 000 平方米,更加贴近小型医院的模拟环境,使学生及受训者在沉浸度更高的环境中进行技能训练。中心在原有硬件建设的基础之上,引进亚洲第一台瑞典进口的"虚拟杂交手术台"、全自动生理驱动型综合模拟人、高端模拟产妇、"克洛伊"手术模拟人等一大批高端医学模型与设备,进一步拓展临床技能培训领域。目前,中心已成为一所教学型虚拟仿真医院,各科室设置齐全,包含门诊、药房、急诊、各科住院病房、重症监护室、虚拟杂交手术室、标准手术室、腔镜及显微手术室等;急诊及病房内均有各类高端综合模拟人作为模拟病人。2018 年,中心被认定为广东省虚拟仿真实验教学中心。(图 6-3)

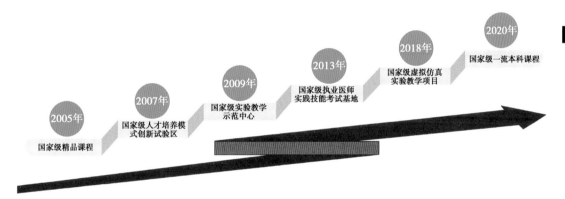

图 6-3 临床技能中心与技能模块建设发展主要历程

(二)建设历程

中心自建立以来,始终秉承注重内涵建设的理念,依托中心场所及软硬件设施发展,不断开拓创新,走出一条持续发展之路。总结中心 20 年来的发展历程,每一次中心建设内涵的拓展,均伴随着课程建设质量的提升,二者紧密关联、互为依存。中心发展可大致分为基础发展、提速发展和高阶发展三个阶段。

1. **基础发展阶段(2002—2011 年)** 在此发展阶段,中心在"国家级人才培养模式创新实验区"和"国家级实验教学示范中心"建设完善同时,持续以临床技能课程建设夯实人才培养基石。临床基本技能整合性课程于 2005 年获得国家唯一以此名字命名的国家级精品课程。课程在临床技能教学理念创新、教学内容、教学形式及方法、多元化评价与考核、师资队伍培养等方面做出卓有成效的工作,并以扎实的课程建设为中心发展内涵奠定了坚实的基础。在此阶段,基于医学模拟教学技术的临床技能课程教学获得国家级教学成果奖二等奖、广东省教育教学成果奖一等奖及二等奖各一项。

2. 提速发展阶段（2011—2015 年） 在此发展阶段，中心借助多个"质量工程"和"创新强校"建设项目提速求质、全面发展。2013 年，中心成为国家执业医师实践技能考试基地和考官培训基地。2015 年获得广东省优秀教学团队。

除承担医学本科生及留学生的早期临床基本技能教学之外，中心也逐步开展针对研究生、住院医生、专科医生、临床教师等不同层次的临床技能培训。2011 年，中心与美国心脏协会签署合作协议，成为美国心脏协会心血管急救培训中心之一，利用中心的高端综合模拟人等设施，开展课程培训。自成立以来，培训住院医生及专科医生达 1 000 余名，影响力辐射至深圳、云南等地区。

此外，2012 年，中心联合两家校外三甲医院成功申报广东省大学生实践教育基地，实现从基础到临床，从模拟教学到回归现实的有机融合，也成功实现了医学生自主技能学习模式的一次重要飞跃，使以社会需求为导向、基于学生主动运用技能的"服务性临床技能学习"成为临床技能教学体系的重要外延。2011 年及 2013 年获得广东省大学生课外学术科技作品竞赛二等奖及三等奖各一项，2016 年获得汕头大学医学院教学成果特等奖。

3. 高阶发展阶段（2015 年至今） 在此发展阶段，中心锐意开拓、再攀高峰。在获得广东省虚拟仿真实验教学示范中心的认定之后，进一步全面推进虚拟现实、各类模拟医学教学技术在临床技能教学及综合临床能力培养中的应用。"基于虚拟病例的临床思维与技能一体化训练系统"于 2018 年获得国家虚拟仿真实验教学项目。

迄今为止，共有近 20 000 人次在该系统上进行在线虚拟及模拟训练，尤其在 2020 年新冠病毒大流行期间学生更是受益匪浅。该课程于 2020 年由教育部认定为首批国家级一流本科课程。借助虚拟现实技术，学生于电脑、手机等移动终端即可方便快捷地完成沉浸式技能学习体验与测试，进一步建立起虚实结合的技能主动学习模式。

走过 20 年的发展之路，技能中心已成为面向医学生、护理专业学生、临床教师、住院医师、专科医师等，进行临床技能教学、临床思维能力、医学人文精神及职业素养等综合临床能力培养的重要基地。

四、临床技能培养成效

自建立临床技能中心、创建临床基本技能课程以来，汕医的临床技能培养成效显著。在早期持续两年的整合性临床基本技能课程学习中，依据形式多样的形成性评价数据，可以发现学生逐步建立起积极的临床技能学习心理，学习信心逐步增强，并在学习过程中逐步改进技能学习的不足、改善学习表现，因而在各学期针对不同技能的 TOSCE 中，能取得不错的成绩。同时，课程的渐进式、整合式学习模式，也使学生的临床技能、临床思维能力及人文职业素养得到综合提升。此外，经过各有侧重而又相互衔接的不同阶段的临床技能教学，学生的综合临床能力也得到持续提高。临床技能教学得到学生的高度认可，被评为最满意、最有收获的课程模块。此外，学生参加全国性医学生各类医学技术及临床思维竞赛屡创佳绩；大学生参与临床技能相关"创新项目"及"挑战杯"比赛，均获不少奖项，同样证明了临床技能教育的优良教学效果。毕业生连续十四年参加国家医师资格实践技能考试，通过率均超过 96%。毕业生扎实的临床技能、良好的临床能力，一直得到用人单位的好评。

第二节　英语能力培养贯穿全程

英语课程是本科教育阶段医学生接触最早、课时占比最高的公共基础课程，又因为语言学科与文化、思维的密切联系，英语课程成为学校扩展学生的国际视野、培养沟通技能、获取信息、批判性思维和科学素养的重要载体。围绕着汕头大学国际化的办学目标，英语课程改革始终紧跟医学课程改革的步伐，为培养具备国际视野的卓越医生服务。提升英语能力是医学生参与国际交流的前提，是培养学生终身学习的基石，在新教学模式改革之初，汕医就提出英语教学全程不断线的思路。20 年来，以英语能力为线索培养学生的理念不断得到强化，促进了英语课程与专业课程的融合。

为强化学生的专业英语基础、实施全英教学，汕医先后进行了"浸入式英语教学""大学英语 - 医学英语整合"和"向学术英语转型"三轮英语课程改革。可以说，汕医对学生英语能力的全程培养是由专业课程全英教学和英语课程两条线索交织而成的。下文先分别介绍全英教学和三阶段的英语课程改革，然后总结医学与英语等公共基础课程的整合思维。

一、全英教学推进汕医教育国际化

汕医首届全英班设立于 1999 年，历经三届，后因 2002 年新教学模式开始实施，为了有足够精力去实施新教学模式，决定暂停全英班的教学。2007 年改革稳定后，恢复全英班。创办至今，全英教学已经成为汕医教育教学改革的又一张名片。

（一）全英教学促进教学考的全方位改革

2008 年，汕医制定了严格的全英班选拔和淘汰制度。学生在完成第 1 学期的英语课程和医学科学推理课程之后，参加英语笔试和面试，主要考核英语语言能力和批判性思维能力。成绩前 30~35 名的学生入选全英班。全英班由资深外教和具备全英授课资格的中国教师担任主讲教师，全程用英语授课和考试。李嘉诚基金会提供全额奖学金（含学费、全英教材费、住宿费和出国学习交流等费用）。全英班实施末位淘汰的滚动式管理，形成公平竞争的氛围。2011 年开始，汕医每年选拔全英班前 10 名学生，在第二学年赴香港中文大学学习一年，两校学分与成绩互认，在让学生感受国际化教育氛围的同时，也亲历香港中文大学的课程整合教学。

与国内许多全英教学项目不同，汕医的全英班不只是简单使用英语授课，而是以全英授课为契机，全面履行国际化教育理念，由教学语言的变革带来教学方法、学习方法和考核方法的全方位改革[10]。

首先，全力建设好符合全英教学要求的教师队伍。汕医除了在全球招聘优秀教师加盟全英教学外,还大力培养本土教师,将教师送到境内外进行语言能力、教学理念和教学技能的培训。比如,2009—2011年,汕医与广东外语外贸大学国际学院合作,按照强化出国人员培训的要求,为汕医教师量身定制英语提升计划。汕医先后选送三批具有国际教育理念的高水平教师到广州参加为期三个月的封闭式英语能力强化培训。此外,汕医还选送教师赴加拿大或美国的知名高校参加教育教学理念培训,共有17位骨干教师、课程负责人和教学管理人员参加并完成为期两年的美国国际医学教育研究和促进基金会(FAIMER)教育研修项目。汕医对全英授课教师实行“准入制”,对全英教师进行严格评审,只有获得全英教师资格的老师才能讲授全英课程,并得到3倍工作量认可。其次,汕医聘请国际高水平的临床教师参与全英班的教学,与本院教师共同完成教学任务,不仅提升全英班的教学质量,同时也培养教师团队的国际化教育理念。

与全英教学同步开展的是PBL教学。PBL约占全英班29%的授课时间,与同期在东南亚其他国家的医科院校开展的PBL教学相比,占比很高[10]。PBL教学使以学生为中心的教学理念真正落实到课堂。在PBL学习中,学生以小组为单位,通过学习案例明确学习目标和内容,然后根据学习目标进行自主学习,最后分享各自的学习成果,将相关知识运用到案例中。PBL被率先运用到全英教学,随后辐射到普通班的中文课程,在促进医学生临床知识的构建、临床思维的培养,尤其是自主学习技能的培养方面起了重要的作用(详见第十章第一节)。PBL在汕医全英教学“扎根”和“发芽成长”,使全英教学具备了更强的“生命力”,帮助师生应对了全英教学带来的很多挑战。研究发现,PBL增加了师生互动与生生互动,弥补了全英面授课堂因语言限制所产生的课堂互动不足;PBL对医学人文主题的探讨促进了医学人文素养的培养;而PBL培养的小组合作精神促进了同伴学习与互助,帮助学生克服了全英学习的巨大困难[11]。

在全英教学中,与教学理念一脉相承的学习考核方式也产生改变,从知识记忆为主转变为知识、能力、态度并重;从课程终结性评价为主转变为全程评价,特别注重形成性评价(PBL讨论之后的即时反馈、同伴互评等)。这些考核方式的改革同样辐射到普通班的中文课程,成为汕医学业考核体系的一部分(详见第七章)。尤其值得关注的是,汕医是国内首家引入USMLE评价全英教学效果的院校。汕医采用USMLE对全英教学的效果进行客观、权威的验证,大力促进全英教学:首先,在教学大纲中融入USMLE大纲所要求的内容,完善了教学大纲;其次,推动原版英文教材的使用,使全英授课内容更与时俱进、更注重理论知识与临床实践的整合[11];最后,USMLE的试题非常灵活、考点很细,试题类型的转变带来了学生思维方式的改变,促进了临床应用能力的培养[12]。

(二)全英教学的成效

汕医的全英教学不仅扩展了学生的国际视野,提升了国际竞争意识,还培养了学生的专业英语能力和国际学术交流能力。至今共有300多名学生赴剑桥大学、牛津大学、斯坦福大学、多伦多大学、曼尼托巴大学、香港中文大学、爱媛大学等大学参加为期三个月的临床实习,占学生总数的15%～20%,其中奔赴牛津大学进行临床实习的优秀学子多达 50 人。

尤其重要的是,汕医通过实施全英教学推动课程整合改革,成功与国际先进教学理念和教学方法接轨。与此同时,全英教学的推进与英语课程改革相辅相成,强化了英语能力的全程培养。

二、英语课程改革促使医学与公共基础课程融合

汕医的英语课程改革起步于新教学模式对学生英语语言能力的高要求,因为高水平的英语语言能力是培养学生的国际视野和国际学术交流能力的重要前提。在强化英语教学的过程中,我们找到医学专业课程与英语课程整合的契合点,逐步实现英语与医学专业课程的整合,成为培养学生英语能力、信息素养与批判思维的重要途径。英语课程改革因此成为新教学模式改革的重要组成部分。

(一)浸入式英语教学

大学英语是专业英语的基础。汕医在本科学习早期强化大学英语教学,目的在于提高学生的医学专业英语水平,保证英语能力全程培养的强基础和高起点。自2004年开始,汕医在新生入学第1学期实施浸入式(English immersion program, EIP)教学,即设置密集型课程(每周总时长20学时),采用面授课、基于网络的自主学习和课外活动三位一体的方式,营造浓郁的英语学习环境,使学生的英语能力在短期内得到快速提高,为专业课程的全英或双语教学打下坚实基础。

继第1学期的浸入式英语学习之后,汕医在第2学期开设医学英语课程,由具备全英教学资格的医学专业教师讲授,通过案例式、学生角色扮演等教学方式,帮助学生从公共英语向专业英语过渡。第3~10学期的专业课采用全英或双语教学:在全英班实施全英教育;在普通班采用"双语教学",即英文板书,中文讲授。实习阶段通过英语教学查房、英语病历书写训练等方式,确保医学生英语学习的持续性。这是整合课程改革之初汕医英语能力全程培养的基本思路。

浸入式英语教学在短期内迅速提高了学生的英语水平。自实施浸入式英语教学计划以来,学生的全国大学英语四级考试一次性通过率一直保持在90%~100%的高水平,远高于全国重点大学的平均通过率。此外,汕医还鼓励学生参加托福、雅思两种国际公认的英语水平考试,并对成绩优秀的学生进行奖励。20多年来,许多汕医本科生凭着优秀的托福或雅思成绩成功参加国际学生交流项目。

(二)大学英语 - 医学英语课程整合

为强化专业英语学习,汕医在2008年开始开设医学英语课程。医学英语课程由英语基础较好的基础与临床教师授课,从课程设计到实施与大学英语没有必然联系。为促进两门课程之间的整合,汕医在2012年启动"大学英语 - 医学英语整合课程"项目,参照《全球医学教育最低基本要求》[13],提出以培养学生的沟通技能、信息管理能力和批判性思维能力等胜任力作为大学英语与医学英语的教学目标,以核心模块为组织形式进行整合。

如图 6-4 所示，大学英语和医学英语两门课程仍然保持相对的独立性，但是核心模块兼具了语言学习和专业学习的特点，其核心目标、教材、教学和评估与两门课程的其他教学目标、教材、教学和评估互相兼容，形成有机的整体。两个学科的教师分别在教学中融入该模块的内容，因此，在实施核心模块的过程中，原有的大学英语课程增加了"情景化""专业化"的听说读写训练，而医学英语课程注重培养运用英语学习医科知识的方法（如医学词汇构词法、医学文献阅读策略等），具备了语言教学意识。

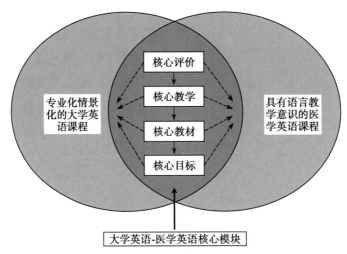

图 6-4　以核心模块为组织形式的大学英语 - 医学英语课程整合

整合之后，大学英语课程以医学人文内容为依托，引入了相关的教学活动，与医学英语教学团队开展跨界合作（表 6-2）。大学英语课程突破学科框架的束缚，将英语语言知识和技能置于真实的医学情境之中使用，引导学生认识到英语学习与专业学习的密切联系，激发学生学习英语的兴趣，能动地建构英语学习的经验和意义，最终达到帮助学生提高英语综合应用能力和专业学习能力的目的。

表 6-2　以医学人文内容为依托的大学英语课程

课程整合要素	具体整合设计
课程目标	A. 培养医学生的沟通技能：学生能够流利得体地运用英语进行一般场合的社交活动和医学场景的交流活动，如问诊、案例讨论等；能够准确得体地运用英语做与专业有关的口头报告 B. 培养医学生的信息管理能力：学生能广泛阅读各类与专业相关的英语资料，提取有用信息进行分析和总结，并运用于口头或书面表达 C. 培养医学生的批判性思维能力：培养学生透过英语语言的表达层面深入思考，对不同信息源的信息进行批判性评价和分析的能力，并能将所得结果用于解决与语言和专业相关的问题
医学人文主题	A. 医学科普知识 B. 卫生保健系统的组织和管理 C. 医学职业价值和态度

课程整合要素	具体整合设计
教学活动	A. 泛听和精听训练：课内外安排大量的听力练习，培养学生通过听力资料了解医学发展动态、学习医学基础知识、练习术语发音的习惯 B. 泛读和精读训练：指导学生通过网络、报刊等渠道大量阅读医学相关题材，增加医学常用词汇量，同时培养快速阅读的能力和搜索、分析资料的能力；根据医学英语教学的进程介绍相应的医学综述性文献，培养学生做笔记、掌握中心、分析和评估论据等批判性专业阅读能力 C. 角色扮演和口头报告：引入医学英语课程中介绍的简单病例，让学生扮演不同角色，进行医患对话或医生之间的病例讨论；以简单的医学知识为基础，进行个人或小组的口头报告，如医疗保健制度的介绍、急救知识的推广、食物健康和运动科学等医学科普知识的普及等 D. 小组讨论或辩论：借助医疗剧集和社会新闻，以医疗过程常见的问题为话题，如医患关系、药物回扣、病人隐私等，引入对医学职业的基本道德规范、伦理原则和法律责任的探讨，以及对责任感、同情心、诚实、正直和严谨的科学态度等的关注
与医学英语教师的合作模式	A. 共同备课/独立上课模式：两个学科的教师课前共同备课，协调上课内容和活动形式，各自独立上课，课后交流上课效果 B. 共同备课/合作上课模式：两个学科的教师共同备课，合作上课，在课堂上分工合作，发挥各自专长 C. 主题工作坊模式：邀请另一学科的教师主持主题工作坊活动，或两个学科的教师共同主持工作坊

（三）大学英语向学术英语转型

2012 年的"大学英语 - 医学英语整合课程"改革实现了大学英语与专业英语在课程目标、教学内容和师资力量等方面的整合，进一步强化了汕医学生的英语基础。与此同时，在医学教育日趋国际化的时代背景下，汕医学生参加国际交流、出国学习等的机会不断增加，对学生的学术英语要求越来越高。2015 年，汕医提出由大学英语向学术英语渐变转型的教改方案，制定了贯穿三年的英语课程能力目标培养体系（表6-3）。

医学院第一学年的专业课程以解剖、医学物理等入门课程为主，专业学习负担最轻，这一阶段的大学英语以密集型的通用英语课程为主。第二学年学生开始学习医学基础课程，英语课程过渡到辅助式的通用学术英语，侧重不同学科的学术英语的共性要求，即培养学生在专业学习中所需的学术英语口语和书面交流能力，例如用英语听讲座、记笔记、查找文献、撰写实验报告、做口头汇报等。第三学年，随着医学专业模块教学的增加，学生开始参与专业研究，英语课程过渡到医学专门学术英语，侧重医学学科的语篇体裁和学术场所需要的英语交流能力，如撰写文献综述、研究计划书、研究论文、研究壁报等。

学术英语课程引入医学人文的研究主题，设计基于项目和研究问题的学术任务，并高度模拟学术研究和交流场景，达到"语言技能 + 思维能力 + 学术素养"一体化培养的课程目标。比如，学术壁报汇报模拟国际学术会议的壁报流程，包括 5 分钟汇报和 3 分钟提问，由授课老师和医学专业教师担任评委。报告全程用英语进行，学生正装出席。

表 6-3　由大学英语向学术英语转型的课程能力目标培养体系

英语课型	通用英语	通用学术英语	医学用途学术英语
学习时间	第一学年	第二学年	第三学年
课程目标　语言能力	A. 培养跨文化交际能力 B. 提高运用听说读写进行交流的能力	A. 培养运用英语进行专业学习的能力，如听讲座、做笔记、查找文献 B. 提高运用英语进行一般学术场景的交流能力，如口头报告、实验报告、学习报告等	A. 培养国际学术交流能力，如学术报告和壁报等 B. 提高用英语从事专业工作的能力，如阅读英语文献、撰写英语论文等
信息管理能力	A. 能根据需要合理运用搜索引擎检索信息 B. 能分析和综合使用信息来完成既定学习任务	A. 能使用可靠和权威的信息来源 B. 能就通用话题检索和分析信息 C. 能采用恰当形式保存和呈现信息	A. 能运用专业数据库检索和选用专业文献 B. 能综合分析文献形成对专业研究主题的看法和结论 C. 能采用符合专业要求的体裁发表对研究课题的见解
思维能力	A. 提高思辨能力 B. 提高英语自主学习能力 C. 通过语言文化学习提高人文素质和综合素质	A. 提高学术思维能力 B. 提高专业自主学习能力 C. 通过学习医学教育制度、卫生保健体系和医学伦理，提高医学人文素养	A. 提高学术思维能力 B. 提高专业自主学习能力 C. 通过实证研究提高科学素养

2018 年，学术英语成为省级在线开放课程。2019 年，在完成慕课课程建设之后，学术英语开始借助 SPOC（小规模限制性在线课程）进行线上线下混合教学。2023 年，学术英语被认定为第二批国家级一流本科课程（线上线下混合课程）。

三、医学课程与公共基础课程的整合思路

汕医的英语课程改革是课程整合改革的重要组成部分，充分体现了公共基础课程如何在课程目标、课程内容设置和教学等方面更好地实现与医学学科的整合。

（一）突破学科边界的课程目标整合

突破传统语言课程对语言学习目标的限制，以全球医学教育的基本要求为依据，以学生的岗位胜任力为导向，设置语言能力、批判性思维、专业信息素养、学术素养和职业素养的多元能力培养目标（图 6-5）。

（二）依托专业信息的课程内容整合

根据医学课程的进度，在英语课程的不同阶段分别引入不同层次的医学相关内容，实现了横纵向的课程内容整合。在通用英语学习阶段（第一学年），选定医学科普、卫生保健、职业道德与素养三大范畴的学习内容。在学术英语阶段（第二、三学年），学习内容集中于六大医学人文研究主题（卫生保健、医学伦理、医学教育、死亡教育、健康教育和生命教育）。

（三）项目式探究式的整合学习方式

课程整合是"社会、经验、知识"三位一体的整合，因此课程的整合设计要求学习模式向

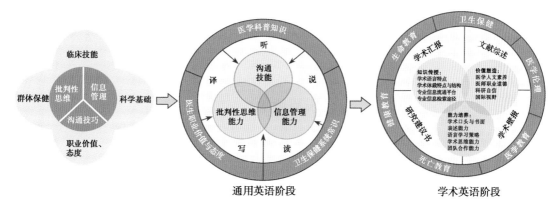

图 6-5　参考国际医学教育标准与医学课程整合的英语课程框架

项目式、探究式、研究式和问题导向转化[1]。与汕医模块课程的学习模式一致的是,英语课程的许多学习任务也是项目式和探究式的。例如,第三学年的学术壁报项目要求学生根据第一、二学年对医学人文主题的了解,完成相关主题的文献阅读,然后撰写文献综述与研究计划书并进行研究,最后以学术壁报的形式进行汇报。在此项目中,学生需整合语言技能和对医学人文研究的理解,发现问题,并通过研究寻找解决问题的途径。

(四)跨界合作的教师队伍整合发展

汕医的英语教师自通用英语阶段就与医学教学团队开展合作,了解专业课程内容和专业学习能力需求,参与医学英语课程的设计和全英教学法的讨论。至学术英语阶段,跨界合作趋于成熟,英语教师更深入地了解学生的专业研究和专业体裁要求,逐渐具备基本的学科背景知识开展教学。这种跨界合作的模式一方面帮助英语教师应对英语课程改革所带来的挑战,另一方面协同专业教师开展教育研究,能弥补专业教师在教育研究方面的短板,达到共同进步、整合发展的效果。

第三节　医学职业素养培养贯穿全程

医学职业素养是医学教育的重要组成部分[14]。21 世纪迅速增加的医学知识和技能、日新月异的信息技术革命、对公平的医患关系的要求,以及多学科团队合作等情况,对医学从业人员提出更大的挑战,对医师的职业素养培养也提出更高的要求。欧洲和北美发达国家早在世纪之交就对职业素养的内涵进行明确的界定[15],并指出必须将职业素养的培养与评价融入医学课程[14]。

与国外相比,我国在医学职业素养的培养理念和方法上还存在比较大的差距。国内开设的医学人文课程多集中在医学心理学、医学伦理学、卫生法学等通识科目上,且以必修课为授课形式的课程设置仍占据主导地位,考核模式注重知识记忆。因此我国的医学人文课程绝大多数仅停留在理论层面,学生缺少实践应用与深层次内化过程。另外,该类课程建立在被动、机械性补缺拾遗的基础上,既缺少与其他课程的横向整合以丰富内容,又缺乏纵向联系以建立贯穿全程的系统化课程体系。

汕医经过 20 多年的探索，创建了"医者之心（HEART）"培养模式，实现了医学职业素养贯穿培养全过程。本节在简介汕医医学职业素养培养的发展阶段后，重点阐述"HEART"模式的构建思路、实施、评价和培养成效。

一、汕医医学职业素养培养的发展阶段

汕医医学职业素养培养经历了以下几个主要阶段：

职业素养培养探索阶段：1998—2001 年，职业素养教育依托汕医特色项目——医疗扶贫等社会实践活动起步，学生自愿参加，但仍缺乏系统的培养体系与评价体系。

"HEART"模式萌芽阶段：2002—2012 年，围绕全球医学教育标准，设计了新教学模式，将职业素养培养贯穿人才培养全过程。开设健康与社会、沟通技能、医学美学、纾缓医学等课程，将医学人文纳入必修课程；2004 年开始在 OSCE 中设计"人文关爱与沟通技能"考站，引入医学职业素养评价。

"HEART"模式发展阶段：2012 年 7 月，汕医在新教学模式实践 10 年取得显著成效的基础上，建立了"HEART"培养模式。课程以 10 余个国家级和省级立项项目为依托，建立贯穿医学生临床前教育阶段与临床阶段的人文精神培养方式、节点、内容、考核和评价体系，并与北京大学、北京协和医学院、复旦大学和香港中文大学等多所高校、多领域专家进行全方位合作，从理论到实践，以资源整合、优势互补和协同创新的方式，创立适合国情的中国医学生职业素质培养的新机制。

二、"HEART"模式的构建

（一）"HEART"模式的培养目标及教育思路

医学职业素养教育的核心是培养"高尚医德、精湛医术和为病人提供艺术服务"的医学人才。汕医在医学教育上回归人文，传承创新，构建多学科、多视野、多角度的医科教育与人文教育融合的培养模式——"医者之心"（HEART）。通过显性课程与隐性课程、理论教学与服务学习的紧密整合，将传统文化与现代文明进行有机结合，构建立体化的中国医学人文精神和职业素养培养模式。

（二）"HEART"模式的构建思路

1. HEART 的内涵开发　根据 OBE 理念，汕医把医学职业素养培养目标的内涵与外延定义为 HEART，包括人文关爱（humanity）、同理心（empathy）、医学艺术和艺术的服务（art of medicine）、尊重他人或责任感（respect/responsibility）、团队合作精神（teamwork）。这五个要素包含了医学职业素养的核心内容（图 6-6）。

2. HEART 的培养路径　针对不同的学习层次、

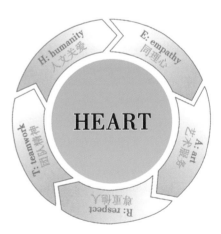

图 6-6　HEART 内涵

不同的学习目标,汕医将 HEART 体系分为显性课程、隐性课程和服务性学习三种形式,三者相互结合,从理论到实践,螺旋上升(图 6-7),辅以不同的、相匹配的评价模式,形成职业素养完整的培养体系。

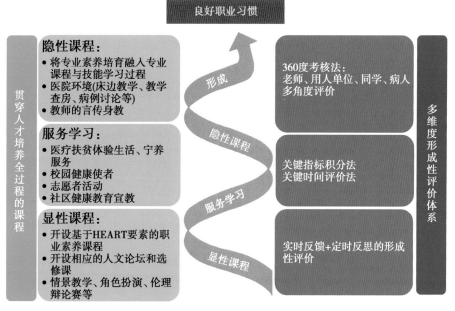

图 6-7　HEART 体系一览图

三、"HEART"模式的实践

此处通过显性课程、隐性课程和服务性学习三种形式介绍汕医如何实践"HEART"模式。

(一)显性课程

职业素养的培养是医学教育的重要命题,但我国的职业素养培养存在以下问题:一是科学教育与人文教育分割;二是注重追求专业的提升而忽视职业素养的培养。因而医学生从医职业价值偏低,职业素养意识比较淡薄。汕医按胜任力的要求,将职业素养的培养目标和内容分解、落实到各门课程,由相关学科专业教师授课,实现知识、技能、态度同步习得,使得"职业素养"这个抽象的概念具体化,变得可意会、可言传、可操作、可观察、可评价。

显性课程包括相关理论课程和整合了职业素养培养目标的公共基础课程、社会科学课程和专业课程。相关理论课程以"HEART 导论"课程为核心,通过情境教学、角色扮演、主题讲座等一系列的教学形式,传授职业素养的理论基础,在学生脑海里植入职业素养的概念。值得一提的是,"HEART 导论"专门设置"医学家专访"环节,邀请老一辈德高望重的医学专家来到医学生中间,和医学生进行面对面的沟通交流,让老专家以切身的行医经历指导医学生从"好学生"成长为"好医生"。

大学英语课程是一门整合了职业素养培养目标的重要公共基础课程,在通用英语和学术英语阶段都以医学人文主题为依托，将英语语言知识和技能置于真实的医学情境脉络之中使用，帮助学生在提高英语语言能力的同时，加深对医学人文主题的理解。体育艺术课程则致力于将体育与形体、美学、艺术等内容有机结合，如健美操、艺术体操、瑜伽、武术、合唱、舞蹈、古典音乐欣赏等，不仅增强学生体质、培养团队精神和顽强的意志，而且帮助学生认识美、懂得美、感受美和创造美，建立正确健康的审美观及审美情趣。课程不仅有利于塑造良好人格、提高艺术素养，还有利于身心健康，培养学生控制情绪的能力。正如 O'Sullivan[14] 指出，培养学生控制情绪的能力，是职业素养培养的主要内容之一。

社会科学课程主要包括健康与社会、沟通技能、纾缓医学和医学美学等课程，均整合了职业素养培养目标。健康与社会课程涵盖了医学哲学、社会学、伦理学、心理学、法学、公共卫生学多学科的内容；沟通技能课程是医学与行为学、语言学、心理学的整合课程，主要训练学生准确表达见解、与病人沟通、处理医患关系等；医学美学课程从人体美、环境美、服务美和审美修养等多个角度引导学生将医学和美学结合，营造优美和谐的就医氛围和环境，实现关爱病人和艺术服务的理念。

与此同时，汕医将人文精神培养目标融入专业课程中，在肿瘤学、生殖-性-发育生长、疾病机制等模块加入医学伦理讨论，在临床技能、内、外、妇、儿等临床课程的理论教学和临床见习的所有教学环节中都体现了人文精神和职业素养的内容。这样的整合，不是简单地为医学专业课程增加一层"文化外衣"，而是使学生在学习专业知识的同时，加深对生命、死亡、生存意义的理解。目前学院已有100多名教师取得教师发展中心"小组带教老师"资格，能够胜任综合了专业和人文知识的案例讨论，并为学生提供即时反馈。

（二）隐性课程

很多医学教育者都提到榜样和隐性课程在职业素养培养过程中的重要作用[14,15]。HEART 隐性课程，指的是在教学过程中让医学生观察甚至体验到 HEART 课程的核心内涵——"人文情怀、同理心、艺术的服务、尊重与责任、团队精神"，在潜移默化的过程中熏陶学生的心灵。这些隐性课程产生于带教教师或任课教师的言行举止，贯穿于整个大学生涯的所有环节，涉及教师、管理者、医院医务人员等与医学生有接触、可能产生影响的人和环境。因此，汕医着力于塑造富有医学人文精神氛围的校园人文环境和临床环境。

1. 营造浓郁的校园人文环境 汕头大学医学院新教学中心从建筑设计、建筑功能到内涵建设始终贯穿医学人文精神的内涵，浓郁的人文氛围让学生在不知不觉中接受尊重生命、医学艺术等熏陶，感受以人为本、以学生为中心的理念。新教学中心十楼的模拟医学中心，安装了专门的盲语门牌、ICU 病床天花板上的油画、ICU 病人家属休息室、儿童病房走廊的儿童乐园、残疾人专用厕所、SP 的更衣间和休息室等，无处不传递着浓浓的人文关爱。而由人体器官组织标本、生物标本等组成的人体生命科学馆内营造了和谐的医学人文环境，将人文与科学、传统与现代有机结合起来。

"授白大衣与医学生从医宣誓仪式"和"大体老师（尸体）"的致谢礼，培养学生尊重他人、学会感恩；校园健康使者计划、HEART 志愿者、校园文化艺术节和英语科技节等校园文化建设，提升校园人文教育的氛围，实现"知、情、意、行"的结合。

2. 打造富含人文氛围的临床环境 针对职业素养培养，医学教育专家[14]指出：教育者不仅要关注学习者的态度和行为，而且要将职业价值观融入临床实践中。依据米勒的学习金字塔理论[16]，只有到达处于金字塔顶端的"实践"层面，才能真正培养和评价学生的职业素养。学校从第 1 学期开始就安排学生接触临床，通过构建全程临床能力培养体系，为学生提供感悟、体验和学习医学人文精神的临床环境。

第 1 学期：医学基础导读课程安排学生到临床见习、体验问病史的过程，使学生对医院环境及病人有直观感受。

第 2～4 学期：HEART 社会实践课程安排预见习环节和社区医疗公益实践教学环节。大一暑假期间，学生在医学院直属附属医院进行为期两周的预见习，在高年资、教学经验丰富的临床医师带领下参与交班、查房、门诊等流程，在真实的临床环境中感悟和体会 HEART 的内涵；在社区医疗公益实践教学中，学生观察带教医生如何与社区年老病人沟通、如何耐心讲解治疗方法和药物使用、如何示范康复动作，体会医者仁心；学生同时从中体会长期经受病痛困扰的病人的求医需求和病人对汕医及其附属医院的专业性的认可，增强职业认同感。

第 3～7 学期：在横贯 4 个学期的临床基本技能课程中，每个学期都根据学生的学习进度安排临床见习（约占 12% 的课程学时）。这种纵向的学习能帮助学生积累初步的临床见习经验，深入了解临床工作，既能在临床场景中磨炼临床技能，又能体验职业素养在临床的具体表现。

第 8～10 学期：在内、外、妇、儿等临床核心模块的学习与临床见（实）习的过程中都安排床边教学环节，带教导师通过教学查房、病例讨论、手术操作等对职业素养进行言传身教。学生通过接触临床操作、实践知识技能，深入体会临床专业，真正践行医学人文精神。

（三）服务性学习

社会实践等服务性学习给学生提供了践行理论的机会。他们在实践过程中通过亲身服务和观察，将医患之间的交流和行为表现与 HEART 的五大概念进行对应和比较，从而加深对职业素养理论的理解。汕医通过有计划地服务学习活动流程（准备、行动、反思和评估），既提高学生的基本技能，又培养无私奉献和团队合作的精神，加深对生命的关爱，提高医学道德修养。

汕医职业素养服务性学习主要包括以下三大类：

宁养义工服务：1998 年，李嘉诚基金会在汕头大学医学院第一附属医院设立了"宁养院"，是国内首家为贫困晚期癌症病人提供免费临终关怀的机构，包括镇痛治疗、护理指导和心理辅导等全人服务。2001 年在国内扩展到 20 家宁养院，至今曾在 40 多家综合或肿瘤医院设办宁养院，现有 32 家在运行。2002 年，汕医的医学生成立了国内首支"宁养义工队"，为临终的癌症病人和家人提供免费的服务。宁养义工服务在汕医分为必修课和选修课，宁养项目介绍是大一"HEART"必修课的部分内容，选修课"姑息医学"自 2008 年开始安排在大三进行。在学生有一定专业基础后，由老生和老师带领上门为病人提供服务，每位学生必须参与一次或服务一位病人。完成课程之后，近 30% 的学生会自愿选择加入宁养义工协会。2014 年，汕头宁养院成为汕医学生的"医德实践教育基地"。

全国医疗扶贫项目：1998 年启动，每年暑假组织全国 15 所高校的学生，选择一个医学院校为据点，开展为期 5 天的医疗扶贫体验活动。在短期培训后，不同医学院校的学生组成小组，分别参与健康体检和送医送药、入户访谈等活动，同时感受经济落后地区群众的健康状况和医疗现状。每天晚上带教老师带领学生进行反思和反馈，使学生在实践和团队活动中感悟人文精神。

广东省医学生公益种子培育计划：2013 年启动，旨在推动医学生运用专业特长服务有需要的群体。公益种子在培育中运用专业特长服务于有需要的群体，同时增强自身的社会责任感与医德教育，推进"医疗扶贫与医德教育"相结合的模式，壮大医疗公益队伍。医疗团队为村民提供义诊服务、送医送药、家庭访问医疗并赠送物资一批，同时进行健康教育宣传服务。

四、"HEART"多维度评价体系

因为职业素养具有动态发展的特点和环境特异性，我们需要在具体场景中根据学生的表现来评价他们的职业素养[14]，即进行基于工作场所的评价[17]。与此同时，评价可以自评与他评相结合（不同评价主体），可以定量与定性相结合（不同性质的评价数据）。在职业素养评价中，及时反馈和自我反思尤为关键[15]，因而，以促进学习为目的的形成性评价是职业素养最重要的评价方法。遵循这些原则和要点，"HEART"模式构建了贯穿全程、多维度的医学职业素养评价体系。

（一）不同阶段的反思报告

在临床早期接触实践（预见习）部分，学生须提交《临床早期接触社会实践报告》，并与下一级学生进行分享。该报告内容包括：①对病人（或病人亲属）的一次访谈记录和访谈感想；②对预见习的感想。课程对报告的书写内容给予具体指引，以便帮助学生有效总结和反思自己的体会（表 6-4）。教师开发结构化的评价量表，对学生的报告进行评分，评定阶段成绩。同时，带教教师也会给予临床早期接触的社会实践过程评定分数。

在其他内容实践（社区医学服务学习社会实践）中，带教教师对学生完成社会实践后所提交的学习成果报告给予评价。

以下摘录自学生报告的一些片段，可以反映出学生对临床早期接触实践的深刻反思，以及对医学职业素养的深入认识。该学生是一名临床医学定向培养专项的学生，她在了解了病人的求医心理之后，对自己未来能否在工作岗位（基层社区医院）满足病人的需求产生了疑问；随着访谈的深入，她意识到普通群众缺乏家庭保健意识，领悟到自己可以在增强群众的自我保健和预防慢性病意识等方面发挥自己的专长。这位学生还不断将课程知识与预见习现场的所见所闻关联起来，加深对医患沟通的理解，重构对医患沟通技巧的认识。

表 6-4　"临床早期接触"社会实践总结报告写作指引

访谈感想写作建议	
1. 描述（reporting）	简要描述访谈对象及其经历
2. 反应（responding）	描述自己在访谈时的情绪反应、想法、产生的疑问
3. 关联（relating）	把自己过去的经验、专业知识、技巧与理解作联结
4. 理解（reasoning）	找出访谈对象经历的重点，解释其重要性，寻找可以支持想法的理论／证据，从不同角度找寻替代想法／观点／方法
5. 重构（reconstructing）	修正访谈前原有的想法／观点／方法。如将来遇到类似的病人，类似的问题时该如何处理？哪些方法可能有效？哪些证据可以支持？

预见习感想写作建议	
1. 对医者之心五要素[人文关爱（H），同理心（E），治疗技艺（A），尊重他人（R），团队合作（T）]中的一个或多个要素的体会	
2. 对医生施医行为、医患沟通、就医环境、流程、病人求医行为的观察和反思	
3. 预见习结束后得到的新体验，或产生的新认知	

学生的访谈感想片段（鱼尾弧内为笔者梳理点评内容）：

【描述：病人的求医心理】吕先生（一位来自广东省某乡镇的 74 岁男病人的儿子）认为原来乡镇医院的医生所开药物效力不好，不符合他的预期，于是他带着父亲到市级医院接受新的治疗，希望父亲的病情能有所改观。

【反应：内心产生疑问】我的脑海里萌生出的一系列问题：吕先生对地方医院的看法是怎么样的？如果以后的地方医院有了新的血脉（也就是我们这样的定向生）加入后，他会不会对地方医院有新的看法？他对我们日后的工作有没有更多的期待和希望？我毕业后会定向到基层社区医院工作，因此很想得到这些问题的答案。

【关联：联系课堂传授的沟通技巧知识】在采访吕先生的过程中，我想到"Principles and Practices in Medicine"课程中深刻剖析医患沟通的思维方法，比如，我们可以根据采访对象的"病人多样性"来赢得他们的理解和共情。像吕先生这个年龄段的人，会比较在乎自己的后代发展。吕先生看到我不正确的握笔姿势后，露出了很慈祥的表情，说他孩子的握笔姿势也不正确，于是我们一下子变得亲近起来。吕先生有着中年人明显的心理特征，那就是关心自己的孩子，也可能会把这种关心延伸到其他同龄的孩子身上。这样的开头，使我们这次采访进行得很顺利。

【理解：解释增强自我保健、预防慢性病意识的重要性，从已学的课程内容寻找解决方法】在谈及吕先生父亲的生活习惯是否健康时，我们关注到吕先生即使是在医院也会带着茶具泡茶，于是我们借此引出他对父亲饮食习惯的了解，如"每日饮水量""血压监测"和"膳食规划意识"等。由于吕先生与父亲并不是时时刻刻在一起，也几乎没有参与对父亲饮食的规划，以上三点他都无法详细介绍。而这在很大程度上导致他没有及时了解父亲的病情变化，等逐渐严重起来才加以重视。我意识到病人和病人家庭其实对于自身的饮食和家庭保健意识都比较薄弱。作为未来基层卫生院的全科医生，我需要帮助他们在"家庭膳食规划"和"血糖血压家庭监测"等方面提高意识，这就是课程内容"Behavior Change：Why & How to Do It"所告诉我们的，我们要让病人知道为什么要那么做，以及如何做。

【重构：对医患沟通技巧的认识】我们一开始觉得很难确定自己的采访对象，但如果能抓住任何一个合适的交流机会与病患沟通，学会与病人共情，病人和病人家属就会很愿意回答你的问题。"开放式问题"往往会能引导病人或者病人家属提供更多信息和细节，比如我们由吕先生的饮茶习惯聊到他父亲的饮食习惯，再到老人家的个性，后面相关的病情发展和求医过程就自然而然地被讲述出来。我们从病人家属那里获取的信息，能帮助我们了解病人，进而有益于整个医疗方案的执行，也能引导病人家属更好地采取干预措施来使病人尽早康复，我觉得这是我们这些医学生能够做到的。

学生的预见习感想片段：

【人文关爱】我们在查房时看到 7 号病床的病人病情最为严重，由于其患有"极高危的高血压和脑梗死"，无法移动四肢，唯独能够动的就是眼睛，进食用胃管，排尿用导尿管，大便则完全依赖护工。每一次被痰液堵塞呼吸时，病人的面庞都被憋成红色，体内发出歇斯底里的声音，那种痛苦是很沉重的。倘若我日后也变成这个样子，也许很难撑下去。而正是因为这样，我们才要平等尊重地为病人提供更舒适的医疗服务，无论病人病情的轻重缓急，最基本的尊重不可以马虎轻视。这正是唐人孙思邈的"若有疾厄来求救者，不得问其贵贱贫富，长幼妍媸，怨亲善友，华夷愚智，普同一等，皆如至亲之想，亦不得瞻前顾后，自虑吉凶，护惜身命。"

【同理心】病房里一位卧床的奶奶一直用潮汕方言说话，但是我完全听不懂，但是我知道她是在同我讲话，于是我就依照老师说的那样将身子往前靠，努力倾听。这时旁边的护工用普通话告诉我，这位奶奶在诉说自己全身都痛。护工告诉我她其实明天就要出院了，但是依然在说自己全身很痛。我回想起自己的奶奶有时也会跟我抱怨她全身都不舒服，但是我无能为力，只能让奶奶好好休息。我现在能做的也只是让护工告诉奶奶好好按照医生的嘱咐，按时服药，调养身子。我离开病房时不由得想，未来的我能不能够让即将出院的每一个病人都能提高他们的生活质量呢？我期待若干年后的自己能够学有所得，然后学以致用，尽可能多地给自己的病人提供医疗服务！

【治疗技艺】在预见习中，令我印象深刻的是一位护士前辈，她在进行娴熟的护理操作时，会尽可能地向我们解释操作的内容和对应的知识。接连几天，我从她那里接触到许多许多概念："会阴抹洗""血糖仪""导尿管""雾化吸入""中频治疗仪"等，以及其基于医嘱进行的灵活操作。这位护士前辈也建议我们在日后要多多温习课本、多操作练习，因为很多东西仅仅停留在"听"上还不够，还需要彻底内化为自己所用。

【职业责任】我在观摩一位中医前辈为一位罹患多种病症的老年女性进行针灸时，听一旁的护工说到这位女性曾经接受过 300 元一天的中医推拿理疗，但是没有明显作用。中医前辈借此告诉我：如果不能够从根本上消除客观上的结构损伤，比如一条神经已然被骨头压迫，那就必须手术处理。中医的推拿针灸只能起到缓解疼痛的作用，不能根治疾病。那个收取病人 300 元一天的中医并不是真正希望自己的病人康复，而是为了从中牟利，应称其为"商者"，而非"医者"。医生的职责在于"济世救人"，如果把"赚取金钱"放在"济世救人"之前，就违背了"医者"的责任，不是一名合格的医生。

【团队合作】日常病房里面的团队合作从早晨的医生查房开始，医生们会共同向病人询问近况，然后给予必要的生活建议和教育。从早晨的交接班、住院病人的接纳、陪护不方便的病人前往检查、医生的医患沟通、每日对病人的诊疗计划、对危重症病人的及时医疗干预，这些过程都需要医生与护士密切协作，即使是像我们这样的普通预见习学生，也能够在合理的范围内尽一己之力，帮忙传递一些医疗器具，或者陪同不方便的病人到指定的检验科室做一些检查，整个科室一直在忙碌地运转。

以上只是我们摘录的部分学生对预见习的体会，但是管中窥豹，可见一斑。我们可以看到：通过预见习，学生用心去领悟和体会职业素养的丰富内涵，积极思考如何成长为一位医德医术兼优、百姓爱戴的好医生，这是通过课堂讲授无法达到的培养效果，是汕医通过 HEART 体系采用多种形式才能达到的职业素养培养效果。

（二）基于学习档案管理系统的师生实时互动评价机制

汕医的师生实时互动学习档案管理系统（LPMS）对每个学习任务都设置了师评生、生评师、学生互评、学生评价团队四个评价维度，除了观察和评价学生的专业学习能力，专辟职业素养评价项目，包括沟通能力、信息管理能力、批判性思维能力、团队合作能力等。老师在电脑或手机端都可以通过 LPMS 进行任务和数据管理，跟踪学生学习进展，进行在线评价和答疑；学生随时可以参加同伴互评或观看评价结果，保证了反馈的时效性。

（三）工作场景中的职业素养评价模式

自 2004 年起，汕医在毕业生 OSCE 中加入人文与沟通技能考站，通过模拟临床情境，生动再现临床典型案例，加大对学生医德、人文、沟通能力等职业素养的评价。近年在临床见（实）习中又加入了小型临床演练评估（mini-clinical evaluation exercise, Mini-CEX）和三级跳测试（triple jump）等基于工作场景的形成性评价模式，对学生职业素养与职业精神及时进行评估和反馈。

五、"HEART"模式的培养成效与推广效应

（一）培养成效

HEART 课程体系作为必修课，覆盖医学专业的所有学生。2015 年，我们对新教学模式前三届（即 2002—2004 级，2007—2009 届）毕业后工作满 5 年的毕业生的岗位胜任力进行调查分析，学生的自评数据显示，职业素养能力优良率达到 91.54%，在全球医学教育基本要求的七大领域中名列第一。汕医培养的毕业生连续 11 年在广东省一次毕业生就业率中达到 95%，90% 的毕业生从事临床医学工作，80% 的用人单位对毕业生的满意度是"非常

高"，毕业生参加全国执业医师资格考试，连续 11 年通过率位列全国第 3～8 名。学院高度重视人文医学研究项目，共发表相关论文 60 多篇。

（二）推广效应

实践证明，"HEART"模式对提升医学生的职业素养是行之有效的，所包含的三大学习形式紧密结合，从理论到实践，实现了医学生职业素养螺旋式上升的课程目标，因此得到了国内专家同行的认可。

2008 年，高等教育出版社出版《纾缓医学——晚期肿瘤的宁养疗护》教材，在全国数十所医学院校中推广使用。

2015 年，国家医学考试中心"医学人文考试会议"在汕头举行，确定借鉴汕医人文考试的模式。

2016 年，"中国医学生职业精神培养论坛"在汕头大学举行，来自全国 60 多所高校的 260 多名教师和 200 名医学生参加论坛。

2018 年，汕头大学医学院"'医者之心'教育模式"成为国家教育部高等学校医学人文素质教育基地，教育部高等学校医学人文素质教学指导委员会特地举行授牌仪式。

2018 年，基于"医者之心"课程的教学过程与社会实践带教所展开的"HEART 培养模式的探索与实践"教学成果项目，获得国家级教学成果奖二等奖。

2023 年，"医者之心"被认定为国家级一流本科课程（社会实践课程）。

（三）努力方向

回顾汕医在职业素养培养体系构建过程中所做的不懈努力和所取得的成绩，我们骄傲但不自满。该培养体系仍有改善与提升的空间。

首先，我们需通过多学科交叉渗透提升学习效果，即通过基础医学、临床医学、公共卫生等学科的互相融合、协同发展，为学生提供跨专业的学习机会，产生更多的思想碰撞，扩展学习效果。其次，我们需要加强对医学职业素养培养的理论研究，以便进一步强化理论教学与社会实践的结合，使得学生的临床思维与医学人文关爱能力更好地整合发展。

第四节　科学素养培养贯穿全程

1958 年，美国著名科学教育家赫德（Hurd）首先明确定义了"科学素养"，即个人所具备的对科学的基本理解，并认为，为了全社会的进步和经济安全，每个人都应该具备"科学素养"[18]。2021 年，国务院印发新一轮《全民科学素质行动规划纲要（2021—2035 年）》。纲要指出，公民具备科学素质是指崇尚科学精神，树立科学思想，掌握基本科学方法，了解必要科技知识，并具有应用其分析判断事物和解决实际问题的能力。本书对"科学素养"的定义与纲要对"科学素质"的定义一致，既包括进行科学研究的正确思想和意识，也包括开展研究所需的能力。

科学素养的培养在医学教育中尤为重要。卡内基教学促进基金会医学教育研究项目明确提出：追求卓越，即培养探索精神和自我完善的行为习惯，是医学教育改革的四大核心目标之一（详见理论篇）。1910年，Flexner报告就指出：只有通过科学素养的培养，才能使医学生具备探索精神和自我完善的能力，以面对未来职业生涯中不断出现的挑战、适应愈加复杂的医疗卫生系统[19]。

2009年，临床医学专业认证专家组对汕医的课程整合等教学改革给予了高度认可，同时也提出"应提供更广泛的科研机会和更多的科研资金，激发学生的参与"等建议。多年来，汕医以各种形式为学生科学研究能力的培养提供支持，突破传统的主要以科研项目为依托的科学素养培养方式，建立面向全体学生的全程科学素养培养体系，成效明显。

本节通过以"3+X"为核心的科学素养培养模式，介绍汕医对大学生科学素养的培养，最后总结了汕医科研能力培养体系进一步努力的方向。

一、汕医早期科学素养培养机制

坚持大学生科研能力培养是汕医提升学生综合素质的重要举措。近20年来，汕医通过增加科研实验室向大学生开放、建立国家级、省级大学生创新基金、校内"杰出大学生科研基金"和建立大学生创新实验平台、引入美国Dreyfus健康基金会"解决问题、促进健康"等项目，鼓励学生自主参加科研活动。近10年来，大学生创新训练计划项目共立项336项，约50%的在校学生参与。学院通过各种形式为学生进行科学研究提供经费支持，包括：①每年给予立项的大学生创新创业训练计划项目一定的经费支持，确保项目顺利实施；②每年给予与美国健康基金会合作的学生项目"解决问题、促进健康（PSBH）"立项和经费支持；③对本科生发表SCI论文给予奖励；④鼓励学生参与大创年会、基础医学竞赛、生命科学竞赛、互联网＋竞赛、技能大赛等各类竞赛，提供培训和差旅经费支持，给予获奖者奖励。

尽管汕医全体科研项目的学生覆盖面几乎达到50%，以科研项目为主要载体的科学素养培养模式依然受到项目参加人数的制约，无法保证每位学生都能获得参与的机会。另外，学生主要利用周末和寒暑假参与项目研究或课外科研活动，培养过程缺乏系统性、完整性和持续性。

2007—2009届毕业生主要基于科研项目培养科学素养。汕医在这批学生毕业工作满5年后进行岗位胜任力调查分析时发现："科学研究与循证医学能力"的自评优良率为57.32%，明显低于其他领域（其他详细数据见评价篇）。这个调查结果也印证了早期汕医主要基于科研项目的科学素养培养方式的局限性，这促使汕医进一步探索更加有效的科学素养培养模式。

二、构建"3+X"科学素养培养新模式

为了提升学生的科学素养，汕医构建了"3+X"科学素养培养模式："3"指三大基础性维

度,分别是培养人文科学素质、构建核心课程体系和建立科研共同体,三者紧密关联、相互助力、共效叠增;而"X"指的是培养模式运行效能的若干个检验性维度(图6-8),以此建立培养模式的效能评价体系。

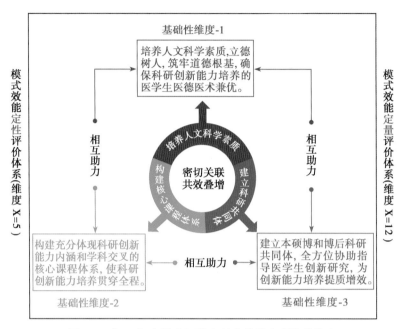

图6-8 "3+X"多维度医学本科生科学素养培养模式

(一)同步培养人文与科学素养,实现全人培养

"3+X"模式强调人文素养培养和科学素养培养相结合的全人培养,在着力培养医学生科研创新能力的同时,十分重视医学生的人文素养和职业操守的发展。具体措施包括开设如"医者之心"等系列医学人文课程,并辅以书院育人文化陶冶和课程思政教育。同时,通过举办丰富多彩的文化艺术主题系列活动,培养医学生的综合素质。此外,汕医设置了系列社会实践课(隐性课程),通过宁养义工服务、医疗扶贫和医学公益种子培育计划等课程强化医学生的责任担当,培育无私奉献精神。

(二)构建核心课程体系,实现全程培养

"3+X"模式中的全程培养旨在建立覆盖医学生本科全程的核心课程体系,主要包括显性课程和系列隐性课程,分布在逐渐递进的3个阶段(图6-9)。培养过程做到三个相结合,即人文素质培养与科学素质培养相结合,实验技能培训与创新实验研究相结合,综合科创研究与临床科学问题研究相结合。全程培养模式从单纯的大学生课外活动转向课外活动与课堂学习相结合,使医学生的科学素质和科研创新能力培养实现覆盖本科全程的可持续性发展,是"3+X"模式的核心内容。

在"全程培养"的具体实施过程中,体现医学生科学素养培养的12门课程贯穿本科教学过程,同时辅以若干门隐性课程。这些隐性课程主要包括书院文化育人项目、宁养关爱项目、医疗扶贫项目、国家大创研究系列项目、国家实验教学中心项目、学科交叉创新创业项目等。

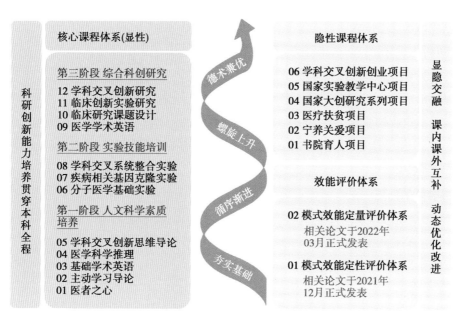

图 6-9　汕医培养医学生科学素养的核心课程体系示意图

在"人文科学素质培养"阶段,主要设置主干课程,包括"医者之心""主动学习导论"和"学科交叉创新思维导论"等,结合课程思政,培养医学本科生的职业道德精神、主动学习能力、创新性思维、批判性思维、学术诚信、学科交叉意识、医学伦理、公共卫生意识和循证医学理念,全面提升本科生的人文科学素质,激发本科生从事科学创新研究的兴趣。

在"实验技能培训"阶段,主要设置"分子医学基础性实验""疾病相关基因克隆实验"和"学科交叉系统整合实验"等核心实验课程。其中,疾病相关基因克隆实验课是主干实验课,发挥着承上启下的作用。在实验课中,学生在导师的指导下查阅文献,集体讨论,确定疾病相关基因,然后自主设计实验方案,开展创新实验研究。在此过程中,特别鼓励本科生勇于提出新学术观点,以此激发其创新精神,为培育未来的医学学术大师建立人才储备梯队。

在"综合科创研究"阶段,主要是让本科生结合临床实习,开展以解决临床科学问题为导向,特别是与智能医学等新兴学科交叉的创新研究,促使科研创新能力进一步提升。

下文就部分重要课程进行介绍。因学术英语课程在本章第二节已有介绍,故不再在此重复。

1. 医学基础导读　医学基础导读(principles and practice of medicine, PMed)是富有汕医特色的医学英语课程。课程跨越第 1～3 学期,目的是帮助学生理解医疗工作所涉及的生物、心理和社会因素,了解医疗原则,为未来成为临床医生所应承担的多重角色做好准备(如医疗服务提供者、病患的照顾者、谈心者和教育者、医疗团队的成员、管理者、领导和政策制定者等)[19]。

PMed 课程由基础与临床的教师整合团队授课,学生在课堂上学习专业英语词汇,掌握简单的医学知识,并且开展一系列学术项目活动:早期临床接触项目(early clinical encounter/exposure, ECE)、医学健康教育视频项目、小型医学科研调研项目、医学科普推文项目等。以 ECE 为例,该项目为学生提供了在学院附属医院基于真实病例的训练。学生亲自问诊,向病人收集信息,采集病史,最后撰写英文病历,并制作英文课件对病例进行全英演讲汇报和答辩。ECE 鼓励医学生将临床知识从单纯的课本学习运用到以病人为中心的临床实践,整合学习内容,融会贯通。该项目不仅强化了学生的医学英语语言基础,培养学生流畅阅读医学专业的原版书籍和文献、正确撰写英文病史、进行医学研究和交流的专业英语应用技能,还使学生早期接触临床,培养临床思维及批判性思维能力,培养学生的医学人文情怀和沟通技巧。

2. 医学科学推理 医学科学推理(scientific reasoning of medicine, SRM)是一门以终身学习能力和科学素养为线索,联结基础与基础、基础与临床的重要课程。上文介绍的 PMed 注重培养学生未来从事医疗工作所需的科学素养,SRM 课程则关注学生未来成长为医生科学家所需的科学素养和科研能力。该课程通过让学生“早期接触”卫生健康研究和医学统计学知识,在遵循国际认同的专业价值与伦理原则的基础上,帮助学生获取循证医学、医疗保健和职业精神三个医学专业领域的知识,培养科研思维和科研能力,成为能够胜任循证医学研究的临床医生和科学家。

SRM 课程体系由三大模块、六大课程组成,贯穿本科 1~5 年级(即第 1~10 学期),课程内容和难度呈螺旋式上升(表 6-5)。课程通过一系列阶段性的个人和团队项目、反思性问卷调查、教师观察和课外成果(包括发表论文、参加校内外、国内外学生交流活动或竞赛等记录),对学生的科学素养和科研能力进行有效评估。

表 6-5　SRM 课程体系

模块	课程	学期	教学内容
理解医学研究	SRM 初级课程	1	• 循证医学的准则
	SRM 提高课程 1	2	• 研究伦理
	SRM 提高课程 2	4	• 医学研究的概念、分类、数据等级、数据分析与解读
	循证医学研究	8~10	• 临床统计方法 • 批判性评估各类研究
实施医学研究	SRM 研究实践	2~10	• 培养发现问题、解决问题的兴趣 • 文献阅读、管理、评估与综述 • 研究问题与假设 • 研究设计 • 数据收集、分析、解读和呈现
发表研究结果	学术交流与伦理	7~10	• 参加学术交流活动 • 撰写研究论文 • 发表研究论文 • 病人/公众宣教 • 团队合作(沟通技巧、合作精神和个人定位)

3. 创新思维导论 “创新思维导论”包括思维教育理论课(创新与思维、思维的概念与形式/实践、医学基础研究与创新思维/实践、医学临床实践与创新思维/实践与创新的价

值、专利及商业属性/实践）与创新训练实践课（创新项目申报书、创新项目展示与反思），面向全体2年级学生开设。课程设置三个维度的培养目标：

（1）知识维度：学生了解医学基础研究与创新思维的知识；创新发明、知识产权与专利发明的基础知识；项目申报的基本程序。

（2）能力维度：培养学生创新精神、创业意识和创新创业能力。

（3）价值维度：培养学生多学科合作的团队意识。

4."疾病相关基因克隆"探索性实验　"疾病相关基因克隆"探索性实验是由生物化学和分子生物学教学团队承担的主干实验课，该课程最大的特点是学生在前期完成"分子医学基础性实验课"的基础上，自主进行创新性实验研究。具体步骤如下：①进行实验分组，每组通常5名医学生。②在导师组的指导下，医学生通过查阅原始文献和集体讨论确定目标疾病相关基因，前期的选题原则是选择小基因以节省人力物力财力，提高创新性实验研究的可行性；另外，学生分工明确，各人负责某一项基因功能研究，多项研究齐头并进，提高研究效率。③围绕该疾病的相关基因，上网搜索其他实验室的高通量实验数据，在专门的生物信息学专业教师的指导下进行该基因的生物信息综合分析，为后续的临床课题设计寻找值得深入研究的线索。

5. 机能学实验　机能学实验模块是专门进行机体正常功能、疾病发生发展机制和药物治疗作用规律研究的一门综合性实验教学课程。将分别在第4、5和6学期开课的生理学、病理生理学和药理学的实验整合为一门跨学科、多层次、综合性的实验教学课程，展示机体从正常-异常-恢复正常的疾病发生与发展过程。机能学实验使实验教学从理论验证转变为能力培养，教学实验也从定性转变为定量分析，更加强调学科之间的交叉融合，更加重视新技术的应用和学生实际工作与创新能力的培养。该课程分为基础训练和探索性实验两部分，基础部分对学生进行系统的实验方法训练；探索性实验由学生自行选题、查阅文献、制定实验方案和实施实验，实验完毕整理资料，撰写论文（或实验报告）。

6. 感染与免疫模块开放性实验　感染与免疫整合模块课程的实验课打破传统的验证性实验，采用开放性实验，激发学生的探索精神、科研思维和团队合作的能力。开放性实验的主题是"酸奶里的乳酸菌能活着到达肠道吗?"学生根据主题，利用实验室提供的条件，组成小组自主完成实验从设计到实施的全过程。具体包括实验设计、操作、结果判断、解析讨论、撰写报告等，完成后制作电子海报，并进行分享汇报。实验室在开放性实验的三周时间里全天开放给学生预约，教师的角色是指导、反馈、建议。开放性实验达到了很好的教学效果，学生对开放性实验的评价结果显示，开放性实验不仅锻炼了操作技能、增强了对理论课的理解，也可以增强团队合作、科研思维、科研汇报等能力。

（三）建立科研共同体

汕医借助临床医学、基础医学和生物学等一级学科的本、硕、博和博士后完整的人才培养体系，构建本硕博和博士后科研共同体。聘请品学兼优的博士后、博士生和硕士生作为医学本科生的学业导师（迄今已累计182人），对医学本科生的创新研究进行多层次的协助和指导。

（四）构建科学素养定量定性相结合的综合评价体系

"3+X"模式中的"X"指的是多维度评价体系，从科研精神、科研意识和科研方法等多个层次对学生的科学素养进行定量和定性相结合的综合评价。

定量评价体系主要包括科学素养相关比赛及活动的参与和成绩表现、科研成果产出等，如组织医学生参加全国大学生生命科学竞赛、基础医学创新实验研究大赛、挑战杯创新研究大赛、科技英语演讲大赛、全国大学生创新创业年会，以及国际大学生学术研讨会等；与此同时，还有由医学本科生作为第一作者撰写发表学术论文、参与专利研发等。

通过分析科研创新能力的构成要素，联合运用行为事件访谈法和问卷调查法，以"冰山模型"为框架，构建医学生科学素养的定性评价体系（图6-10），与定量评价体系，共同构成科学素养的综合评价体系。定性评价体系将体现医学生科学素养的不同表现划分为表面的"冰山以上部分"和深藏的"冰山以下部分"。掌握和应用专业知识与技能、科学研究思维、科研实践能力构成了"冰山模型"所展示的表面素质；而科研精神和科研意识等则构成了"冰山模型"的深藏内涵。基于此，对医学生科学素养的评价方式，从传统的师评生扩展为学生自评、互评及老师点评相结合，从主要评价科学方法如知识技能的评价拓展到品质、态度、精神等的全面评价。另外，在每一阶段核心课程结束后，通过问卷调查及时了解学生对课程的意见，总结经验，修缮不足。与此同时，还设置了基于培养成效的教学质量评估、用人单位对学生创新能力评价等其他路径。

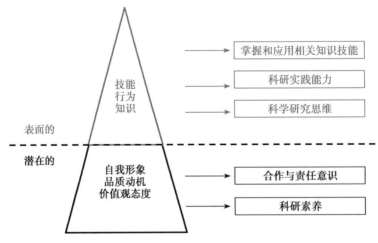

图6-10　医学生科学素养的定性评价体系

三、多学科交叉渗透培养医学生科学素养

（一）深化多学科交叉人才培养理念

学科交叉融合是当今科学技术发展的主要趋势，也是学科发展和"新医科"建设的必然选择。近年来，国家出台了一系列重要的政策文件，全面推动了"学科交叉、融合创新"的

"新医科"建设。"医学 +X"多学科背景的复合型创新拔尖人才培养是新时代医学创新发展的重要战略方向。

传统的医学生科研素养培养局限于单一医学学科,缺乏多学科知识的融会贯通。李嘉诚先生从办学之初就一直致力于促进医学院与汕头大学其他学院进行多学科、跨专业的合作,整合学科优势与资源,培养出更多能够参与未来竞争的卓越复合型人才。汕医联合医科、工科、理科、艺术等学科进行交叉渗透,通过整合多学科优势资源,构建更加专业的知识体系,多学科合作培养医学生的科学素质,培养医学生理解或解决其他涉医领域相关难题的能力,既践行李嘉诚先生的教育理念,又适应新时代交叉融合型医学拔尖创新人才培养的需求。

(二)汕医多学科交叉融合培养复合型人才的实践

1. 医工联合建设生物医学工程系 2016 年底,在李嘉诚基金会的支持下,密歇根大学与汕头大学启动共同发展生物医学工程专业、共同培养生物医学工程专业人才的项目。医学院和工学院联手申办生物医学工程本科专业,并于 2018 年 9 月开始正式招生。该专业借鉴密歇根大学先进完善的课程体系,结合汕头大学工、医、理等学院的实际情况与优势学科,建立具有汕头大学自身特色的生物医学工程专业课程体系。主要课程涵盖数理和工程基础、生物医学基础、医用电子信息、医学图像处理、医用材料设计和微纳传感技术等,充分体现生物医学、工程学与理学的交叉融合,并重视学生"实践能力、创造能力、就业能力、创业能力"的培养,为医疗器械产业和卫生健康领域的发展培养优秀人才。

2. 多学科联合创新创业中心 当代医学发展和未来趋势离不开创新,创新又有赖于多学科合作。2016 年 11 月,汕医成立了"汕头大学医学院创新中心",是一个为医学生提供多学科结合、交叉渗透的科研学习活动平台。中心以医学生创新教育为根本,普及创新概念,传授最新医学发展趋势、解析医疗科技动态和最新运营模式,培养学生发现问题、进行深度学习,成为临床和其他医疗相关行业的科技进步引领者;中心强调整合资源和多学科结合,建立教学和运营团队,设置基本教育课程;挖掘医学相关创新发明,组织学生团队参加市、省、国内、国际各种创新创业竞赛。中心的多学科合作体现在两个方面:一是医学专业内不同专业间合作,例如临床医学专业与口腔医学专业、儿科学专业、护理学专业之间的合作;二是医学与其他学科合作,例如与工学、理学、商学、法学等学科的合作。

从 2018 年起,中心每年都会举办创新项目分享会,发展至今,正式命名为"医创杯"大学生创新创业大赛。大赛秉承"学科融合,创新驱动"的理念,展示由创新创业中心自主培育、不同学科的同学参与的项目。截至目前,中心共培育医学创新项目 109 个,指导学生参加各项创新创业类竞赛,获得市级以上奖项合计 11 项,软件著作权 4 项;申请专利 16 项,其中获得实用新型专利授权 13 项,发明专利授权 2 项。创新创业中心已招募各学科的创新导师 60 位,包含教学一线的临床专业教师、专门从事创新创业教育工作的老师,服务本科学生数超过 1 500 人。值得一提的是,来自医学院临床医学专业、护理专业和工学院的学生团队研究、开发的"鼻血停"项目在由美国强生公司和创行中国组织举办的"天使有爱"创新护理挑战赛中获得冠军,并于 2017 年 9 月赴英国参加创行(Enactus)伦敦世界杯,代表中国大学生进行世界杯赛事体验、参与 SDG 论坛(联合国可持续发展目标论坛)。

2022 年 11 月 25—26 日,汕医举办了第一届学科交叉与转化医学成果大赛,来自汕头大学校本部、广东以色列理工学院、汕头大学医学院及直属附属医院、非直属附属医院、临床学院等 15 个单位的 50 个项目进入决赛。该赛事促进了医学院、理学院、工学院、各附属医院及广东以色列理工学院之间不同学科的交叉协同发展,进一步激发广大汕医教师和学生的创新热情、合作精神,鼓励广大师生突破学科间的壁垒,开拓学科交叉的新机遇。

汕医的科学素养和科研创新能力培养模式体现了 20 年的课程整合改革对医学生能力培养的最新成果。2022 年,以文历阳教授为组长的教学成果鉴定专家组,对 "'3+X' 多维度医学生科研创新能力培养模式探索与实践"项目的鉴定意见是:该项目针对我国医学教育中对本科医学生科研创新能力培养方式单一、受众面窄,缺乏系统性培养过程和制度保障,科研创新能力培养低效等问题,从 2002 年开始,秉持科研反哺教学和教学科研协调发展的理念,在深入研究医学生科研创新能力内涵的基础上,结合教学模式改革,创建了科研创新能力培养的 "3+X" 模式,其中 "3" 指的是全人培养、全程培养和全方位培养,"X" 指的是定性定量相结合的多维度评价。同时,建立了大学生科研创新能力培养跨校联盟,拓展了 "3+X" 模式的受益面。该模式经过近 20 年的研究与实践,取得明显成效,有效提升了人才培养质量。

在第三代医学教育改革中,课程整合的动力来自对医生胜任力的培养要求。基于岗位胜任力的医学教育,可以通过对胜任力的仔细筛选,打破医学内部和不同专业间的壁垒,从而实现整合[20]。汕医通过临床能力、英语能力、医学职业素养、科学素养四个方面的全程不断线的培养体系,实现以医生岗位胜任力为导向的能力培养,不断促进医学课程的深度整合。

在能力培养方面,汕医尚有许多需要持续改进和进步的空间,比如加强临床阶段学生科学素养的培养,尤其是强化循证医学与临床的整合。再如,需要进一步探索人文素养培养和科学素养培养相结合的路径,特别是加强科研诚信和学术道德的培养。另外,还需要进一步完善和细化对学生毕业后工作成就的追踪和评价,包括工作表现、科技应用等,分析说明个人成就与在校职业素养、科学素养培养的关系。这些都能进一步优化能力培养模式。

参 考 文 献

[1] 王奕婷,陈霜叶.全球视角下的课程整合"新故事"——第十七届上海国际课程论坛综述[J].教育发展研究,2020,40(4):79-84.

[2] WAN G, GUT DM. Bringing schools into the 21st Century[M]. Dordrecht, New York: Springer, 2011.

[3] DENT JA, HARDEN RM. A practical guide for medical teachers[M]. 3rd ed. Churchill Livingstone: Elsevier, 2009.

[4] DENT JA, HARDEN RM, HUNT D. Practical Guide for Medical Teachers[M]. 5th ed. Edinburgh: Elsevier Ltd, 2017.

［5］ 吴凡, 许杰州. 立足多元课程体系构建, 全面促进模拟技术在医学教育中应用的实践与探讨［J］. 中国高等医学教育, 2012(4): 85.

［6］ 赵丹. 以学生自主学习为中心的任务驱动教学模式探讨［J］. 教育与职业, 2013(12): 98-99.

［7］ COOKE M, IRBY DM, O'BRIEN BC. Educating Physicians: A call for reform of medical school and residency［M］. San Francisco: Jossey-Bass, 2010.

［8］ STENBERG M, MANGRIO E, BENGTSSON M, et al. Formative peer assessment in healthcare education programmes: protocol for a scoping review［J］. BMJ Open, 2018, 8(11): e025055.

［9］ 洪晓琳, 张伟山, 陈晓勤, 等. 基于学生需求的早期临床技能自主学习的探索研究［J］. 中国高等医学教育, 2021(8): 105-106.

［10］ YANG M, LIN C, FAN G, ZHANG Z. English Stream Medical Education in China: A case study at Shantou University Medical College［J］. Journal of Medical Education, 2016, 20(2): 54-63.

［11］ YANG M, O'SULLIVEN PS, IRBY DM, et al. Challenges and adaptations in implementing an English-medium medical program: a case study in China［J］. BMC Medical Education, 2019, 19(1): 15.

［12］ 辛岗, 苏芸, 杨棉华, 等. 引入 USMLE, 对医学全英教学效果进行客观评价［J］. 中国高等医学教育, 2012(3): 54-55.

［13］ Core Committee, Institute for International Medical Education. Global minimum essential requirements in medical education［J］. Medical Teacher, 2002, 24(2): 130-135.

［14］ DENT JA, HARDEN RM, HUNT D. Practical Guide for Medical Teachers［M］. 5th ed. Edinburgh: Elsevier Ltd, 2017.

［15］ PASSI V, DOUG M, PEILE E, et al. Developing medical professionalism in future doctors: a systematic review［J］. International Journal of Medical Education, 2010(1): 19-29.

［16］ MILLER GE. The assessment of clinical skills/competence/performance［J］. Academic Medicine. 1990, 65(9 Suppl): S63-S67.

［17］ DENT JA, HARDEN RM, HUNT D. Practical Guide for Medical Teachers［M］. 5th ed. Edinburgh: Elsevier Ltd, 2017.

［18］ 杜红. 大学生科学素养的内涵与结构［J］. 吉林省教育学院学报, 2021, 37(4): 63-68.

［19］ FRENK J, CHEN L, BHUTTA ZA, et al. Health professionals for a new century: transforming education to strengthen health systems in an interdependent world［J］. Lancet, 2010, 376(9756): 1923-1958.

［20］ WALSH K. Oxford Textbook of Medical Education［M］. Oxford: Oxford University Press, 2013.

第六章　构建贯穿全程的能力培养体系

第七章　建立有效的学业考核体系

学生学业考核与成绩评定体系是评价教与学的依据,也是反映人才培养结果、衡量人才培养质量的重要依据。通过对学生学习成果的测量,学校不仅可以有效地检验教学效果与教育质量,还能对学生的知识、能力及个性发展等整体素质进行判断,从而达到对学生学业水平进行全面客观评价的目的。

学业评估系统的建立有两个重要目标:一是有效促进学生学习,包括为学生提供形成性评价与反馈,帮助学生明确具体的学习目标;二是开展终结性评价,验证学生的学业水平是否达到规定的表现水准,符合条件者进入下一阶段的训练或执照考试[1]。无论是形成性评价还是终结性评价,都可以从知识、能力、专业素养这三个核心层面进行考核,以促进教师的教和学生的学。不仅如此,对于汕医而言,建立新的学生学业考核体系也是衡量新教学模式改革成功与否的重要检验手段与方法。

本章重点介绍新教学模式改革后,汕医如何建立起完整的学生学业考核体系,对学生学习进行全过程的考核与评价,特别是引入 OSCE、TOSCE、USMLE 等评价方式,全面评价学生的知识、能力与职业素养;通过建立学生成绩档案系统,对学生的学习过程及时进行反馈,以促进学生的反思,调整学习策略,体现考试对教与学的促进作用等。

第一节　学业考试与成绩评定体系的建立

进行教学模式改革之前,汕医的学生学业考核以学科为中心进行,重点是考核学生对知识的掌握情况,而且考试内容以知识记忆为主,很少涉及基础理论与临床实践的结合。采用新教学模式之后,原有的考核内容和考核模式已经不再适用于新的课程体系,难以实现新模式下对学生进行全面有效的考核评价。因此,建立能够体现知识、能力与素养考核并重的学生学业考试与成绩评定体系非常重要。

一、改革之前的学生学业考核特点

启动新教学模式改革之前,汕医主要采用终结性评价来检测学生的知识掌握情况,考核内容和方式都比较单一。在内容方面主要是考查学生对知识点的认知,题型则以记忆型为主,缺乏对医学知识的理解和临床应用能力的有效考核,也很少涉及临床能力、职业素养与专业精神方面的考核。考核方式单一,以笔试为主,学科考核通常只有期末考试一种方式。

(一)考核以学科为中心

考试是教学的指挥棒。在基于学科的课程模式中,每个学科都强调学科本身的系统性和完整性,教师在教学过程中讲授的是学科知识点,不重视临床情境的引入,缺乏基础理论与临床实践的紧密结合。课程考核内容关注的是学科知识点，学生努力记忆的也是一个个独立的知识点，而不是这些知识如何应用于临床实践，使得学生在医学基础阶段的学习难以将学科知识与临床实践相联系，而到了临床学习阶段，又无法回顾相关的医学基础知识，导致学生对知识的理解和应用能力难以提高，更难以建立有序的认知结构，形成初步的临床思维。

（二）方式以终结性评价为主

课程改革前，考试方式以期末考试成绩为主，通常占 80% 甚至更高，平时成绩占比较少，而且基本是学生出勤和实验，大部分是可以拿到满分的。有的课程则没有平时考核，学生从开课到期末结课只有一次期末考试，期末考试的成绩就是课程最终的成绩。因为没有形成性评价，缺乏对学习过程的评价，不能及时为学生提供反馈，学生不清楚自己的学习效果是否达到要求。这种"一锤定音"的考试模式也加大了学生的考试压力，因为万一失手就满盘皆输。

（三）试题以知识记忆型为主

传统的试题类型包括名词解释、填空和 A1 型选择题（知识记忆型）、认知类简答题和少量的案例分析题。考题忽略了基础理论与临床实践的联系，无法引导学生运用基础知识解决临床问题的能力，学生自然而然选择了"背多分"的学习策略。考核方式与考核内容密切相关，以知识点为主的记忆型考题必然导向笔试的考核模式。例如，下面的试题来自我院早期的期末试卷，是以单纯知识记忆为主的 A1 型试题，回答这样的试题大部分靠死记硬背，不利于培养学生发现问题、提出问题、分析问题和解决问题的能力，更无法对学生的临床能力和专业素养进行有效考核。

示例1. 选择题（生理学，A1 型试题）

1）胰岛素对糖代谢的作用是

    A. 抑制全身组织对葡萄糖的摄取利用

    B. 促进全身组织对葡萄糖的摄取利用

    C. 加速糖原的分解

    D. 促进糖的异生

2）腓总神经（解剖学，X 型题）

    A. 于腘窝内行于股二头肌内侧

    B. 绕腓骨颈至腓骨短肌深面

    C. 腓浅神经支配小腿外侧群肌

    D. 腓深神经支配小腿前群肌

    E. 腓浅神经发出足背神经

示例2. 名词解释题（解剖学）

1. 翼点

2. 胆囊三角

3. 膀胱三角

4. 臂丛

5. 视神经盘

示例 3. 问答题

1. 描述大脑皮层主要运动区及特征。（生理学）

2. 简述男性尿道的三处狭窄和两个弯曲。（解剖学）

总之，在新教学模式改革之前，汕医对学生的学业考核以学科为基础，考核方式以终结性评价为主，考核内容以知识记忆为主，缺乏过程评价和形成性反馈，缺少对学生综合能力的评价与考核。因此，根据新的教学理念建立有效的学业考核体系，是教学改革成功与否的关键所在。

二、建立多元化学业考核体系

良好的学业考核评价体系须包含多种不同的评价方法，并且要使每一种评价方法都能发挥其最佳功效[2]。依据新教学模式的教学目标，汕医全面修订了学生学业考核体系，明确课程考核以检验教与学的效果为目的，既要确保课程能够实现预期的教学效果，也要有利于促进学生的主动学习；既要鼓励学生掌握基础知识，又要促进他们的整合性学习，培养学生应用基础知识解决临床实际问题的能力及专业素养。

（一）建立全面完整的学业考核体系

经过不断的探索与实践，汕医建立了系统的学业考核体系，包括课程考核、实习考核和三阶段综合考核(图 7-1)。

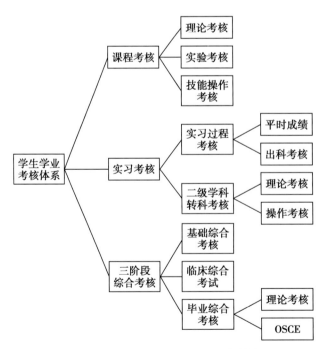

图 7-1　汕头大学医学院学生学业考核体系

（二）建立多元化的学业考核体系

汕医主要通过整合式评价(基于多学科整合思路)和临床胜任力评价(基于知识、能力和素养的整合思路)来实现多元化的学业考核。试题要求在完成课程计划和教学大纲要求的基础上,减少知识记忆型试题,增加以临床案例为基础的试题比例,强调对知识的理解和应用考核,以及对临床思维分析能力的考核。

1. 整合性评价

（1）整合型试题的开发和应用:学校明确要求在整合课程的理论知识考核中增加基于案例的整合性试题的比例,以此引导学生从对知识的死记硬背转向对知识的理解和应用,以下是基于临床情境的两种整合型试题示例。

示例1. A2型题选择题(3年级 生殖-性-发育生长模块试题)

男性病人,42岁。主诉反复发作性头痛。有阳痿,性欲减退,这些症状在过去1年内逐渐加剧。视野检查见双颞侧偏盲。实验室检查见血清催乳素升高,而黄体生成素(LH)和睾酮降低。最可能的诊断是:

A. 颅咽管瘤   B. 特发性垂体功能减退   C. 单纯性LH缺乏

D. 垂体梗塞   E. 催乳素瘤

示例2. 基于案例的简答题(3年级 机体平衡模块试题)

女性病人,26岁。主诉近3个月胃口好,进食量增多,心悸、多汗,体重下降5kg;血液检查见促甲状腺激素(TSH)下降,T_4和T_3升高。

问题1:最可能的诊断是什么?(2分)

问题2:除了上述症状外,病人还可能有哪些表现?为什么?(5分)

问题3:还应做哪些进一步检查?(3分)

（2）多学科合作的命题方式:整合型试题的开发对教师,尤其是基础医学的教师来说是一个巨大的挑战。为了解决这个难题,汕医鼓励各课程在模块教学的基础上建立命题小组。在明确能力考核目标之后,命题小组中来自基础医学和临床医学等不同学科的教师合作命题、交叉审核。

如以下人体结构模块的考题是模块负责人组织骨科、急诊、解剖和组胚教研室共同命制的题目,改卷由模块负责人和解剖教研室老师共同完成。

示例3. 案例分析题(主学班1年级 人体结构模块试题)

女性病人,30岁,家住农村,务农为生。1小时前骑自行车不慎摔倒,当时右上肢外展撑地,随后出现右肩部疼痛、活动受限及右上肢感觉麻木,病人随即被路人送到附近的医院,急诊医生给病人检查发现:右肩"方肩"畸形,周围组织肿胀,搭肩试验阳性,右手及右前臂背侧感觉麻木,右腕关节、右侧各指背伸肌力Ⅲ级,右侧桡动脉可打及搏动。急诊X线片提示:右肩关节前脱位。赶来的家属看到结果,松了口气说:"就是'脱臼'嘛,给'按回去'就好了!"。骨科医生会诊时告知病人和家属,可予尝试手法复位,如复位失败,可能需要住院在麻醉下行手法复位,必要时切开,且病人受伤过程及复位过程均可能加重肩关节周围神经、肩袖损伤，及骨折可能。病人家属不解，出现情绪过激。

（1）请从解剖学和组织学角度提出该病人可能损伤的部位和结构，分析其受伤机制及预后（20分）。

（2）如何根据实际情况向家属解释和安抚他们的情绪？请简述沟通过程需要注意的事项（10分）。

此题目不仅考核了医学基础知识和运用知识解决临床问题的能力，同时也对学生的人文素养、沟通能力提出要求；在命题过程中，基础和临床不同学科的教师共同命题，讨论交流增加，对彼此的教学都有促进。

2. 临床胜任力评价　有效评价学生的临床胜任力，通常要基于模拟或真实的工作场景[2]。2002年，汕医建立了国内第一个综合性临床技能中心，能够从低年级（2年级）开始就在模拟临床情境下考核学生的临床操作能力、沟通能力、思维能力和人文素养，丰富了整合性评价的考核方法和内容。

随着课程改革的深入，汕医在很多课程中都引入了基于工作场景的考核，建立了符合汕医人才培养目标的评价方式。评价内容也从知识和技能考核扩展至领导力、团队合作、信息素养、终身学习能力等传统考试难以涉及的领域。

图7-2所示为主动学习班1年级学生PBL"三级跳"的评价流程，考官在评价学生对知识掌握情况的同时，也观察并评价学生在这个过程中展示出来的临床思维能力、逻辑思维能力、批判性思维能力、资料检索能力、表达能力、应变能力、时间管理能力及诚实、尊重他人等专业素养。

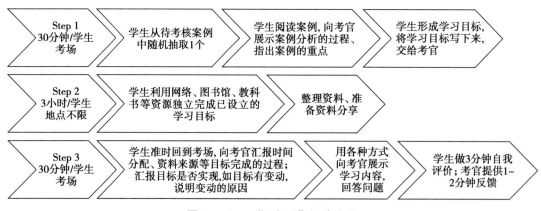

图 7-2　PBL"三级跳"评价流程

OSCE是医学教育中常见的基于模拟临床情境的标准化临床能力考试。OSCE涉及内、外、妇、儿、急救、护理等所有临床技能、临床思维能力、沟通能力、体格检查、医学伦理、卫生保健等内容，以考评学生本科阶段所应掌握的临床技能和临床思维能力为主要目的。2004年，汕医开始实施OSCE时设置了6个考站，2006年增加到9个考站，2009年增加到10个考站，2014年起增加到11个考站。11个考站的考试总时长共131分钟，包括8个短站，2个长站（综合分析与运用），1个辅助检查站（图7-3）。OSCE的考试方案经过四次修改,不仅考站数量发生了变化,更重要的是考试理念与内涵的改变,即从简单的技能考核(告诉考生做何操作)转变到技能考核与能力考核并重(考生基于案例进行分析判断,自己再判断需要做何操作),同时也加大对临床思维能力、人文关爱、沟通能力、医学伦理、决策能力等方面的考核,从而使 OSCE 能够更加客观全面地反映学生的临床胜任力。

在实施 OSCE 的初期,汕医连续四年聘请来自北京大学、四川大学和山东大学的知名专家为考官,全程指导和参与 OSCE 过程,包括 OSCE 考站的设置、题目的开发与应用、考试的组织、考官执考能力培训和考试结束后的即时反馈,以确保高水准的考评结果。每次考试结束后,各站考官进行全面系统的点评,以促进学生反思,这是汕医对考试反馈和反思性学习等教学理念的典型体现。国家医学考试中心于 2006、2008 和 2009 年先后三次派专家莅汕现场观摩汕医的 OSCE,并给予高度认可。2015 年,国家医学考试中心启动新一轮考试改革,内容包括试题改革、医学人文考试、实践技能考试中是否引入 SP 等。国家医学考试中心连续三次在汕头召开会议,邀请汕医介绍"USMLE 平台的建立、题目的开发与应用""人文与沟通技能考站设计与题目开发""OSCE 中 SP 的培训与应用",得到与会专家的高度认可,对推动国家医学考试中心国家临床执业医师资格分阶段考试的改革发挥了重要作用。

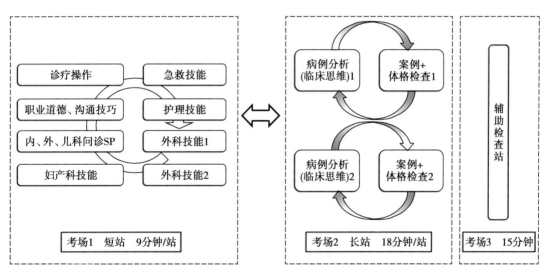

图 7-3　2016 年 OSCE 考场轮转示意图

继 OSCE 之后,汕医又陆续引入 TOSCE(teaching OSCE)、USMLE 等作为考核工具,进一步加强知识、技能与素质并重的考核,发挥考核的导向作用,提高教育教学改革的成效。

第二节　学业考核体系的实施

本节介绍汕医学业考核体系的三大内容(课程考核、实习考核和综合考核)的具体实施情况,并简要介绍汕医引入 USMLE 检验全英教学效果的情况。

一、课程考核，知识能力并重

从考试类型看，课程考核包括理论考试与实验、实践技能操作考试。从评价方式看，课程成绩由过程考核成绩与终结性评价（期末考试）成绩两部分组成。过程考核包括课堂提问、平时作业、单元测验、期中测验、调查报告、读书笔记、实验实习报告、课程论文、案例分析、PBL 表现、实验报告、海报展示、视频展示、文献综述、实验操作、技术技能演示、出勤等多种形式。过程性考核在课程成绩中占比通常不低于 40%。课程结束时进行终结性考试（理论考核），开闭卷笔试、病例讨论、案例分析、小论文与调查报告等形式，考试形式由课程负责人提前告诉学生，使学生知晓。终结性考核成绩占总成绩的比例通常不超过 60%。

以感染与免疫模块为例，多元化的评价方案包括每节课后习题测试、PBL 讨论、阶段性复习考核及讨论、思维导图绘制、开放性实验操作和答辩等。PBL、开放性实验操作和答辩、团队思维导图绘制等过程性评价用于评价学生的沟通能力、团队合作能力、科研思维能力及同理心、人文素养等态度价值观。期末终结性评价则采用以案例为基础的题目（A2）评价学生的知识应用能力。课程考核成绩分布见表 7-1。

表 7-1 感染与免疫模块学业评价方案

评价内容	评价目的	评价形式	分数占比
课后习题测试	评价学生知识掌握与教师教学效果	过程性评价	5%
PBL 讨论	发现问题、解决问题、团队合作与沟通交流能力	过程性评价	5%
案例分析思维导图、阶段复习	评价整合学习（知识整理、分析）能力	过程性评价	5%
微生物与免疫学开放性实验	培养科研能力与学术交流（制作海报）能力	过程性评价	10%
寄生虫学实验	实验技能能力	过程性评价	5%
中期考核	教学总结与反馈	中期终结性评价	10%
期末考试（包括 A2 型题、案例分析题）	评价学生应用知识的能力	期末终结性评价	60%
感染与免疫模块成绩		过程评价＋终结性评价	100%

在人文社科类课程的评价方面，我们以整合了医学人文和学术思维能力培养的"学术英语"课程为例。该课程的评价方案兼顾个体和团队表现，尤其强调过程性个体学习评价和团队学习评价（表 7-2），例如，学术壁报的评分标准（表 7-3）中包括组间互评和专家评分、团队得分及个人得分，评价覆盖学生的学术语言能力、学术思维能力和沟通能力。为验证整合课程的学习效果，对专业性强和学术性高的学习任务，英语教师还邀请医学专业教师参与评价。

表 7-2　学术英语课程学业评价方案

评价内容		评价目的	评价形式	分数占比
线上学习与互动（观看视频/阅读资料/互评作业）（个人）		自主学习、团队合作与沟通交流能力	形成性评价	10%
客观题测试（个人）		评价对学术英语概念和技能的掌握	过程性评价	20%
阶段小作业（个人/团队）		应用知识的能力	过程性评价	15%
阶段大作业（团队）	学术口头报告	学术口头交流能力	终结性评价	占各阶段成绩的45%
	文献综述	学术文献阅读和分析能力		
	研究计划书	学术思维能力和科研设计能力		
	学术壁报	学术思维、团队合作和学术交流能力		
反思报告（个人）		学习态度、情感和价值观	终结性评价	10%

表 7-3　学术壁报评分标准

评分项目	占比/%	组间互评 40%	专家评分		
			专家1 20%	专家2 20%	专家3 20%
图文视觉呈现（32%，团队成绩）					
1. 信息指引清晰（包括各级标题）	8				
2. 术语和符号前后一致	8				
3. 图表易懂、悦目	8				
4. 颜色使用恰当	8				
内容凝练与逻辑（48%，团队成绩）					
5. 语法正确	8				
6. 用词与表述符合学术语言规范	8				
7. 研究背景清晰、研究目的明确	8				
8. 研究方法恰当、科学	8				
9. 研究结果清楚、令人信服	8				
10. 研究结论有力	8				
汇报技巧与互动（20%，个人成绩）					
11. 汇报者发音标准、讲述清楚、肢体语言恰当	10				
12. 汇报者有效回答专家问题	10				
总分					

　　临床技能模块的主要教学目标是让学生在临床情境下真正掌握临床技能与临床思维能力，掌握应具备的临床能力。相对于笔试而言，实践技能考核的要求更为具体、严格。

　　临床技能课程安排在第 3～6 学期，每个学期的考核均包括理论考核及基本操作技能考核两部分。临床技能考核采用 TOSCE 多站的形式进行(表 7-4),学生技能考试合格之后才有资格参加理论考试。这样的考核方案能全程评价学生各学期的技能操作情况,结合理论考试,能够客观有效地评价学生临床能力的学习效果。

表 7-4　临床基本技能课程技能操作考核的形式及内容

课程名称	考试形式	具体考核方式	占学期总成绩比例	占课程总成绩比例
临床基本技能Ⅰ (第3学期)	操作考核	TOSCE: 血压淋巴结站 + 触诊站 + 叩诊站 + 神经系统站 + 心肺听诊站 (各站成绩比例为 20:20:20:20:20)	45%	25%
临床基本技能Ⅱ (第4学期)	操作考核	SP 问诊考核(占学期成绩比例16%) 附属医院病历书写考核(占学期成绩比例16%) 体检视频制作(占学期成绩比例13%)	45%	25%
临床基本技能Ⅲ (第5学期)	操作考核	TOSCE: 心电图 +CPR 站 + 诊疗 1 站 + 诊疗 2 站(各站成 绩比例为 20:10:35:35)	40%	30%
临床基本技能Ⅳ (第6学期)	操作考核	TOSCE: 操作站 1+ 操作站 2+ 操作站 3 (各站成绩比例为 50:10:40)	60%	20%

二、实习考核,统一组织

临床实习学生按规定在各科进行轮转实习,根据临床技能操作的教学目标,分别以观摩、操作助手及主要操作者等不同身份,在老师指导下参与临床技能实践,并及时得到教师具有针对性的反馈。与此同时,学生也可利用各教学医院临床技能中心练习和巩固临床基本技能操作,作为临床技能学习的辅助与补充。

临床实习 48 周,其中内科 16 周(含神经内科、传染科)、外科 16 周、妇儿科 16 周(妇产科、儿科各 6 周,急诊、ICU 各 2 周),实习考试分三轮进行。实行新教学模式后,为了保证各教学医院的教学同质化,在学生完成每一轮(内科、外科、妇儿科)实习结束前,由医学院安排统一考试。考核包括技能考核与理论考试,理论考试由医学院教务处组织统一命题、统一考试、统一改卷,考试期间还从附属医院选派教师到各个医院巡考。临床技能考核包括学生对住院病人进行病史采集、临床基本技能操作考核、一份手写大病历(教师修改并签名)、一份检查申请单(教师修改并签名)等。所有技能考核都由医学院主导,教务处坚持了20 年,每次都在第一和第二附属医院选派内科、外科、妇产科和儿科 4 位专家作为本轮技能考试的主考官,与所在各教学医院的考官一起组成考官组,共同对学生进行技能操作考核。每次的主考官都需要用 1~2 周的时间辗转各个医院,才能完成所有实习医院的考核。

通过制定细致的评分标准、做好考官培训,确保考试的信度,考前在各科选取当前住院的常见病病人作为考核病例,并在考前通过抽签确定病例,考官考核学生的问诊、体查、病例书写、诊疗思路。这样的考核模式不仅能保证在各医院进行的实习考核的客观、公平、公正,保证考试的效度,还能很好地了解与评价各教学医院的教学效果,有效推动了当地实习医院的教学管理和教学投入,得到了实习学生与所在医院的高度认可与评价,确保了我院临床实习质量的同质化。

同时,考试后要对学生与教师进行适时的反馈,督促实习生与教学医院有针对性地进行学习与改进。

三、综合考试,目标明确,环环相扣

综合考试贯穿了汕医人才培养的全过程,考核难度和综合程度逐渐提升,包括基础综合考试、临床综合考试和毕业综合考试。

1. **基础综合考试** 2002 年课程整合改革后,汕医设立了基础综合考试,安排在第 7 学期开学初,在学生进入临床学习临床核心课程前。基础综合考试的目的是学生在完成系统整合课程的学习后,评价学生对基础学科知识的掌握情况,同时敦促学生在进入医院临床核心课程学习前,能对基础医学知识进行系统地梳理复习、总结归纳,为床边教学打下良好的基础。考试内容包括各系统整合课程模块、终身学习模块、健康与社会模块、流行病与科研方法模块所涉及的基础医学和临床医学基本理论、医学人文与法律法规和预防医学基础知识。

2. **临床综合考试** 临床综合考试安排在第 8 学期末进行,考试时间 180 分钟。含内科、外学、儿科、妇产科、传染科、精神病学等内容,作为学生进入临床实习前的考试。新教学模式第一、第二届学生的临床综合考试,教务处聘请"985"学校的专家命题考试,可以有30% 的超纲题目,旨在评价新模式学生对临床相关知识的掌握与应用能力。汕医学生与命题学校的学生同时参加考试,以作校际间对比。

2015 年,国家医学考试中心开展分阶段考试的实证研究,汕医作为国家执业医师资格分阶段考试 14 所试点学校之一,学生参加考试。考试是由国家医学考试中心组织的全国统一考试,在每年 5 月进行。临床医学专业学生在第 8 学期参加考试,考核内容包括基础医学、临床医学基础知识和基本技能两部分,理论考核内容及比例见表 7-5,技能考试见表7-6。2020 年,分阶段考试实质研究结束,将分阶段考试改为"临床医学专业(本科)水平测试",仍然是由国家医学考试中心组织的全国统考,由各学校自主参加。汕医继续参加"临床医学专业(本科)水平测试",并用该考试替代了本院的临床综合考试,学生参加考试,合格者方能进入临床实习。

3. **毕业综合考试** 学生实习结束后,由教务处组织毕业前最后一次综合考试,内容包括理论考核(占 40%)和技能操作考核(OSCE,占 60%)。理论考核由医学院教务处组织统一命题、统一考试、统一改卷,内容包括内科学、外科学、妇产科学和儿科学基本理论。技能操作考试采用 OSCE,在医学院临床技能中心进行。每个考站由两位考官负责,分别来自第一附属医院和第二附属医院。通过 OSCE 全面评价学生的临床基本技能、临床知识的综合

应用和临床思维能力，沟通能力、职业素养、与人文关爱等全方位的表现。考试结束后，由各站考官对考试情况给学生进行全面反馈，使学生能够清楚自己的优势与不足。

表7-5　分阶段考试的理论考核内容及比例

考试内容	内容比例	具体涵盖内容与比例
基础医学	40%～45%	解剖学与组织胚胎学 10%、生物化学 12%、生理学与病理生理学 17%、医学微生物学 11%、医学免疫学 11%、病理学 23%、药理学 16%
医学人文	5%～10%	心理学 30%、伦理学 35%、卫生法规 35%
预防医学	5%～10%	预防医学基本概念 10%～15%、临床医学中的统计方法 15%～20%、流行病学原理与方法 30%～35%、环境因素对健康的影响 35%～40%
临床医学	40%～45%	症状与体征占 20%～25%，各器官系统疾病占 75%～80%
总计	100%	

表7-6　分阶段考试的技能考试各站具体内容

考站	考试内容	考试方式	考试时间	分值
一站	病史采集	SP	10分钟	20分
二站	病史采集	SP	10分钟	20分
三站	体格检查	操作	10分钟	15分
四站	体格检查	操作	10分钟	15分
五站	基本操作	操作	10分钟	15分
六站	基本操作	操作	10分钟	15分

注：沟通能力、人文关爱等医学人文素养的考核融合到各站，总分值占 15%。

四、美国医师执照考试，评价全英教学质量

2008 年，为了更客观地评价全英班的教学质量，汕医确定引入国际公认的标准考核全英班学生专业知识的综合运用能力。经过反复探讨，确定引入 USMLE 第一阶段考核（Step 1）作为衡量全英教学质量的参考系，借此检验和反思全英教学和新教学模式改革的优势与不足。

USMLE，英文全称 United States Medical Licensing Examination，是美国的执业医师资格考试，是通往美国临床执业的唯一路径，由美国国家医学联合会（Federation of State Medical Boards, FSMB）和美国国家医学考核委员会（National Board of Medical Examiners, NBME）主办。FSMB 代表美国及其领土的 70 个州医疗和骨科委员会，各个医疗委员会负责向医生颁发执照。NBME 成员包括参与考试设计的国家级专家，也包括其他多个组织的代表，如美国医学院协会（AAMC）、美国医学专业委员会（ABMS）、美国医学协会（AMA）、美国医学协会的住院医师和研究员部门、美国医学生协会（AMSA）、医学专业协会理事会（CMSS）、外国医学毕业生教育委员会（ECFMG）等。外国医学毕业生教育委员会（Educational Commission for Foreign Medical Graduates, ECFMG）负责办理国际医学生的考

试事宜。

USMLE 委员会包括来自 ECFMG、FSMB、NBME 和公众的成员。该委员会负责项目的总体指导,确定和批准评分程序,确定通过/不通过标准,以及所有重要政策和程序。

USMLE 分为 3 个阶段共 4 个考试:Step 1 是基础医学考试,内容涵盖解剖、组织和胚胎、微生物和免疫、生化和遗传、生理、药理、病理及行为医学等,相当于我国医学教育中的基础医学阶段,是从进入医学院到进入教学医院前所学专业课的终结性考核。

Step 2 为临床医学考试,包括临床知识考试和临床技能考试。临床知识(clinical knowledge,CK)偏向考察学科知识,涵盖诊断、内、外、妇、儿、五官等全部临床学科内容,相当于我们的临床课和见习阶段。临床技能(clinical skill,CS)考察学生在上级医师的监管下,可以将医学技能、知识和理解,应用于临床实践的能力。但 2021 年 1 月起,USMLE 委员会已经取消了 Step 2 临床技能考试。

Step 3 也是临床医学考试,重点考察各科医学知识融汇和实际应用,涵盖 Step 1 和 Step 2 的所有内容,以及在日常医学实践中的诊疗规范,相当于我国的实习和住院医阶段,考察的是受试者独立行医的能力。

汕医引入的是 Step 1。Step 1 考核内容涉及解剖学、行为科学、生物化学、医学微生物学、病理学、药理学、生理学和营养、遗传、老龄化等跨学科的主题,主要考核学生对重要医学概念的理解,并将其运用于临床实践的能力,特别是与健康、疾病、与治疗模式相关的基本原理和规则,以确保学生不仅掌握进行安全有效的医疗实践所必需的基础知识,而且具备终身学习所需的科学原则。Step 1 的试题是 A2 型选择题,题干都是临床病例,涉及多学科知识整合,题目包含多重信息,不仅有医学基础知识,也包括医学人文与伦理问题和职业素养的评价。而且,USMLE 的试题答案是"最可能",而不是"唯一正确",这样的设计可以更好地培养学生的临床决策能力。

基于这些缘由,从 2008 级开始,汕医要求全英班学生在第 8 学期末进入临床实习前报名参加 USMLE Step 1 考试。这是一种高强度考试,考生需要在每个小时完成 1 个考核单元(block)的大约 40 道考题,共 7 个考核单元,考试总时长 8 小时,约 280 道试题。2012 年 8 月,2008 级全英班的 11 名学生报名参加了 USMLE Step 1 考试,通过率为 100%。此后,汕医全英班学生都会在每年暑假参加 USMLE,截至 2021 年,10 年中共有 184 名学生参加了 USMLE,168 人通过,总通过率为 91%。

第三节 考试对教与学的促进作用

新教学模式实施后,汕医不断完善学生学业考核体系,规范教学管理,目的是充分发挥考核对教师教学和学生学习的促进作用,发挥学业成绩考核的导向功能,提高人才培养质量。下文从国际标准考试(USMLE)、学校自建评价系统(LPMS)和形成性评价理念的推广三个方面分析汕医采用新的学业考核体系对教与学的促进作用。

一、USMLE 促进医学知识的理解和应用

汕医引入 USMLE 有三个主要目的：第一，用国际公认的标准评价全英教学的质量；第二，透过 USMLE 题目的内涵，引导教师如何做好课程深度的整合；第三，将学习评价从以考核知识记忆为主转变为以考核知识综合与应用能力为主。

USMLE 项目实施后，汕医逐渐将"USMLE 型"基于临床情境式的试题（A2 型试题）引入所有专业课程考试。最初，我们搜集整理了各个系统的 USMLE 练习题，给模块教师参考，并要求各模块在期末考试中加入部分 USMLE 型试题。而后，各模块在考核中逐步加大 A2 型试题的比例，从最初的 10%~30%，增加到系统整合模块不低于 50%，临床核心模块要求达到 100%。同时，汕医加大对教师的培训力度，培训教师撰写基于案例的试题。培训不仅提高了试题质量，也使课程考核的重点从知识记忆为主向对知识的理解和应用转变。

与此同时，参加 USMLE 也极大提高了学生的自信心。USMLE 被学生称为"天下第一难度"的考试，如果 USMLE 都能够通过，还有什么不能克服的困难呢？USMLE 还提高了汕医毕业生的就业竞争力。全英班毕业生受到用人单位的普遍欢迎和高度认可，他们良好的英语水平，扎实的理论基础和实践操作能力，使他们在工作单位迅速成长。留在汕医附属医院工作的全英班毕业生，有些已经成长为科室的业务骨干和全英教师，他们也将自己的亲身体会，应用到教学中。

USMLE 既是汕医衡量全英教学质量的标准，也进一步推动了汕医的课程改革进程。同时，USMLE 项目促进了我国执业医师资格考试与国际化考试的交流，为国家医学考试中心启动医师资格分阶段考试提供了重要参考。

二、学生学习档案系统推动结果导向教育

从 2013 年起，以全英班作为试点，学校开始实施结果导向的医学教育，制定结果导向的课程目标和教学计划，并建立了学习档案管理系统（learning portfolio management system，LPMS），该系统实现了对照学习目标实时记录学生的学习行为，包括师生交互与评价、学生自测、资料收集等，为教师和学习者提供了一个学习管理平台，能及时、个性化地监控与评价学习。LPMS 不仅为学生提供学习资源和学习指导，还对学生进行形成性评价和反馈。全英班试点结束后，LPMS 逐渐完善，成为医学院的教学管理和学生学习平台，为课程考核，尤其是形成性评价提供了有力保障。

以心血管与呼吸模块为例，在 LPMS 平台上，该模块细化了每一个学习目标，并提供相应的学习资源，包括授课课件、参考文献/教科书、学科，以及知识点的进展、临床病例讨论等。该模块还建立围绕学习目标的自测题库作为形成性评价内容，定期检查学生针对每一个学习目标的自测情况，分析每一个学习目标的通过率，有目的、针对性强地提供反馈。

此外，心血管与呼吸模块还设计了 5 次阶段考核，每次阶段考核占课程总成绩的 7%。阶段考核采用单项选择题，大部分是基于案例、考核整合性思维的试题，仅有少量记忆性题

目。每道题目都有对应的学习目标。学生在每个学习目标上的考核至少达到 70% 的正确率，授课教师才确认其已经完成学习目标。未达到要求的学生，通过教师的反馈，包括针对学习目标和知识点的集体或个体化反馈，继续学习，直到所有学习目标得到确认，方能参加期末考试。

三、形成性评价促进教与学

形成性评价是对学生学习进展与变化的评价，关注如何通过判断学生的学习成效来减少学生的随机错误和试错学习；同时，教师也可以通过形成性评价的信息及时调整教学活动[3]。学校要求整合模块课程更重视学生的形成性评价，教师要基于对学生学习过程的观察、记录和反思，对学生作出发展性评价，体现学生在知识与技能、学习方法、态度、情感和价值观等方面的发展状况，从而帮助学生及时发现学习中存在的问题并及时改进。形成性评价会激励学生学习，促进学生的自我评价反思，有效调整学习策略，使学生获得成就感，增强自信心，培养合作精神。同时，教师也要对形成性评价的结果进行反思和反馈，及时调整教学的方法和手段，改进评价方式，帮助学生提高学习效果。

为了促进形成性评价的开展，汕医发布了《形成性评价实施要求》，建立了临床医学专业骨干课程形成性评价指标体系和评价细则，以及见（实）习期间形成性评价实施的具体方法和要求。要求教师在进行形成性评价设计时，要体现以学生学习为中心的原则，关注学生学业发展需要，围绕教学过程进行设计，引导学生从以获取知识为目的，向学会思考、学会学习的方向转变，提高学生自主学习的能力、分析及解决问题的能力、沟通能力、获取信息的能力、批判性思维能力等。

例如，基础学习模块的形成性评价包括每节课后的自测、PBL 案例讨论后教师给每个学生提供的针对性反馈和建议、期中考试后教师要给学生进行中期反馈。疾病机制模块采用课堂集中反馈的形式对平时考核结果的共性问题进行统一讲解，查找原因。

此外，该模块还使用问卷星、雨课堂等工具发布课堂测验或阶段性考核，实时掌握学生的学习情况，在测验结束后反馈并答疑。在"标本描述和诊断"口试结束后，对考试成绩不够理想的学生进行现场指导和答疑。

临床技能课程 OSCE 结束后，每个考站的主考教师将考试结果反馈给学生，并针对基本技能、基本操作中的薄弱部分进行详细解说，使每一位考生都能及时了解考试情况。对个别学生在考试中不规范的技能操作，教师都及时纠正；对操作不熟练的学生，在完成考试的前提下，创造条件让学生重复操作直至熟练。正因为如此，学生对 OSCE 的评价是：该考核是对自身基本技能的一次全面有效的评价，查缺、补漏、纠错，收获非常大，教师不仅是严格的考官，更是亲密的朋友。

再以儿科学为例。"儿科学"课程学习的形成性评价包括课前测验、课后自测等，目的是鼓励学生自学和自我评价。教师通过在线系统发放测验题并汇总学生答题情况，了解学生的学习动态。"儿科学"见习时的形成性评价包括教师对学生儿科基本技能的考核。每次考核后,教师给予学生面对面的反馈。此外,在小组病例讨论和 PBL 环节,教师也会对学生的表现(包括团队合作、理论和技能、批判性思维等)进行评价和反馈。

在临床实习阶段,我们要求临床教师尝试使用 Mini-CEX 和临床操作技能评估(direct observation of procedural skills, DOPS)等形成性评价。Mini-CEX 是 1995 年,由美国内科学委员会 Norcini JJ 最早采用的,他将传统的临床能力考核(tCEX)进行修订和简化后,用于住院医师考核。2004 年,陈伟德教授将 Mini-CEX 引入到台湾中国医药大学,翻译为"迷你临床演练评量",2008 年前后,大陆医学院校开始引入,翻译为"小型临床演练评量",并在临床医学和护理学等专业推广使用。Mini-CEX 是对学生临床学习进程进行评价并及时反馈,以改进学习的一种评价方法。

Mini-CEX 注重学生与病人的互动,临床教师通过观察学生的表现,给出评估,并反馈给学生,帮助学生有效调控学习过程,以获得更好的学习效果。在门诊、急诊或病房中,直接观察被评估对象的临床工作表现,采用结构化的表格进行评分,并立即给予相应的反馈意见。评价内容包括医疗面谈、体格检查、职业素养、临床判断、解释宣教、组织效能和整体表现七个方面,教师每次可以针对其中一项或多项内容对学生进行测评。

汕医要求每个轮转科室要对实习学生进行至少两次形成性评价,一对一考核与反馈。形成性评价不计入学生实习成绩。

汕医在实施新教学模式之后,以胜任力为导向整合课程,设计临床情境式教学,促进学生主动学习,为此建立起来的系统、多元化的学业考核体系不仅可以有效地检查教学效果与教育质量,还能对学生的知识、能力及专业素养等方面进行评价,尤其注重形成性评价,可以更好地发挥考核的反馈与导向作用,有效促进教与学。

参 考 文 献

[1] COOKE M, IRBY DM, O'BRIEN BC. Educating Physicians: A call for reform of medical school and residency[M]. San Francisco: Jossey-Bass, 2010.

[2] DENT JA, HARDEN RM, HUNT D. Practical Guide for Medical Teachers[M]. 5th ed. Edinburgh: Elsevier Ltd, 2017.

[3] WALSH K. Oxford Textbook of Medical Education[M]. Oxford: Oxford University Press, 2013.

第八章 建立教育教学改革保障体系

新教学模式以课程整合为基础，以能力培养为主线，颠覆了以学科为基础的课程体系，从教学理念、教学模式、教学内容、教学方法到考核与评价，都发生了巨大的改变。这些改变对学校管理提出了挑战。本章将从教学管理、教学资源与条件、教学质量保障体系三个方面阐述如何为新教学模式的改革提供组织管理、资源支持和质量监控等方面的保障。

第一节 创新管理机制，为改革护航提速

以学生为中心的新教学模式改革是一个庞大的系统工程，是需要举全校之力才能实施的教育教学改革[1]。原医学院院长顾江教授深有体会地说："新教学模式的实施，首先要感谢李嘉诚先生的影响力，特别是当时资金支持力度比较大，使汕医有足够的资源来做这件事。其次，汕医的行政执行力非常强，当时医学院的教师和行政管理部门全都被动员起来，这在其他院校是很难做到的。最后，改革要有明确的目标，有决心和精神支撑，汕医的教学改革力度确实很大，教学模块的改革在我来汕医之前就已经开始，汕医人能干实事。"

一、"三驾马车"齐驱并进

如同国内众多医学院校一样，汕医以教研室为单位开设课程，组织教学，而教研室是以学科体系设置的，如人体解剖学教研室，主要承担系统解剖学、局部解剖学、断层解剖学等课程。原有的教学指导委员会与教研室等组织管理架构显然已经无法满足以整合课程和模块化为基础的新模式改革，因此必须架构一个全新的教学管理体系，确保新教学模式的有效运行。学校于2002年教学改革之初，成立了汕头大学医学院新教学模式改革委员会、新教学模式专家指导委员会，并实施模块负责人负责制。改革委员会负责教学改革的顶层设计、资源的调配等，专家指导委员会负责模块内容的审核与确定、教学实施与质量的监控等，模块负责人负责模块教学建设与实施等，逐步形成了改革委员会、专家委员会、模块负责人"三驾马车"齐驱并进的组织管理模式（图8-1）。各组织结构职责明确，分工合作，为教学改革的顺利实施奠定了基础。

（一）新教学模式改革委员会

新教学模式改革委员会（简称教学改革委员会）是新教学模式最高的决策与管理机构，由医学院领导、相关管理部门负责人、附属医院领导与专家代表组成，主要职责包括：负责新教学模式改革的顶层设计；调配各种资源（包括经费、环境与条件、教师队伍建设等）；及时研究解决新教学模式存在的问题，保证改革的顺利实施。

在新教学模式的实施过程中，教学改革委员会始终确保汕医是以教学为中心的，一切

为了新教学模式改革的需要，及时解决改革发展过程中的难点问题和重大问题。如 2004 年临床技能中心第二期的动物手术实验室、标准模拟手术室的建设，必须要按照医院真实的临床手术室的布局进行建设，需要有病人通道与医务人员通道分开的双走廊设计，当时只有医学院的综合楼符合基本要求。为了满足教学与管理需要，教务处与临床技能中心经过反复论证，确定选择技能中心（一期，教学楼三楼）对面的综合楼三楼，两栋楼之间通过原有的空中走廊就可连接在一起，但是需要搬迁药理学教研室和风湿病教研室，这两个教研室压力非常大。教学改革委员会通过多次论证与讨论，决心克服经费与场地等极大的困难，与药理学教研室和风湿病教研室做好充分的沟通协调工作，进行搬迁，确保了临床技能中心二期工程改造的顺利完成。新教学模式第一届学生的手术学教学，如期在新建成的手术室中进行，得到师生的一致认可，也彰显了学校上下对新教学模式改革的决心和力度，增强了改革设计者和参与者的动力和信心。

2005 年，新教学模式首届学生进入临床核心模块的学习阶段，全体学生需要在第一、第二附属医院进行床边教学。与以大班理论教学为主的临床课程教学模式不同，床边教学通常以小组（10 人左右）为单位，在内外妇儿四个科室的三级学科中轮转学习，上午 2～3 人以准实习生身份与临床教师一起查房、观摩各种医疗活动、参与病例讨论等，下午小组床边学习（含见习）。高密度的床边教学，学生必须住在医院或者医院附近，临床教师必须适时有目的地选择病例进行床边教学，这给附属医院带来了前所未有的压力，医院不仅要解决学生住宿和各种教学场地，如教室、示教室、网络、多媒体设备等，还要选择和安排有能力进行床边教学的带教医生。

教学改革委员会从 2004 开始提前两年进行部署，制定各种方案，包括与李嘉诚基金会进行协调，确保经费到位。由于附属医院院长、副院长均是改革委员会的成员，每次讨论临床教学的问题都非常清楚，落实起来也非常高效。硬件的解决领导重视，资金到位，相对比较容易。第一附属医院在内科住院大楼八楼加建一层楼并全部安装空调机，作为学生宿舍，为学生提供良好的住宿条件。第二附属医院在周边住宅小区购买了 40 套商品房，供学生使用。师资的准备难度相对较大，医院制定相应的政策，加大对教学人财物的投入，最终确定核心模块带教教师必须进行全脱产教学，以保证临床教师能全身心投入，2005 年 9 月，新教学模式首届 250 名学生第一次大规模进入第一、第二附属医院进行床边教学，并顺利完成学习。

从 2002 年新教学模式启动，到 2007 年第一届学生毕业，从改革的整体顶层设计到每个模块的具体实施，一环扣一环，环环相扣，教学改革委员会起着非常重要的领导作用。

（二）专家指导委员会

新教学模式专家指导委员会是新教学模式最高的学术机构。主要职责包括：

1. 审核汕头大学医学院新教学模式教学计划，确定各模块教学内容、模块与模块之间的衔接、教学大纲与教学课件等。

2. 审核与新教学模式相关的各项改革方案。

3. 督导新教学模式的落实与实施情况。

专家指导委员由资深且有学术威望的基础与临床专家组成，虽然他们当时也没有课程整合的实践经验，但是他们凭着对汕医的热爱和教学的热情，凭着大胆探索和改革创新的精神，与教学管理者、模块负责人和教师一起探索与实践，为新教学模式改革注入强大的凝聚力与影响力。他们耐心听取意见，仔细分析，全面指导新教学模式的实施与改进，在新教学模式改革中发挥指导与保障的作用，涉及模块的设立、课程内容、教学实施与考核、考试模式等，均需要专家委员会研究决定。

2010 年，随着新教学模式进入常态化实施阶段，为新教学模式改革专门成立的教学改革委员会和专家指导委员会完成了其历史使命，恢复到由教学委员会承担其常规职能。

（三）模块负责人

新模式实行模块负责人负责制，模块负责人在新教学模式专家指导委员会的指导下，全面负责各模块的建设和教学团队组建，保证模块教学工作的顺利实施。为确保教学质量，各模块、各环节均由新模式专家指导委员会审定、把关。

基础与临床的 46 个教研室 200 多名教师先后参与了新教学模式课程计划的筹备实施工作，专门成立了 21 个课题组，完成了各模块教学大纲、教学计划、教学内容、教学进度、教材、课件、教案及题库等的建设。

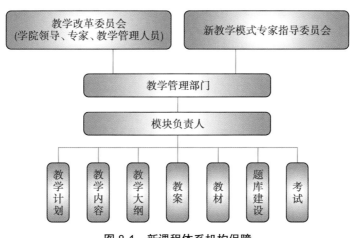

图 8-1　新课程体系机构保障

二、以人为本、建章立制

（一）颠覆性的教学管理变革

打破以学科为主的课程体系，以课程整合为基础进行教学改革的新教学模式，给教学管理带来了颠覆性的变革。首先，课程管理的主要负责人不再是教研室主任，而是模块负责人；其次，以学科为基础的传统课程体系，上课相对集中，多数安排在一个学期完成教学，而在整合课程中，学科内容整合到各个模块，因此各模块的教学时间比较分散，加上模块教学团队刚刚建立，彼此配合的默契未很好地建立。时任教务处处长的杨棉华教授回顾，在汕医新教学模式改革初期（第1～2年内），"三多"和"两大困惑"的教学问题非常突出。"三多"即教学事故多；学生模块课程考试不及格多；模块课程学时数虽然减少，但授课内容多，压缩饼干型的教学，让学生负担非常大。"两大困惑"，一是整合模块没有现成教材，而是根据整合课程的内容选用不同教学参考书，资料繁多，学生不知道如何着手学习；二是教师不知道如何进行模块教学。这些都给医学院领导和教学管理部门带来很大的挑战。通过反复调研分析，发现这些问题有些与教学理念有关，有些与管理有关，更多与教学激励机制不健全、教师对教学改革认识不足、精力投入不足有关。

整合模块教学团队由基础、临床等多学科教师组成，采用模块负责人负责制，管理模式发生改变，教师参加模块的教学似乎与本人所在教研室没有关系，可以说教研室不管他们的教学。而模块设置又是相对虚的课程管理单位，加上教师间配合的默契又未形成，对习惯教研室管理体系的老师们而言，上课前的告知提醒没有了，参加的模块教学又分散，所以教师迟到、旷课等教学事故多了。时任教务处处长的杨棉华教授对当年的情况仍然记忆犹新，"我每天7点30分前到办公室，在8点前后最怕听到办公室的电话铃响，这时打电话最大的可能性是学生告知授课老师还未到教室，或载乘学生到医院见习的校车还未到"。

汕大医［1997］54号、［2001］32号文《关于加强教学管理，杜绝教学事故通知》等文件，对教学事故有严格的界定：迟到15分钟为教学事故，15分钟以上为严重教学事故。对每学年有两次出现教学事故的教师，除处理当事人外，也通报该教研室。有四次者，除当事人、教研室外，相关管理部门也要通报，如果是临床教学，医院教学科长、主管教学副院长也会涉及。同时采取"一票否决制"，教师一旦出现教学事故，不能参加该年度的职称评定及优秀教学、先进教师、教学成果奖等评审，取消年度优秀考核资格、校内浮动聘任资格，也取消教研室年度优秀评审等。由此可见，汕医形成对教学事故非常严格的处理办法，不管涉及谁都按章执行。

但是，面对着新教学模式的改革实施，作为教学管理部门，教务处面对上述问题，不是简单对号入座地处理教师，而是清楚地认识到，这是改革过程中出现的新问题，应该尽快建立与新教学模式相适应的规章制度，如提前告知教师等，最大限度地保证教师不犯错误或者少犯错误，这样才能保护教师对教学改革的积极性，以人为本，以教师为本是汕医当时教学管理的重要理念。

（二）明确职责，管理到位

医学院通过建立一系列严密的管理制度，力求教学管理的畅通。如汕大医［2003］27号文件《加强教学建设与管理提高本科教学质量》明确建立"一把手"工程，从医学院党政一把手到各附属医院院长、教研室主任或主持工作的副主任均为教学质量第一负责人。教学改革委员会作为教学改革机构，全面负责教学改革的管理。各模块负责人和教研室主任在明确了改革目的和任务的基础上，认真组织模块团队设计教学大纲、见习和实习大纲、教案和考试题库，确保教学改革顺利开展。

汕大医［2005］69号文件《关于建立临床学院教学质量监控体系》再次明确附属医院（临

床学院)院长、党委书记是教学第一责任人,主管副院长是教学具体责任人,每个学期至少有两次院务会专门研究教学工作。附属医院建立科教专项基金,保证教学投入;建立教学激励机制,提高临床教师的教学积极性;加强教研室与模块建设,要求各医院要为内科、外科、妇产科、儿科、影像科配备专职的教辅人员,协助教研室(含模块)主任、教学秘书做好日常教学的管理,包括教学任务的落实、教学提醒告知制度和教学资料整理等。教学提醒制度明确要求在授课前一周、授课前三天、授课前一天,连续三次提前告知授课教师。

（三）创新激励机制,激发教改热情

1. 教学与科研考核并重 汕大医[2003]27号文件《关于加强教学工作建设与管理提高教学质量》明确建立有效的激励机制,鼓励一线的教师把主要精力用于教学。具体规定:

（1）浮动聘任制:学校对教师的教学业绩(教学效果、数量、教学研究、成果、教学查房和示范教学等)进行评分,每学年对教师的教学业绩和科研业绩进行排名,前10名(临床教师占总名额的70%、基础教师占30%)给予浮动聘任(研究员/教授)一年,并在教师节进行表彰。

（2）提高临床教师(医院编制)的待遇,特别是脱产带教者,奖金不低于临床医疗同等职称人员(按各医院制度执行),参与医学院教学业绩的评审,保证脱产教学教师的待遇,提高教学积极性。

（3）教学采用"一票否决制",将教学质量与教研室管理、晋升、晋级、校内津贴等挂钩。

2. 明确模块负责人的职、权、利 汕大医[2004]69号文件《加强教学管理确保新模式实施的有关规定》明确模块负责人的职、权、利,明确各模块可以聘任兼职的教学秘书,由模块负责人聘任,报教务处备案。秘书配合模块负责人做好模块教学的日常教学安排,医学院承认其教学工作量(模块总学时数×20%)。教学与科研量化,纳入年薪制。文件也同时对全英教学(工作量按3倍计算)、PBL、临床见习、实习教学、指导大学生科研等工作的教学工作量进行明确规定,纳入学校年薪制。

3. 以评优、竞赛等活动,提高临床教师的教学积极性 临床核心课程床边教学工作量大,参与的临床科室多,参与的医护技类人员(医生、护士、医技等)多,但是不少医务人员认为教学是带教医生的事情,与他们无关,对学生的态度也不理想。为提高教师的教学积极性和教学意识,医学院制定了《汕头大学医学院评选临床"优秀见习指导教师"及"最受见习生欢迎科室"的管理办法》(汕大医[2003]22号文件)。优秀指导教师的评审条件包括:认真带教,能为学生创造最好的学习条件,提供典型案例进行教学,教学规范,对学生严格要求等。每个学期评出10位教师。最受见习生欢迎科室的评审条件包括:关心、爱护见习生,科室创造条件,合理满足教学,对学生严格要求等。每年评出4个科室,同时在最受欢迎科室中评选出2名优秀的护士长和护士。评审均由见习学生投票产生,该年度参加教学工作的第一、第二附属医院医护人员与科室均有资格参加。这些政策的出台,有效地激发了临床医护人员的教学积极性,很好地解决了附属医院临床床边教学改革的难题。

此外,汕医还举行教学查房竞赛、临床技能竞赛、优秀授课竞赛与卓越教学、教学名师等竞赛,起到了以赛促教的作用。

从 2002 年新教学模式实施至 2009 年,汕医先后出台近 50 个教学管理文件,通过建立有效的管理制度与激励政策,不断提高教师的教学积极性,对推动新教学模式起到了重要的作用。

（四）行政部门各司其职,紧密配合

新教学模式之所以能够顺利实施并坚持了 20 年,有赖于医学院历届领导强大的行政执行力。在改革初期,李玉光院长要求医学院一切工作要服从新教学模式的改革。在医学院党政办的总协调下,行政各部门(教务处、人事处、学生工作部与团委、总务处、车队、膳食科等)通力合作、凝心聚力,以教学为中心,以学生为中心,确保新教学模式的顺利实施。

1. **教务处(科教处)**　1997—2008 年由教务处、科研处、研究生、基础部、临床部、设备、电教、网络等部门合并形成科教处,2009 年以后恢复改称为教务处。教务处是协调和落实新教学模式实施的重要管理部门,起着承上启下、统筹协调的枢纽作用。

新教学模式以课程整合为基础,改变以学科为基础的课程体系和基础教育、临床教育与临床实习"老三段"的教学模式,让学生早期接触临床。学生从第一年开始就要从校本部到医学院本部、附属医院进行临床技能教学和临床见习,再从医学院或医院回到校本部,十几公里不断地往返。所以,教学工作就像一辆列车,一门一门的课程(模块)就是一节一节的车厢,管理部门就是要保证列车快速运转。教务处的主要职能体现在四大方面。一是,教务处教学科就像高铁站的调度室,不仅要排好课程表,还要排校车的时刻表,需要与学生、医院、车队等各个环节不断进行沟通协调,工作非常细致,必须确保万无一失。二是,教务处需要全面协调各模块的建设,协助组建教学团队,参与各模块教学内容的讨论,保证模块与模块之间的有效衔接。三是,教务处需要落实各种教学资源,创建临床技能中心,构建临床技能的课程体系,改造基础教学实验室的环境,更新实验教学的设备,改变实验室的管理模式,做到统一管理、资源共享。四是,拓展高水平的临床教学基地,落实好临床教师与管理人员的培训,努力提升教育教学理念与教学能力,保证临床教学的质量。

这些工作,一环紧扣一环,需要有一系列管理严密的制度、有高度负责的态度和牺牲奉献精神的管理人员,才能保证新教学模式快速运转。

令人欣慰的是,在教务处的不懈努力之下,改革顺利进行,得到学生和教师,以及校内外专家的高度认可。2009 年,汕头大学医学院进行临床医学专业认证时,国内外专家充分肯定了我院的教学管理制度和成效。他们在初步反馈报告中指出:"教学管理和课程实施系统完善,教学改革委员会对课程安排和总体教学策略拥有决定权。教务处强有力的领导,与专家指导委员会一起成功地实施了新课程体系的主要改革措施"。专家认为"汕头大学医学院能有这样素质的教学管理人员是幸运的。"

2. **人事处**　人事处加大教师队伍的建设,通过各种途径引入具备国际视野的高学历、高职称的教师队伍。建立专业技术人员年薪制、浮动聘任制、临床教师的教学能力考核与聘任制,实行师德师风"一票否决制度"等,确保汕医教师队伍建设的质量。

进一步完善教师岗位考核和分配制度,对教师岗位考核和分配进行重大改革,人事处从 2006 年开始全面实施专业技术人员年薪制,教师按岗位设置特聘教授、正高岗位、副高岗位、中级岗位和初级岗位,每个岗位分别设一级、二级、三级、四级、五级共五个等级。每个岗位的聘任条件和要求均有详细的规定与明确的量化考核指标,包括教学工作量(教学学时与质量)、科研论文发表数量与质量、科研教学奖项、基金资助情况。每年由教务处、科研处、人事处按照全院的统一标准和条例对每位老师进行绩效考核,教师根据自己作出的贡献,对照标准与条例,既可了解自己的岗位级别与年薪制标准。人事制度改革让每位教师都清晰地知道自己的工作职责,有明确的工作目标,从而做好本职工作。

3. **学生工作部与团委** 作为学生工作与社团管理的主要管理部门,学生工作部在保障新教学模式的顺利实施方面也起了重要的作用。学工部细致做好学生的思想工作,及时了解学生的学习、生活情况,与教务处紧密配合,及时解决教学改革中存在的问题,使学生能积极配合新教学模式的实施。汕医团委负责统一调配社团的各种资源,围绕医学生胜任力的目标组织各种主题活动,如宁养服务、医疗扶贫、HEART 志愿者活动、临床技能协会、科普协会等丰富的社团活动,让学生在做中学、学中做,将医学生的职业精神与职业素养、能力培养从课内延伸至课外。

4. **总务部门(含车队)** 总务部门服从改革的大局,全力发挥好后勤与物质的保障作用,急教学之所急,从教室、实验室的改造与维护,到校车安排都竭尽全力做好。新教学模式需要的交通用车非常多,不仅要将学生从校本部载到医学院本部、附属医院见(实)习,还要送学生到社区实践,工作量大。汕医购进大巴车专门运载学生。20 年来车队的司机风雨无阻、随叫随到,得到学生的高度认可。饭堂也树立服务意识,保证让教师在完成教学工作之后能吃上热菜、热饭。正是有了总务部门有力的后勤支持,师生们才能有精力安心做好教学工作。

三、附属医院彰显教学主阵地的作用

附属医院是临床教学的主要基地,其教学水平直接影响到新教学模式实施的成败。随着新教学模式的实施,医学院将长期以来重视基础教学,逐步转为基础教学与临床教学并重,明确了附属医院作为临床医学专业教学的主体责任地位[2]。

附属医院不仅要完成第 3～5 年级学生临床课程的床边教学、见习和实习等教学工作,还要参与第 1～2 年级系统整合模块的教学,也就是说,临床教师要参与全程的教学。临床教师要从附属医院到校本部或医学院本部参与各环节的教学。更重要的是,临床教师还要参与系统模块的构建和实施,包括课程的设置、教学内容的确定、教学大纲的编写、模块的教学组织、考试考核和教学质量监控等,这对他们提出了更高的要求与挑战。人体结构、机体平衡、心血管与呼吸、消化与营养模块等都需要临床教师参与。比如,临床技能模块是基础与临床重要的桥梁课,跨越 4 个学期,每个学期都需要 20 多位临床教师脱产参与教学,其中包括 12 位内科老师和 8～10 位外科老师,才能保证技能模块教学的顺利进行。

临床核心课程(内科学、外科学、儿科学、妇产科学等)强调在医院的临床环境中进行，以床边教学为主，彻底改变了传统临床教学模式中先大班理论教学，然后集中时间到医院见习的做法。改革之后，大班教学变成小组讨论，10名学生为一组在临床三级学科轮转进行床边教学。上午学生作为准实习生分散跟各位老师一起查房、观摩手术等，下午上课。这是新教学模式临床教学最重要的环节，也给医院增加了几倍于过去的教学工作量。

为应对新教学模式给临床教学带来的巨大挑战，在改革之初教务处花费巨大精力与第一、第二附属医院的领导和管理部门一起，建立临床教学体系、管理体系与教学质量监控体系，保证临床教学顺利进行。

（一）建设好临床教学基地，是保证临床教学的基础

医学院和附属医院的领导都高度重视临床教学的软硬件建设，大力投入建设学生宿舍、教室、示教室和学生自修室等。临床医学专业认证专家对此做出肯定："附属医院的临床教学活动有模块负责人强有力的领导和医院管理人员的出色支持。临床师资和设施得到充分支持，以保证在医院的教学。"

（二）强化临床教学管理与督导，是保障教学质量的前提

为了强化临床教学的管理，医学院制定了专门的规章制度，明确医院党政第一把手是医院教学第一责任人，教研室主任既是教学第一责任人，也是医院医疗主任，有权调配各种资源。第一、第二附属医院分别设立12个教研室，由医学院任命各主任，配备教学秘书，为内科、外科、儿科、妇产科、影像配备专职的教学辅助人员，确保临床教学工作的顺利实施。

此外，各附属医院还同步建立教学指导委员会和教学督导组，督导临床各种教学活动，确保临床教学质量。

（三）建立临床教学激励机制，提高教师教学的积极性

各附属医院加大教学激励机制的建设，不断提高临床教师的教学积极性，确保临床教学顺利进行。为树立临床教师的教学荣誉感，营造教学氛围，附属医院把教学工作量和教学质量纳入绩效考核体系(5%)，并与职称聘任挂钩(20%)，临床教师每年要完成一定学时的本科理论教学任务才能参与高级职称评审。对临床全英教学给予应有的认可，全英教学工作量以3倍计，即1学时按3学时计算工作量。另外，加大教学研究项目支持和教学成果奖的奖励力度。

第二节　教学资源与条件是教学改革的重要保障

一、充足的教学经费是教学改革的前提

与国内多数医学院校相比，汕医的办学经费是充足的。除国家投入和收取学费之外，李嘉诚基金会在软硬件建设方面都给予了持续而稳定的投入，从2002年开始，持续资助新教学模式专项基金，每年200万元，还有杰出医学生科研基金、英语提升计划、教师提升计

划等专项教育基金。教学经费专款专用,由教务处负责,根据汕头大学医学院财务管理制度,经费 10 万元以下由主管教学副院长审批,10 万元以上,要报院务会讨论通过。充足的办学经费和严格的财务管理,不仅保证了教学计划的有效实施,而且为新教学模式教学改革的顺利推进提供了强有力的经济保障。

二、高素质的师资队伍建设是关键

李嘉诚基金会不仅给汕医足够的教学经费支持,更重要的是给汕医带来国际化的教育理念和教育资源。"东西方联盟"是长期得到李嘉诚基金会支持的学校,包括牛津大学、剑桥大学、斯坦福大学、加州大学、多伦多大学、曼尼托巴大学等 11 所世界一流大学,联盟每年召开一次会议,每年都有一个专门的议题用于探讨如何帮助和提升汕医的办学质量,促进了汕医与斯坦福大学、牛津大学等联盟内的高校之间的学术和教育交流。这些学校的部分教师,特别是临床教师,也参与到汕医的全英班教学,对汕医教师起到传、帮、带的作用,既开拓了师生的国际视野,又推动了汕医的教育改革不断深化。

(一)全球招聘优秀教师

汕医长期聘请国内外一流大学的知名教授和教育家参与教学,是汕医加强教师队伍建设、实现教师队伍国际化的重要途径。汕医通过 *Science*、*Nature* 等杂志全球公开招聘教师,吸引了一大批来自美国、英国、德国、日本、加拿大等国家的优秀学者,他们都受过国际化的良好教育,有丰富的国际医学教育和临床实践经验。

(二)选拔教师与管理人员赴国(境)外学习

实施新模式以来,各模块负责人和骨干教师共 300 多人次赴国(境)外学习、考察与交流。2002 年 3 月,基础、临床教研室主任和教学管理人员共 22 人专程赴香港中文大学医学院和香港大学观摩学习;2008 年,所有临床学科主任 100 多人分批到香港威尔斯亲王医院接受两个月的教学培训;2009 年,教学管理人员专程赴阿伯塔大学(Alberta)和曼尼托巴大学(Manitoba)考察;2010 年、2011 年各模块负责人共 46 人分两批专程赴中国台湾中山医学大学、高雄医学大学和阳明大学医学院考察、观摩教学活动;2011 年,临床学院教师赴斯坦福大学、阿伯塔大学等世界一流大学考察学习;2012 年,全英授课教师 60 多人分期分批到香港中文大学跟班听课与教学交流。此外,每年卓越教学奖获得者或全英授课资格教师均可选择到国外著名大学考察学习一周。目前汕医具有留学背景(一年以上)的教师达到40% 以上。

频繁的国际化交流大大提升了师生的国际视野,使汕医的医学教育国际化水平不断提高,2014 年"国际化视野下卓越医生培养的综合改革与实践"获得国家级教学成果奖一等奖。

(三)建立教师成长中心

从 2002 年开始,汕医通过请进来、送出去的方法,加大对教师的培训,特别是转变教师的教育教学理念。2009 年,汕医率先建立教师成长中心,聘请具备国际背景、深谙以学生为中心的现代教育理念、熟悉教师培训工作的教授担任中心主任。中心借鉴国际教师成长中心的成功经验，围绕学院教学改革，为教师提供全方位的帮助，如改善教学方法和教学手段、教学评价等。中心与美国、加拿大、澳大利亚、英国等多个教师成长中心合作，先后举办专题讲座和工作坊，包括提升临床教学能力、循证医学和形成性评价的应用、USMLE 命题等专题，开展全英教学、PBL 教学、留学生教学、全科医学等示范教学活动，为改革提供重要的保障[3]。

汕医教师成长中心本着面向汕医、服务全国的理念，在教育部的支持下，先后与斯坦福大学等知名大学联合举办全国临床骨干教师培训班和 PBL 培训班，北京大学等 100 多所高校的教师参加了各种培训。

三、优良的环境与一流的设施是教学的保障

汕头大学校园位于美丽的桑浦山下，依山傍水，环境优美。主体校园由世界著名建筑公司、北京奥运"鸟巢"的设计者 Herzog de Meuron 规划，将人文与自然结合，创造出独特的校园空间，素有"国内高校建筑之花"的美誉。新图书馆、新校门、真理钟广场、气膜篮球训练馆、奥运标准的新体育馆、新书院、脑干造型的新医学教学中心等均由知名设计师设计，充满现代感与想象力。

对于环境与教育的关系，李嘉诚先生曾这样比喻："学生就像种子，而学校像土壤，教学的方法和环境就如同阳光雨露，教学人员便是栽培灌溉的园丁。种子是否能健全地发芽苗长，而至成为可用的栋梁之材，各方面因素的配合，都起着一定的作用。"他一直秉持着为"孩子们营造梦想"的初心，医学院新教学中心也是他为医学院所有投入医学事业的"孩子"们打造的梦想世界，让他们得以在自由开放式的环境中实现师生无障碍化互动交流。

在汕头大学校园内，远远地就能够看到一座中间镂空的白色建筑矗立在校园西侧一隅，这便是由李嘉诚基金会捐资建设的汕头大学医学院新教学中心（图 8-2）。其设计理念是让主楼坐落在茂盛的亚热带景观环境中，利用各功能组群竖向环绕着一个中央空间进行堆叠，形成"学术环"，在侧面观看有如医学人体大脑解剖结构中的"脑干"。该设计以人体生命的重要功能部位"脑干"作为新教学中心的象征，体现了未来医学院在汕头大学中的地位，彰显"以生命学科为主轴的跨专业、多学科的交叉渗透的人才培养模式与学科发展"的创新性，在建筑史上是独一无二的。

新教学中心的建筑面积近 4.9 万平方米，涵容多种教育功能，有学术报告厅、各种大小的教室和讨论室、实验室、计算机室、人体生命科学馆、模拟医学中心等，配备最先进的教学设备。在教室、实验室和模拟医学中心三大功能组群之间，还设有三个开放式露台，分别位于五楼、八楼和九楼，不仅提高了建筑的自然通风效果，也为内侧各层的功能用房和交通空间提供了自然采光。开放的露台可用于学生活动、学习、交流、休憩或者展览，同时将郁郁葱葱的草木景观引入了建筑，又将视野延展向外部校园景观，成为联系全部设施及功能的重要枢纽，也是跨学科交流和充满活力的校园生活的中心点。

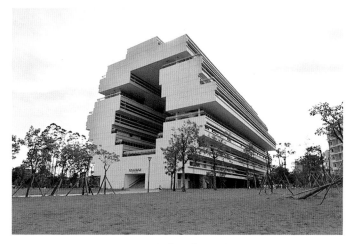

图 8-2 汕头大学医学院新教学中心

　　下文重点介绍位于新教学中心的生命科学馆、基础医学实验室、模拟医学中心和创新创业中心，以及与新教学中心毗邻的汕大图书馆和信息化校园建设。

（一）科学与人文艺术完美融合的生命科学馆

　　人体生命科学馆位于大楼二层，由人体标本展区、数字化解剖展区，以及人文教育与感恩区构成，是新教学中心一个兼具科学氛围和人文情怀的场所。

　　人体标本展区共收藏 600 余个独特的人体标本，包括缤纷的铸型标本、精细的断层标本和塑化标本，体现着科学与美学、传统与现代、人体美与艺术美的有机结合。馆中四具作奔跑姿态的塑化标本姿态各异，展示出人体运动奔跑时的活力与爆发力，张弛有力的肌肉线条勾勒出人体运动时的形体之美。塑化保存的标本都经过脱水、脱脂，所以呈现出来的肌肉组织更匀称、美观。其中最经典的标本之一为正中央一分四的塑化标本，即将奔跑中的人体分为四个部分，线条流畅，展现运动健康之美。篮球和网球是汕大学子的体育强项，汕大学生篮球队在全国大学生运动会中取得过前八的好成绩。将传统的体育强项篮球和网球的元素融入人体标本，更凸显人体在体育健身时流畅优美的肌肉线条，从而传播快乐运动、健康生活的理念。

　　标本展区还包括两个"生命的开始"的主题区，一个是以 3D 形式展现胚胎形成并逐渐发育的全过程的高架台展区，呈现生命的开始；另一个是展现 26 个不同月份的胚胎形态，让参观者感知生命之奇妙与生命之重。

　　在数字化解剖展区，由斯坦福大学开发的 3D 数字化虚拟人体解剖系统，可应用于学生的解剖教学课程，360° 三维展示、分层、重建、切割、旋转、汇聚临床影像案例等。学生可以根据学习需要，跟踪、搜索系统或局部解剖结构，了解临床解剖意义，分析外科手术路径。与现代科技相结合的解剖学课堂，为学生提供了大量逼真的术前演练、模拟 CT 和虚拟手术刀的使用等。这一学习系统满足了学生个性化学习和教师因材施教的需要，将传统解剖学与高科技紧密结合，也为公众展现一个逼真、安全、舒适的人体解剖演示过程，以便了解人体的基本结构。

人文教育与感恩区装饰着潮绣制作的人体解剖图和以英国著名肖像画家卢克·菲尔德斯爵士创作的油画《医生》为蓝本的刺绣作品。该作品由六名潮绣艺术家历时三个月，用手工一针一线绣制而成。刺绣的层次感与美学中强调的光线明暗相结合，彰显了人体的形体美，凸显了作品的厚重感，也显现出潮汕独特的传统文化与艺术魅力，让解剖学这门古老的传统学科焕发活力，同时也给学生展示了医学教育"精雕细刻"的理念。馆中还包括汕头大学医学院 2016 级曾瑞杰同学书写的"中国医学生誓言"。

生命科学馆的设计和未来的运行都基于这样的理念——对公众进行健康宣教活动，为医学生营造科学与人文交织的文化艺术氛围。人体生命科学馆的设计者杨棉华教授感慨道："人体生命科学馆将传统与现代、医学职业精神与潮汕文化紧密结合，通过参观、学习，体会医学职业精神的内涵、学会感恩'大体老师'，学生能更好地了解生命、尊重生命、爱护生命、关注生命。"

2016 年 5 月 27 日，来自 15 个国家的 50 位中外媒体记者参观了人体生命科学馆，纷纷为汕头能拥有这样一所理念先进、环境优美、具备高端教学设备的新教学中心点赞，并在参观后留言，认为人体生命科学馆的建成体现了汕头大学医学院以教育为中心、以人为本的理念，它既是学习医学的重要场所，是职业精神与职业素养的培养基地，也是民众健康教育和科普教育基地。

2018 年，汕头大学医学院人体生命科学馆举行了教育部高校医学人文素质教育基地授牌仪式。

（二）设备先进的基础医学实验室

基础医学实验室的环境与设备是保证教学、提升学生基本能力和科学素养的重要场所。2002 年，汕医按国家标准实验室对基础医学教学实验室进行改造，更新实验教学的设备，成立形态学、机能学、病原学、生化与分子生物学四大实验室，统一管理，资源共享。李嘉诚先生十分重视对学生能力的培养，他提出"要用最先进的设备来培养学生"。2016 年建成的新教学中心配备了 1 亿元的教学设备，基础医学各实验室的教学设施与条件高起点配置，解剖学实验室安装最佳的通风系统、可以移动的解剖台和数字化的解剖人。此外，还有形态学多头数字化扫描仪、病原学进口超净工作台、低温冰箱、酶标仪、荧光显微镜、电泳仪、PCR 仪等，完全能够满足学生进行综合性、设计性、探索性实验的需要。

以生化与分子生物学大学生创新平台为例，该平台先进的设备和开放性的理念，不仅为实验教学，也为医学生创新性培养发挥了重要作用，在 2022 年国家级教学成果的鉴定中，得到专家组的高度认可。

（三）充满人文气息的模拟医学中心

2002 年 5 月，汕医率先建立了设备先进的临床技能中心。初期面积约 2 000 平方米，设有多功能培训室、标准化诊断室、模拟重症监护室、模拟手术室、模拟产房和虚拟腹腔镜训练室等系列临床技能培训室。中心引进全国第一个全自动多功能综合模拟人、虚拟腹腔镜等一大批基于仿真技术、虚拟现实技术及计算机技术的教学模型，并开始招募和培训 SP 用于教学实践。依托于临床技能中心的临床基本技能模块在教学形式、教学方法、技能评价模式及运用现代医学教育技术等方面锐意创新,走在全国前列,成就了"精雕细刻式汕医技能教学模式"的荣誉。

2016年6月,汕头大学医学院新教学大楼建成并投入使用,临床技能中心升级为"模拟医学中心",进一步加大软硬件设施建设,引入亚洲第一台瑞典进口的"虚拟杂交手术台"、全自动生理驱动型综合模拟人、高端模拟产妇、"克洛伊"手术模拟人等一大批高端医学模型与设备。目前,中心已成为一所教学型虚拟仿真医院。更令人印象深刻的是,模拟医院从盲语门牌、ICU家属休息室、儿童乐园,到残疾人厕所、SP的更衣间和休息室,为临床技能教学营造出浓厚的人文氛围,以培养医学生的职业精神与职业素养。

中心自建成并投入使用以来,获得国内医学教育界的广泛关注与高度肯定,先后成为"国家级人才培养模式创新实验区"(2007年)、"国家级实验教学示范中心"(2009年)、"国家级执业医师实践技能考试基地"(2013年)、广东省"虚拟仿真实验教学中心"(2018年)。对中心的详细介绍见第六章第三节。

(四)多学科结合的创新创业中心

2016年11月成立了"汕头大学医学院创新创业中心",中心位于新教学中心六楼,包含医工实验室、学生活动室和学生讨论室。中心以医学生创新教育为根本,培养学生发现问题、深度学习的能力,普及创新概念、传授最新医学发展趋势、解析医疗科技动态和最新运营模式,为汕头大学医学院的学生步入社会做好准备,使他们成为临床和其他医疗相关行业科技进步的引领者。

未来,创新创业中心将继续完善医工实验室设备与推动多学科合作,努力践行李嘉诚先生的期望——"科技是高增长的基石,人才创意是发动机,但社会的包容是燃料,三者合一,孕育出共同学习、共同迭代,让新观点引向新洞见,有升级增值力,有协变力的社会,才能享受连续链良性循环的红利。"

(五)最具特色的图书馆

汕头大学图书馆新馆于2009年6月落成启用,建筑面积约2.1万平方米,设计概念取意自中国的线装书,外部观感造型体现了中国线装书书盒的雅致结构,内涵空间则展示出中国传统书院园林空间的精神理念。新馆设计饱和藏书量56万册,阅览座位2 118个,有27个可供4~10人共同学习讨论的研讨室,是一座集文献收集与传播、学习阅览、交流沟通、科学研究、特色文献(特别是潮汕地方文献)收藏、休闲等多功能为一体的,以自动化、信息化和数字化为标志的现代化大学图书馆。2022年,位于东海岸海边的汕头大学东校区启用,东校区图书馆和学习中心建筑面积4万多平方米,可容纳书籍上百万册,将为学校师生提供舒适实用的阅读空间。

汕头大学医学院也拥有自己的图书馆。图书馆有馆舍面积3 750平方米,设置大开间阅览大厅(126个座位)、学生研讨室(2个,各10个座位)、服务总台、新书展示区、社科期刊与报纸阅览区、休闲区域(配备沙发),为读者提供一个高雅、舒适、休闲、独立、安静的阅览、研究及学习环境。2017年3月，二期装修改造工程竣工并投入使用，设置过刊库、期刊阅览室、外文书库、研讨室、会议室及休闲区。图书馆实行藏阅借三位一体的全开架管理，总藏书量约26.25万册，拥有馆藏期刊2 372种，其中中文期刊1 760种，外文期刊612种。拥有中国生物医学文献服务系统、万方数据知识服务平台、Elsevier ClinicalKey、BMJ、Cell、Web of Science等国内外数据库近20个，同时可以共享访问汕头大学图书馆的电子资源，为教学科研提供全面快捷的文献信息资源服务。

（六）信息化校园的建设

汕头大学校园网为中国教育科研网（CERNET）的成员单位、教育网粤东地区的汇接中心。2002年提出了数字化校园建设目标，包括网络基础、数据中心、基础服务、应用服务、用户门户等方面，逐步构建一个集"教学、科研、管理、生活"为一体的数字化、网络化校园环境，全面支持信息化和现代化的教育模式。

目前校园网信息点2万多个，覆盖全校所有的教学楼、行政办公楼、学生宿舍和教工宿舍。校园无线AP点1 900多个，覆盖教学楼、行政楼、办公楼、实验楼、图书馆、报告厅、食堂等室内区域和步行街室外区域，拥有出口线路四条，带宽2 200M，校园网内部为1 000M主干，并实现了IPv6/IPv4双栈。校园网能够提供各种信息应用系统服务，如WWW、Email、FTP、VOD等，以用户、设备、业务、安全为对象的网络管理，大大提高了网络管理水平和效率。

学校引进和开发了30多个应用系统，支持学校全面的改革和发展。主要有邮件系统、上网认证系统、网上学习平台、协同办公系统、数字化档案系统、学分制管理系统、预约管理系统、学生工作系统、固定资产系统、人力资源管理系统、一卡通系统、网上报障系统、数字安防系统等。

以校园网为平台，学校各职能部门可以开展各种相关的业务，通过各种应用服务平台的建设，协助大学提升对学生管理的理念。学生从入学报到，包括学分制、奖学金管理、宿舍管理、一卡通等，都可以借助应用服务平台进行管理。应用服务平台也覆盖教职工的工作和生活，包括人事信息、职称管理、目标考核等。搭建了完全学分制的教学管理平台，包括学业指南、开课计划、网上选课、教学课件、教学评估、考试安排、成绩管理等。

第三节 完善的教育质量保障体系是关键

以系统整合为基础、以能力培养为主线的全方位的医学教育改革，对教育教学质量保障体系提出更大的挑战，因为课程整合和能力培养意味着需要采用更加灵活、更加多元化、反馈更及时的教学评价制度和课程评估制度。这要求教育质量保障体系必须如学生学业考核体系一样具有形成性评价的功能。实施新教学模式之后，汕医着力健全各类教学评价与反馈制度，建立起更加灵活高效的教学质量保障体系，实现对教学质量的全程监控，保证人才培养质量[4]。

一、建设完善的教育质量保障系统

（一）完善教育质量保障系统是关键

汕医教育质量保障系统随着新教学模式改革而不断完善。学院聘请第三方管理团队，引入 ISO 9001 国际质量管理体系的标准要求，制定了《汕头大学医学院质量管理手册》，建立并保持持续自我改进的质量管理模式。本科教育质量保障系统的基本框架见图 8-3，各委员会、职能部门、教学单位、附属医院等各司其职。

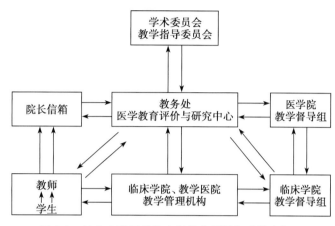

图 8-3　汕头大学医学院本科教育质量保障基本框架

1. **学术委员会**　审核医学院的办学宗旨与目标、专业的设置与建设、人才培养方案的制度更新、教学相关奖惩政策和措施等文件制度，保证人、财、物的投入，确保本科教育在我院的核心地位。

2. **教学指导委员会**　审核医学院重大的教学改革、教学计划、教学实施、教学质量监控和教学管理部门的工作，讨论各专业的人才培养方案与教学各环节，特别注重实践教学环节的实施与监控。

3. **教学督导组**　由基础和临床学科、公共卫生等不同学科的专家组成，对我院教学质量、教学秩序等进行监控，并将结果及时反馈给相关教师、课程负责人或教学主管部门；在教学质量管理、教学理论与实践等方面提供咨询与指导等。

4. **教务处**　为学院教学运行、课程管理、指导专业建设的主要职能部门，直接向主管教学的院领导汇报。

5. **临床学院、教学医院教学管理机构**　负责临床教学计划的落实和实施、监控临床教学，及时反馈各种信息。

6. **医学教育评价与研究中心（以下简称"评价中心"）**　为教育质量保障的具体实施部门，中心挂靠教务处，属于业务部门，在教务处的领导下，负责教育质量监督与评价。

（二）建立三级听课评课制度是基础

课堂授课是主要的教学环节，教学质量的好坏与人才培养质量密切相关，也是学校关注的重点。医学院明确规定各层次的听课制度,三级听课评课制度包括领导、专家/教师和学生听课评课,每次听课均要按照医学院听课评价表(纸质版或电子版),逐项进行评价,特别针对不足与建议,评价表可以线上提交或提交教学科。评价结果可由听课领导或专家直接向授课教师进行及时的反馈,或由教务处进行反馈。

1. **领导听课制度** 医学院领导可定期、不定期地自主听课,或由教务处统一安排听课。学院领导 2~4 次/学年,主管教学院领导 6~8 次/学年,教务处处长(副处长)10~12 次/学年。

2. **专家听课制度** 教学指导委员会委员每个学期听课 4~6 次,督导组成员不少于 20 次/学年,模块负责人(教研室主任)10~20 次/学年,同行专家 6~12 次/学年,可以是自主安排听课,也可参加教务处安排的各种听课。

3. **学生评课制度** 学生是学校的主体和培养对象,充分发挥学生的积极性,让他们广泛参与教学质量的评价与监督,至关重要。

(1)学生广泛参与评课制度:定期或不定期向学生发放授课质量评价表,对教师教学情况、课程内容、教学过程等方面进行评价。

(2)建立网络评课制度:一是,利用学院开发的网上教学质量评价系统,鼓励学生及时对教学情况进行评价,要求 80% 以上的学生参与网上评价,覆盖 100% 的课程。二是,设立网上教学质量反馈专栏,学生对教学问题随时进行反馈。三是,定期举行座谈会,与学生进行反馈、沟通,总结各种教学质量评估信息。

此外,汕医的教学质量评估覆盖所有教学内容。听课、评课内容包括理论课和实验、实践课,其中实践课含床边教学、教学查房、见习、实习等。同时由教务处、医学教育评价与研究中心、各附属医院、教学医院科教科组织期中教学检查,包括医学院领导、管理人员、教师三级听课与学生的评课,召开各种师生座谈会等,适时了解教学情况,及时落实整改问题。另外,适时对毕业生及用人单位进行问卷调查,这也是我们对教学质量重要的评价方式。汕医十分关注对毕业生和用人单位的问卷调查、访谈等,以了解学校人才培养的质量和持续效果。

(三)实施教育计划监督与评价是核心

汕医在《汕头大学医学院质量管理手册》中明确了教育计划修改和制定的流程,确立了教务处主导,教学督导组提供咨询,教学指导委员会审核的职能范围,在此过程充分听取课程负责人和学生对教育计划执行情况的意见和建议。教育计划监督与评价的实施程序见图8-4。

二、发挥督导和评价对教育质量保障系统的提升作用

(一)完善督导专家质量保障体系的建设

通过完善督导专家质量保障体系的建设,发挥其评价和监督的杠杆作用,建立督导专家的工作章程,建设合理的督导专家组专家架构(现职、退休专家比例),赋予督导专家的

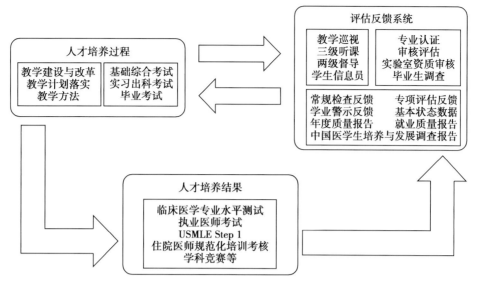

图 8-4　汕头大学医学院教育计划监督与评价的实施程序

职、权、利,更好地发挥专家的作用,真正实现督管、督教、督学,全面提升人才培养的质量。

1. 建立医学院教学督导专家组,对全院的专业建设、教学计划修订、教学管理、教学过程、教学结果、师德与教风学风建设、临床教学基地教学质量等进行全方位的监控,并将结果及时进行反馈,督促有关部门进行整改与落实,并对全院的教学质量管理与实施、理论与实践等方面提供快速有效的咨询和指导。督导专家进入教学现场听课调研,听课频率由早期的期中评估逐渐完善为目前的常态化督导模式,覆盖每个学期所有教学周。以新课程、近5年新入职的教师或前期有负面反馈的课程/模块、教师作为重点考察对象。督导专家根据自己的工作日程在每个学期完成至少20学时的听课调研,评价方式主要有两种:督导专家现场填写纸质版的听课反馈卡,课后交给授课老师并与之进行简单交流,之后及时填写在线问卷,对授课老师进行正式评价,提出优点及改进建议;评价中心同时发布在线问卷让学生填写,取得学生的反馈数据。所有反馈数据经汇总分析,通过邮件同步发给授课老师及其所在教研室或模块负责人。调研发现存在问题的课程或模块,评价中心会安排督导专家随后跟进听课,调查整改情况,形成"听课-反馈-整改"的正向循环。另外,学生督导团队每周向各班学习委员发布问卷,调查教学总体情况,由评价中心将收集到的问题反馈至相关部门或课程/模块负责人进行整改;收到负面反馈的教师,则由督导专家现场核实情况并正向引导改进思路。

2. 完善临床学院教学督导组的建设,聘请教学经验丰富、治学严谨的临床专家建立临床教学督导组,全面督导临床教师的教和学生的学。各临床学院根据教学需要成立临床教学督导组,协助学院教学督导组对临床(含院内、院外)教学质量、教学秩序等进行全程监控,为临床教学质量管理与实施、理论与实践等方面提供咨询和指导;及时向教学管理部门反馈临床学院的教学评价信息,提供建设性意见。临床专项教学检查目前覆盖第一附属医院和第二附属医院的多个教研室和科室,通过向院领导、督导专家、见习/实习生发放问卷,了解总体教学情况，总结优势和问题，从而保障高质量的课程教学。以"汕头大学医学院2021—2022学年度秋季学期临床专项教学检查"为例，持续6周的教学检查共61场，192人次，覆盖28个科室，基本都能遵循规范和要求，评价良好，其中教学管理方式值得推广的科室有24个，教学方法值得推广的教师有40位。但也发现了一些可以继续改善的空间，涉及教学管理、教学安排、教学实施、教学条件等4个方面，由评价中心形成临床专项督导小结，反馈至附属医院科教科作相应整改。

（二）建立师德优先的教师评价机制

高素质的教师队伍是保障教学质量的关键，要重视对教师专业素养与师德素养的综合评价。汕医将人才培养成效作为教师绩效考核评价的重要内容，并从以评价教师知识传授的结果为主，向作为学生学习活动设计者和指导者的工作与成效转变。

（三）强调对学生发展的综合评价

从注重对学生知识的一维评价向注重学生全面发展的多维评价转变。注重学生的学习成果及成长体验的综合评价，基于学习成果、用人单位满意度等反向设计人才培养方案。注重以课程建设、专业建设为核心的教学质量评价，为学生成长提供坚实的保证。为了更好地了解学生情况，从2019年开始，汕医参加了"中国医学生培养与发展调查（CMSS）"，调查内容覆盖医学生培养全过程。

（四）强调效率优先的内部质量评价

坚持以学生为中心、以结果为导向、持续改进、多元参与的评价理念，明晰质量标准创新评价，改进工作机制，健全组织制度保证，加强质量文化建设，与时俱进，构建更加完善的质量监控和保证体系。

参 考 文 献

［1］ 李玉光，杨棉华．汕头大学医学院新教学模式的改革与实践[J].医学教育，2003（6）：4-6.

［2］ 黄东阳，何萍，杨棉华，等．强化医学生临床实践能力的探索与实践[J].中国高等医学教育，2004（2）：48-49+51.

［3］ 张忠芳，辛岗，龙廷，等．汕头大学医学院教师成长中心建立的经验与思考[J].中国高等医学教育，2015（8）：40-41.

［4］ 蔡绍先，杨棉华，林若薇，等．构建医学院校教学质量监控体系的探索[J].西北医学教育，2006，14（2）：147-148.

第九章　教师是教学改革的推动者与实施者

教师是教学过程的组织者和实施者,是保证教学质量的关键。新教学模式的实施、课程的横向整合和纵向整合,最终都要由教师对模块进行设计和具体实施。医学院新教学模式改革之前,大多数教师是传统医学模式培养的毕业生,并不了解课程整合教学模式。为了让老师们尽快了解国际医学教育改革的最新理念,2002 年以来,汕医多次组织管理人员与教师到国(境)外著名大学进行学习,还通过举行各种讲座,承办国际、国内各种医学教育学术会议,尤其是通过系统的教师培训,转变教师的教育理念,使教师成为汕医教学改革的实施者和推动者。

本章在简要介绍汕医具备国际视野和先进理念的教师队伍之后,分别介绍改革早期的教师培训和改革中后期建立教师成长中心(center for faculty development,CFD)之后的系统教师培训,重点分享了为配合新教学模式 CFD 组织并设计的系列教师培训工作坊,展示汕医为满足新教学模式实施的需要,如何大力培训师资、建设整合教学团队,保证新教学模式二十年如一日地坚持下来的。

第一节　建立具有国际视野和先进理念的教师队伍

汕医从本科教育之初就十分注重对教师队伍的建设,在 20 世纪 80 年代初就开始选派优秀的年轻教师赴香港大学、香港中文大学攻读硕士、博士学位。到 21 世纪初,开始通过全球公开招聘学科带头人,一批具备国际视野且能全英授课的优秀教师加盟汕医的教学。

为吸引更多的优秀人才,汕医将建设一流的人才队伍工作放在突出的地位,采取更多和更灵活的政策措施全面提升教师队伍的整体水平。这些政策包括:①岗位设岗公开透明;②岗位条件公开透明;③岗位年薪制标准公开透明;④校外应聘者面试公开透明。近几年,为了适应汕医国际化发展的需要,教师聘任从国内转向全球,向全球招聘具备国际水准的教师队伍。先后有美国、英国、德国、日本、加拿大和荷兰的优秀学者加盟汕医。他们都是在国际著名大学受过良好的教育、并从事前沿研究的优秀人才,同时具备国际医学教育的亲身经历与体验。他们在汕医全英教学、科学研究、新教学模式的改革中发挥着重要的作用,对提升汕医医学教育水平产生了重要的影响。

一、教师队伍的数量与结构

汕医根据精品教学的办学理念来配置各专业、各学科的师资队伍,并根据教学计划变动及时进行补充。截至 2023 年 2 月,汕医拥有教师 462 人,其中 35 岁及以下 52 人;36~45 岁

174人；46～55岁142人；56岁及以上94人（图9-1）。这些教师来自国内外119所高等院校，其中博士学位教师259人、硕士学位教师116人，具有海外背景学习或工作经历占37.5%，已经建立一支高学历、高职称、高素质、具备国际视野的教师队伍。师生比为1∶6.68，为实施精英教育奠定了重要的基础。

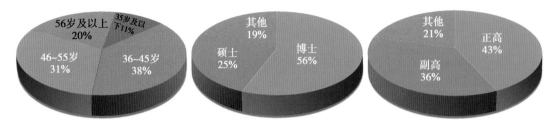

图9-1　汕医专任教师（462人）的年龄构成、职称构成和学历情况

二、教师岗位业绩考核

在岗教师必须具备良好的职业道德、一定的学术水平和教学能力，能承担教学任务和履行教师职责。学校每年根据上述要求对教师进行全面考核。

从2006年开始，汕医全面实施专业技术人员岗位年薪制，基本原则是：科学设岗、岗位聘任、以岗定薪、严格考核、岗变薪变。教师岗位设置为：特聘教授、正高岗位、副高岗位、中级岗位、初级岗位，每个岗位分别设置一级、二级、三级、四级、五级共五个级别。岗位年薪制对每一岗位的聘任条件和要求均有详细的规定和明确的量化考核指标，包括教学工作量（教学学时数与教学质量）、论文的数量与质量、科学研究的奖励、基金资助和教书育人的成就等；由教务处、科研处、人事处按照标准和条例对教师进行考核。每一位教师也可根据自己的贡献和取得的成果，对照标准和条例就可以知道自己的岗位级别和年薪标准。通过年薪制，每位教师都清楚自己的长处和不足，从而明确努力的方向和改进的目标。

附属医院也十分重视临床教学，支持与鼓励教师参与各种教学工作，把临床工作与教学业绩作为临床医生年度考核的重要内容，直接与职位晋升挂钩，使临床教学的贡献得到应有的尊重与回报。

三、教师教育理念的更新

从广义上讲，课程整合不仅仅是一种简单的组织课程内容的方法，更需要有课程设计的理论，以及与其相关的教育理念的支撑[1]。在汕医课程整合完善的过程中，涉及多个层次的医学教育理念、教学方法和手段等全方位的改革，其中首要的任务就是更新教师的教育教学理念，取得教师对新教学模式的理解与认可，使他们成为改革的实施者和推动者，这是新教学模式能够成功的关键。为了使各个模块负责人更新教学理念，汕医采取以下措施：①派出各模块负责人到国内外医学院校学习与考察，学习改革经验；②举办各种医学教育会议，邀请国内外医学教育专家来汕医进行专题报告；③鼓励与支持教师参加国内外重要医学教育会议。这些途径有效地促进了模块负责人的理念更新,保证了新教学模式的顺利实施。

2002 年 2 月,在常务副院长的带领下,汕医组织基础、临床教研室主任、教学管理人员 22 人,专程赴香港中文大学、香港大学考察学习一周,随后又到中国医科大学、四川大学、中南大学湘雅医学院、华中科技大学同济医学院等考察学习。针对新教学模式存在的问题,2005 年,汕医分两批选派 35 位临床学科主任前往香港中文大学接受为期两个月的临床教学培训,让他们通过参与临床教学过程,对新教学模式改革有更加深刻的认识与理解,增强改革的信心。

另外,汕医多次邀请国内外医学教育专家莅汕开展专场讲座,也多次承办国际、国内医学教育研究会。2002 年 12 月,全国第二届医学教育研讨会在汕头召开,时任教育部高校学生司林蕙青司长、高等教育司张尧学司长、王启明处长、全国高等医学教育学会王德炳会长与近 200 所医学院校 300 多名医学教育专家参加会议,在为汕医带来最新的医学教育改革的理念与经验的同时,也听取汕医新教学模式的报告,参观临床技能中心。2004 年 7 月,全国高等医学院校教学管理研究会医学教育研讨会在汕头召开,吴启迪副部长、田永泉副司长、文历阳会长与全国 100 多所高校 300 多名医学教育专家、教学管理专家莅临汕头,进行为期三天的报告,也听取汕医新教学模式改革实施的报告,再次观摩临床技能中心。2006 年全国首届临床技能建设与发展论坛,2011—2013 年、2018 年共四届东西方联盟会议,以及 2013 年第十四届海峡两岸暨香港地区医学教育研讨会都在汕头大学召开。诸多医学教育学术会议的召开,给汕医带来国际、国内医学教育最新的理念和最新的改革成果,帮助汕医师生在国际医学教育的大背景下审视新教学模式的成就,更加坚定持续做好改革的决心。

第二节　改革早期引进来走出去的教师培训模式

2002 年汕医开始启动整合课程时,和国内其他医学院校一样,没有成立教师发展中心。为了推进教学改革,教师的培训主要采用以下几种做法:

一、实践共同体的学习培训方式

课程整合之初,没有成熟的培训者,大家都是学习者、探索者、实施者。教改的实践共同体包括教学管理人员、模块负责人、教研室主任和骨干教师。通过全面系统地到香港中文大学考察学习,将带回来的香港中文大学课程体系(英文资料)进行翻译,组织讨论学习,在消化与吸收的基础上,设计并完善符合汕医人才培养目标的课程体系;针对模块构成、模块内容、学时数等,进行反复讨论,最终达成一致的意见。实践共同体取得的效果可圈可点。以感染与免疫模块为例,模块整合了微生物、免疫学、寄生虫和传染病学的教学内容,而在国内,多数医学院校独立开设上述课程,其中免疫学课程,多数为 50 学时以上,而汕医在感染与免疫中"基础免疫学"只有 22 学时,另外在第 10 学期学生回归基础时,安排"临床免疫学"12 学时,二者加起来只有 34 学时。这个由汕医人通过参考借鉴,再进行"本土化"修改的免疫学教学,并没有影响学生对免疫学学习的效果,学生参加国家执业医师资格考试的成绩,免疫学内容成绩一直高于全国平均分 5 分以上。

实践共同体让汕医教师在改革中摸着石头过河,做中学、学中做,在改革中不断地探索、完善、提升,一步一步地前进。

二、临床教师教学能力考核与培训

规范教学基本技能、提升临床教师的教学能力,是保证临床教学质量的关键。为此,汕医着力考核和培训临床教师的教学能力。

(一)定期考核临床教师的教学能力

根据汕医的规定,理论课必须由副高以上职称的老师承担教学。在新教学模式实施初期,医院鼓励临床教师参加高等医学教育师资培训,医学院人事处、教务处定期对临床教师进行教学能力考核与评价,严格把关,确保教师的教学能力。

(二)全员培训规范临床基本技能教学

2002、2003 年汕医分五批对附属医院的临床教师进行全员临床基本技能培训,规范所有教师的临床基本技能(系统地问病史、体格检查等)教学,要求所有住院医生、主治医生、副主任医生和主任医生都要参加医学院组织的系统培训。培训集中在医学院临床技能中心进行,三天全脱产。通过考试的合格者才能参加临床教学,确保临床教学的质量。

2004 年,在进行教学查房培训的基础上,汕医连续三年举办汕头大学医学院教学查房竞赛,竞赛单位包括第一、第二附属医院与其他非直属附属医院(广东省人民医院、粤北人民医院)。通过竞赛搭建起各医院临床教师互相交流与学习的平台,以赛促培,以赛促教,全面提升新教学模式下以学生为中心的教学查房活动,也提高了临床教学的同质化。

三、校外专家入校讲座和工作坊

(一)PBL 培训

为了推进 PBL 的实施,2004 年 12 月台湾中山医学大学的周明智、李孟智、陆希平三位教授来汕作专题报告,并进行现场演示。学院基础、临床共 220 名教师参加研习班的学习。同时,学校积极开展 PBL 的实践,在系统整合模块和临床核心课程都进行了 PBL 的尝试。2006 年开展 PBL 研习班和教学示范活动,推进 PBL 的实施。

(二)全英培训

汕医聘请外籍教师每周对全英教师进行培训。所有教师可以自由报名参加。参加培训的教师和外教自由讨论,提高教师的英语口语水平。近 10 年来,约有 260 名青年教师接受外籍教师培训。

四、教师对外交流与培训

（一）国际教学交流与访问

在李嘉诚基金会的支持下，汕医与牛津大学、斯坦福大学、加州大学、多伦多大学、阿尔伯塔大学、曼尼托巴大学、爱媛大学、西澳大学、香港大学、香港中文大学、香港理工大学等著名学校建立合作关系。多年来共有 300 多名教师前往上述大学参加专门为汕医设计、以提升教育教学理念和教学能力为目的的国（境）外访学与工作坊。

（二）境外听课

自 2002 年起，汕医多次派出教师、管理人员赴香港中文大学听课与交流。2011 年起每年选派全英班的学生赴香港中文大学学习一年，与香港中文大学同年级学生一起学习，一起生活与交流，课程成绩互认。为了提升全英教师的教学能力，保证全英班学生回到汕医后所接受的教学与香港中文大学的一致，在李嘉诚基金会的资助下，参加全英教学的教师全部赴香港中文大学观摩相应模块的教学。教师一边听课，一边与在香港中文大学的学生见面和讨论，一起讨论教学问题。

（三）校外定制式培训

汕医从 2009 年起分三批对教师进行为期三个月的全英教师强化培训，每批派出基础和临床教师 20 名。广东外语外贸大学国际学院按出国人员强化培训要求，为汕医教师专门设置培训课程，并挑选外籍教师及国内优秀的教师，以小班教学、小组讨论的形式进行授课。虽然主要培训内容是英语语言能力训练，但是在培养教师国际视野方面起到了非常重要的作用。第一期的学员目前都是汕医教学改革的带头人或者骨干。

第三节　改革中后期持续系统的教师培训

为了进一步持续有效培训教师，将培训覆盖到教师成长的全过程，2009 年汕医借鉴美国、加拿大等著名大学教师发展中心的经验，率先建立了 CFD，聘任在美国具有丰富教师发展培训经验的边军辉教授担任首届 CFD 主任。当时，国内对教师发展的概念还很陌生，汕医将之命名为教师成长中心，CFD 作为业务部门挂靠在教务处，全面负责医学院本部和各临床学院的教师培训。CFD 围绕汕医发展的需求，制定总体的培训计划，也可以根据教师的个人发展，量身定制培训项目。CFD 一切为了老师，为了老师的一切，在建立汕医的教学文化与教学品牌，进行教学培训与促进教师发展方面起了重要的作用，是汕医联系教师的桥梁。医学院为 CFD 提供符合教师培训的各种要求与条件，包括办公场地、培训室、网络平台等。CFD 面向汕医、服务全国，与国际著名大学（如斯坦福大学、加州大学、曼尼托巴大学）和全国医学教育发展中心等国内外著名大学或机构建立合作。

一、帮助骨干教师成长为教学专家与培训师

教师成长不同于传统意义上的继续教育，后者是对专业技术人员进行知识更新、补充、拓展和能力提高的一种追加教育，而教师成长则贯穿整个教师生涯，是教师为掌握良好专业实践所必备的知识与技能进行学习的过程。CFD致力于通过培训帮助教师在教育教学方面从入行到入门，直至成为教育专家。

CFD通过培训培训师，使培训可以良性发展和持续进行。至今汕医已经有各级各类的培训师28名。培训师项目不仅服务于校内，也面向全国。CFD组织的PBL全国医学教育成长营已经开展9届。2名培训师同时也是美国医学教育发展基金会（FAIMER）项目的全球培训师；3名培训师是FAIMER中国区域中心的培训教师；CFD同时与深圳市卫生健康能力建设和继续教育中心合作开展培训，并赴全国很多院校开展培训。

CFD的宗旨是"帮助教师提升教育质量，促进汕头大学医学院宗旨和目标的实现"，围绕汕医的教育需求，制定相应的教师发展计划，有的放矢地开展多种形式的培训，"帮助教师激发学生的学习兴趣和主动性、强化学生对所学知识的记忆与应用，提高学生的学习效率，使学生能更有效地学到知识、技能和职业素养"。依据这些理念，针对整合课程的实施和完善，汕医教师成长中心设计了一系列相关的培训活动，并追踪培训的效果。

CFD属业务机构，独立运行，有专职人员、专项经费和场地。目前设主任1名，副主任2名，工作人员2名，教育顾问若干名。主任及副主任均为兼职，是从事教学工作的专职教师，更理解教师的需求，与教师有更好的亲和力，更能让教师感受到教师成长中心作为"教师的帮助者"的使命。

CFD的工作原则包括：

（1）帮助与提升教师教学能力，而不是对教师进行考核或纠正。因此汕医教师成长中心的成员不参与任何针对教师的评价。

（2）实行一对一咨询模式，尊重教师隐私。

（3）根据教师需要设计成长项目。以循证教育为基础，以教师为中心，满足教师对培训内容、时间和地点的需求。如临床教师的培训可安排在教师方便的时间进行，培训地点也会放在医院。

（4）开发网上资源，促进教师自我完善。

（5）与国内外各院校合作，为教师提供高质量服务。

二、全力支持汕医的教育教学改革

2013年，CFD对培训内容进行梳理归类，形成了"I CREATE"（Instructional CREATE）医学教师成长模式，包括教学（instructional）过程中理念（concept）、教学研究（research）、教学评价（evaluation）、教学方法（approaches）、教育技术（technology）、教学伦理和素养

（ethics attitude）。CFD围绕汕医教育教学改革中遇到的各种问题，针对学校发展战略和教学改革创新目标，设计和组织培训，并在此基础上不断推动教学改革的深化，落实改革创新措施。每个模块具体培训内容见图9-2。

CFD建立医学教师成长培训框架，针对医学教师缺乏教育理论和教学技能培训的情况，根据教师的不同成长阶段，将医学教师教学能力提升培训分为5个层次F1~F5（F代表faculty，教师），覆盖教师职业发展全过程（图9-3）。

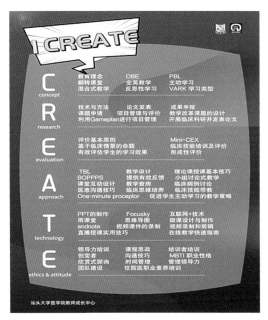

图9-2 汕医CFD"I CREATE"教师成长模式图[2]

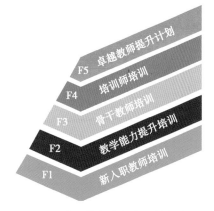

图9-3 汕医教师成长中心教师成长培训框架

F1 新入职教师培训：内容包括学院概况、医学教育基本原理、医学教师基本职业素养、医学教育新理念、教学基本技能培训等，使新教师初步具备教学的基本能力。

F2 教学能力提升培训：完成教学基本技能培训的教师，参加教学能力提升培训，主要包括成果导向教育专题、主动学习专题、临床教学技能专题、PBL专题等，目的是使青年教师成长为教学骨干。

F3 骨干教师培训：包括医学教育研究的设计、教改课题申报、科研基金撰写、项目管理等，提高教师参与教学改革的热情和能力。

F4 培训师培训：从骨干教师中选拔能力强、素质好的老师，接受培训师基本技能培训，打造自己的培训师团队。

F5 卓越教师提升计划：为优秀教师提供进一步提升的机会，资助他们到国（境）外大学进行教学进修、参加国际医学教育研讨会。

三、围绕教育改革目标，制定系统培训

在推进整个课程改革的过程中，CFD利用教师培训更新教师理念、实践教学方法，建立

课程团队，推动整合课程的实施和完善。

汕医 CFD 利用李嘉诚基金会丰富的国际教育资源，与美国、加拿大、澳大利亚、英国等多个教师发展中心合作，先后举办专家专题报告和工作坊。2011—2013 年，汕医 CFD 连续与斯坦福大学 CFD 联合举办"全国临床骨干教师教学能力培训班"，北京大学等 40 所国内知名高校的教师参加了培训。

自 2014 年起，汕医围绕深化教学改革的目的，强调通过临床情境学习医学基础知识，促进学生主动学习，完善整合课程。2014 年培训的重点是推广 OBE 理念；2015 年起系统地进行 PBL 培训；2016 年起强调促进学生主动学习的方法和策略的培训；2020 年进一步推进职业精神与职业素养和专业内容的融合，开启全覆盖课程思政的培训。这些培训的设计思路和效果都有相应文章发表[2-6]。

（一）OBE 培训深化课程改革

为了将教学改革的顶层设计落到实处，CFD 先后组织 OBE 专场培训 17 场次，覆盖到所有模块课程负责人、教学秘书和骨干教师。通过培训，大家统一思想，达成共识。在此基础上，CFD 修订培养方案，修改课程大纲，并为核心课程制定 OBE 教学目标，强调以岗位胜任力为导向进行课程设计，从知识、技能和态度三个维度全面培养学生。

2015 年，汕头大学医学院在全国率先建立基于岗位胜任力的临床医生成长质量评价体系，构建包括态度 - 技能 - 知识（A-S-K）三个层面、36 个评价指标体系，全程追踪医学生成长轨迹、评价教育效果[7]。课程依据这些指标进行设计。

2020 年起，CFD 开始进一步推进课程思政落地，举行了 10 场课程思政专项培训，帮助每一位老师在每一堂课中都将思政元素融入专业教育。

（二）PBL 培训引入主动学习理念

2015 年起，汕医加大力度推进促进学生主动学习的教学改革。CFD 成立 PBL 工作组，进行主动学习课程设计，开展 PBL tutor 认证培训和 PBL 案例审核，规范 PBL 操作流程。

汕医从 2015 年起，每年举行 PBL tutor 培训，至今已经举办 10 期。每期参加的教师人数限额 24 人，每期培训时长 20 学时。根据学院 2015 年下达的 PBL tutor 认证文件，教师必须通过培训拿到证书才能"持证上岗"。没有证书的老师不得带教 PBL。截至 2022 年 6 月，汕医共有 191 位教师获得了 PBL tutor 资格。

（三）教学技能培训促进主动学习理念落地

2015 年起，CDF 进行教师教学基本技能的系列培训，涵盖教学理念、方法、策略、评价等方面。每年进行 1～2 期培训，至今已经完成了 9 期培训。这些教师参加全国和省级的教学比赛屡获奖项。培训内容强调促进学生主动学习、现代教育技术的应用、基础和临床的融合等，有效地促进了整合课程的完善。

第四节　满足教师特定需求的主题培训

一、全英教学师资培训

汕医从模块整合之初就进行双语教学，从 2007 年开始进行全英语教学。全英教学的目的不是为国外培养医学生，而是以国际视野进行教学。对全英教学的师资培训，早期是送教师到国外访学，或参加国内定制的英语能力提升培训班，CFD 成立后设计开展了一系列的全英教师师资培训。

（一）全英教师资格认证

CFD 每年都进行全英教师资格认证。认证的目的是把关全英教学的质量，让最优秀的教师能够进行全英文授课，并且获得相应的 3 倍工作量。没有获得全英资格的教师所上的全英课程不予工作量认定。

全英授课教师申报条件包括：汕医及附属医院承担本科教学任务的教师；有 2 年以上（含 2 年）理论课（含临床小讲课）授课经验或者完成教师成长中心举办的基本教学技能培训并取得证书者。评定程序和要求是：申请者针对本科医学生，准备 10 分钟试讲；评委提问 5 分钟；评委根据全英教学评分标准对申请者进行综合评价。全英资格评审不仅仅评价教师的英文能力，更重要的是评价教师的教学能力。评价表格见表 9-1。

表 9-1　全英资格评审标准

Primary Fields	No.	Secondary Fields	Explanation of the secondary fields	Max Score
Attitude	1.	Dressing	Dressing appropriately for a teacher	10
	2.	Confidence	Presenting enthusiastically, with confidence; Clear and vivid expressions and voice	
	3.	Eye contact	Facing the audience most of the time, with eye contact	
Instructional Ability	4.	Content organization	Having a clear format of the presentation, such as "set, body and closure"	30
	5.	Objective setting	Having clear objectives with behavioral words (e.g. define, list, describe, apply, analyze, demonstrate)	
	6.	Applications	Showing applications of basic principles in the real world or in clinical practice	
	7.	Logicality	Presenting logical thoughts from problem to the solution and conclusion; using flow chart when necessary	
	8.	Defining new terms	Defining new terms; avoiding use of words like "perhaps", " maybe", "in the most of the circumstances"	
	9.	Demonstration	Focused; sufficient explanations of the key concepts and difficult points	

Primary Fields	No.	Secondary Fields	Explanation of the secondary fields	Max Score
Presentation Skills	10.	Interaction	Never reading out of slides; involving students in teaching process actively	30
	11.	Inspiring	Motivating students' curiosity with various stimuli; helpful use of multimedia	
	12.	Illustration	Evidence-based, Properly cited; Showing principles with sound references	
	13.	Slides preparation	Well prepared slides with clear background and words clearly visible to audiences; More pictures, figures, or graphs than words on slides	
	14.	Timing and pacing	Organized; with effective control of time	
English Capacity	15.	Pronunciation	Standard pronunciation of English; proper rate of speech	15
	16.	Spelling and grammar	Correct English spelling and grammar	
Q/A	17.	Oral English	Able to facilitate classroom discussion; swift responses to questions	15
	18.	Appropriate answers	Appropriate answers to questions with welcoming attitudes	
			Total Scores	100

（二）全英教学能力系列培训

1. 临床教师英语培训班。教师成长中心培训导师赴临床医院进行英语师资培训，每周进行英语文献阅读、听说等训练。

2. 举办全英教师英文发音培训班、faculty club、Movie Appreciation、English Lounge、English Teaching Workshop 等活动，帮助教师加强英文发音、口语交流能力和英语教学能力。

3. 全英教师资格认定前，教师成长中心会举行评审标准解读会，以评促教，帮助教师提升教学能力。

二、OBE 系列培训

2014 年起，CFD 先后组织 OBE 专场培训 17 场次，覆盖到所有专业课课程负责人、教学秘书和骨干教师。通过培训，大家统一思想，达成共识。在此基础上，修订培养方案，修改课程大纲，并为骨干课程制定 OBE 教学目标。完整的 OBE 工作坊需要进行 12 小时，主题及主要培训内容见表 9-2。

表 9-2　OBE 工作坊主题及内容

工作坊	主题	主要内容	时长 /h
1	教育成果的设定	• 通识教育的基本目标 • 毕业生基本素养与核心能力的确定 • 实践与反馈：不同专业教育成果的设定	2.5
2	课程目标与教学目标	• 以学生为中心的教育理念 • 成果导向教育原则 • 成果导向教学目标的设立 • 实践与反馈：撰写具体的课程目标及教学目标	2.5
3	教学策略	• 高校教师的角色转变 • 成果导向教学策略的设计原则 • 实践与反馈：为具体的课程设计教学策略	2.5
4	学生评价策略与评价方式	• 成果导向教育评价的核心原则与基本要素 • 学生能力评价标准的设立 • 实践与反馈：为具体的课程设计学生评价标准与方法	2.5
5	以学生能力培养为核心的教学 / 学习技巧	• 问题导向性学习 • 团队为基础的学习 • 跨专业学习（interprofessional education） • 小组讨论式教学 • 为学习者提供有效反馈 • 撰写成果导向的试题 • 实践与反馈：为具体的课程设计促进学生能力发展的教学策略	12
6	建立整合课程体系	• 课程的总目标与学习成果 • 课程整合原则 • 实践与反馈：为具体的课程设计整合模式	2

三、PBL tutor 认证培训

PBL tutor 培训包括三个阶段，共 20 学时。第一阶段为 12 学时的初阶培训，参加培训者要参加"PBL 理念与实践""PBL 过程与 tutor 角色""案例撰写"，以及"评价与回馈"四个领域培训工作坊。这些工作坊的主要目的是建立 PBL 的理念，初步培训作为 PBL tutor 所必需的对带教过程、PBL 案例的要求，对学生进行评价与反馈等技能[3,4]。

初阶培训工作坊由四个相对独立的工作坊组成，培训目标是参加完成四个工作坊培训后，参与者能：①理解 PBL 的理念及其与现代教育理念的关系；②描述并初步实践 PBL 的流程；③解释 PBL 的优势并讨论如何应对挑战；④比较 PBL tutor 与传统教师角色的不同；⑤初步撰写 PBL 案例；⑥讨论 PBL 评价的方法及意义；⑦练习有效反馈的方法。

具体培训方案见表 9-3。

初阶培训完成后，参加者要完成一轮 PBL 听课、参加带教前和带教后会议并撰写报告，再参加高阶培训反思 PBL 的过程及解决相关问题。最后，参与者参加培训考核工作坊，完成 20 题 PBL 相关的情境处理，合格者可以获得 PBL tutor 资格证书（表 9-4）。汕医经过 10 轮严格的 PBL tutor 培训，已经有 191 名教师获得了 PBL tutor 带教的资格证书。

表 9-3　PBL tutor 认证初阶培训工作坊设计

工作坊	主题	主要内容	时长 /h
1	PBL 的理念与流程	1. PBL 与现代教育理念 2. PBL 的基本流程 3. PBL 的优势和挑战	3
2	PBL tutor 角色与带教技巧	1. PBL tutor 的角色 2. PBL tutor 带教基本技巧 3. PBL tutor 面临的困难及处理方法	3
3	PBL 案例撰写	1. PBL 案例的特点 2. PBL 案例撰写的流程 3. PBL 案例的评价	3
4	PBL 的评价与反馈	1. 形成性评价在医学教育中的作用 2. PBL 的评价方法 3. 有效反馈的方法与技巧	3

实习培训的主要目标是参与者完成观摩及高阶培训后，能够做到：①全程参加 PBL 一次课程活动；②识别 PBL 带教过程中教师可以促进学生学习的行为；③明晰 PBL 的流程及团队管控的关键点；④讨论 PBL 促进整合学习的理念和条件。

表 9-4　PBL tutor 认证实习培训和培训考核设计

工作坊	主题	主要内容	时长 /h
1	共同 tutor 培训：PBL 带教前会议	• PBL 案例在课程中的安排 • 案例撰写缘由及主要目标 • 课程 PBL 带教注意事项讨论	2
2	共同 tutor 培训：PBL 带教观摩	• 观摩 PBL 带教全过程，包括第一次案例分析和第二次的分享 • 撰写观摩报告，内容包括对学生的评价、对带教 tutor 的评价、仍需要解决的疑问等	4
3	共同 tutor 培训：PBL 带教后会议	• PBL 带教后学生对案例、教师和团队的评价反馈 • 带教老师对案例的反馈 • 下次 PBL 的安排	2
4	PBL 高阶培训	• 讨论学生在 PBL 过程中的优点和不足 • 对带教老师的评价和反馈 • 讨论及解答观摩报告中的疑问	2
5	培训考核	• 20 个 PBL 带教过程中困难情境的应对 • 讨论 PBL 与整合课程的关系	2

PBL 的培训也辐射至全国。CFD 已经举办 8 届"全国医学教育 PBL 高阶成长营"。主题有 2016 年"困境与前瞻"、2017 年"最佳实践"、2018 年"深度学习"、2019 年"医护人员岗位胜任力"、2020 年"PBL 与医学教育"，已经成为汕医教师培训的品牌之一。

四、教学理念与技能工作坊

教学理念与技能工作坊旨在帮助教师建立理念、实践方法,促进主动学习的理念落地[2]。内容主要包括:

(一)先进的教育理念

大多数教师从未接受过教育学的训练,更多关注的是自己科学领域的发展,而对国际教育理念的发展,尤其对医学教育理念的发展动态所知甚少。因此系列培训特别设计了目前"结果导向教育""以学生为中心的教育""主动学习是最有效的学习""翻转教育"等工作坊,提升教师对当今教育理念的认知。

(二)有效的教育策略

教师目前主要采用的教育策略是大班讲授,那么如何使大班讲授更为有效、促进学生主动学习? 具体培训内容包括:"主动学习策略""撰写有效的学习目标""教育策略的选择""理论课授课技巧"等工作坊。

(三)现代教育技术的应用

医学教师大多从未进行过计算机、互联网等方面的培训,对如何将现代的互联网技术融入课堂抱有极大的兴趣,但是苦于资源和信息有限。因此系列工作坊特别设计"互联网+在高等教育中的应用"高度互动工作坊,激发教师意识到"互联网+",帮助教师使用最新的教育技术。另外,还有基础的"PPT制作"工作坊。

(四)先进的教学方法

教师的作用,不仅仅是授课和告诉学生要学习的内容,而是应该组织课堂活动,帮助学生学习。先进的教学方法可以帮助该理念的实现,如TBL工作坊让教师体验和学习如何在大规模的班级实现以学生为中心的结构化的课堂活动;"小组讨论式教学"帮助教师成为促进学生学习的合格小组讨论带教老师;"如何提供有效的反馈"教会教师如何对学生的学习表现进行反馈。

(五)授课演练及评价

CDF采用"微授课(microteach)工作坊"的方式,让教师根据反馈修改授课内容和方式,是对以上所有工作坊的实践和演练,以便全面检验教师的教学能力提升情况。

培训形式全部采用互动工作坊,在互动过程中,参加教师不仅可以学习新理念和方法,还可以实践这些理念和方法,同时分享经验和听取同行的意见建议。工作坊有多种培训活动,包括示范讲授、角色扮演、互动分享、实操演练、团队学习、讨论分享、亲身体验、互相点评、竞争合作等。培训师需要接受过培训者培训(train the trainer)。

五、课程思政培训

在进行课程整合的过程中,汕医坚持职业精神育素养培养全程不断线,为此,汕医CFD设计了课程思政的培训,旨在帮助教师真正将人文素质培养融入每节课中[5]。

（一）课程思政的维度

根据社会主义核心价值观和四个自信，结合医学教育的岗位胜任力，汕医 CFD 总结设计了医学课程思政的八个维度，旨在系统地开展思政培训，由点到面，由小见大，帮助教师设计课程(图9-4)。

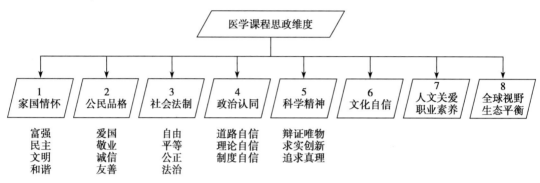

图 9-4 汕医课程思政维度

维度一：家国情怀 医学生首先要具备的核心价值观就是家国情怀，这也是社会主义核心价值观的国家层面在专业课程中的体现。在专业课程中潜移默化地加入体现中国富强、民主、文明、和谐的案例，突出国家繁荣昌盛、百姓幸福安康、人民当家作主、学有所教、劳有所得、病有所医等。

维度二：公民品格 主要思政元素体现了社会主义核心价值观的公民层面，包括爱国、敬业、诚信、友善。可以将大量爱国的科学家、医生的案例引用到医学课程中，例如"衣原体之父"汤飞凡、"乙肝疫苗之母"陶其敏、"糖丸爷爷"顾方舟等，无一不是为了祖国的医疗事业奉献自己的爱国、敬业典范。

维度三：社会法制 主要思政元素是社会主义核心价值观的社会层面，包括自由、平等、公正、法治。自由是人的意志自由、存在和发展的自由，平等是指公民在法律面前一律平等。医学教育中有大量的案例促进学生社会法制层面的价值观塑造。

维度四：政治认同 包括拥护中国共产党的领导，对道路和制度的认同，对国家、民族和文化的认同，对价值观的认同，即道路自信、理论自信、制度自信、文化自信。医学课程中，通过只有在我国的体制下可以完成的任务，例如，只有中国的体制，新型冠状病毒的防治才有可能成功，让学生体会道路自信和制度自信。

维度五：科学精神 包括辩证唯物主义、创新精神等。医学发展过程中，有太多为医学研究奉献的医学科学家的故事，这些医学大家不断追求真理、追求科学的精神，值得学生学习。

维度六：文化自信 在医学课程中融入对中国传统文化、传统价值的认同。文化自信是民族国家传递出的价值观，中国有博大精深的优秀传统文化，例如坚韧不拔的奋斗精神、与人为善的处世之道、和而不同的东方智慧、服务他人、牺牲小我的奉献精神、团队协作、勇于承担社会责任，这些都是中国人民的世界观、人生观、价值观，也是中国人民的文化自信。

维度七：人文关爱、职业素养 人文精神是医学的灵魂。医者之心（HEART）是汕医医学教育一直秉承的理念和实践。将医者之心融入医学教育的专业课程中，强调以病人为中心，仁心仁术。新时期医者职业精神"敬佑生命、救死扶伤、甘于奉献、大爱无疆"，是习近平总书记对广大医务工作者的充分肯定和期许，也是汕医要坚持和弘扬的医学人文精神。

维度八：全球视野、生态平衡 体现同一个世界，健康一体（one world, one health）的理念。越来越多的疾病不仅仅发生在世界的一个角落，例如近些年爆发的新冠肺炎、埃博拉出血热、疯牛病、禽流感，提示医学不仅仅是一个地区、一种动物的疾病，也是全世界必须共同面对和关注的。同时，生态平衡也是必须关注的话题，医学中很多内容体现了生态平衡的重要性，从大的生态到微生态。

（二）课程思政培训工作坊

从 2020 年 10 月起，CFD 开始进行课程思政专题培训。工作坊强调课程中课程思政融入的关键点，具体举措包括：①增加案例教学，自然融入思政；②增加中国元素，体现文化自信；③课程中更多增加讨论环节，让学生主动参与学习；④以小见大，以点带面，贯穿始终。

六、整合课程教学团队建设

整合课程教学团队以模块管理为基础进行建设，团队包括课程（模块）负责人、教学秘书和教师。模块和教研室是相互依存的关系，模块的运行需要各教研室的支持，教研室的教学任务也都在模块中体现。

模块负责人是模块的主要建设者与组织者，不仅要与教务处沟通，还要组建多学科的教学团队，与相关教研室和老师沟通，起着承上启下的作用。模块负责人根据专家委员会确定的教学内容与要求，组织教学大纲的撰写、定期召集集体备课、听课监控教学质量、研究考试内容、形式与要求等。模块负责人在学期初确认该学期的模块教学安排，确保模块教学顺利实施；学期末对该学期的模块教学进行总结。学校要求模块在期中和期末都收集学生的反馈意见，并根据反馈意见对模块进行整改和完善。教研室主任配合模块负责人安排教研室老师参与教学、进行模块建设，同时督促教研室教师参加教师培训。

模块授课教师则根据大纲要求撰写教案，按照进度表进行教学，同时参加模块各种教学活动和教师培训活动，期末除了出试卷、监考和阅卷等工作外，还必须根据学生的反馈意见完善模块教学。

教学秘书协助模块负责人做好课程建设与管理，具体工作包括上传课件、习题试题等资料，整理课程资料，联系团队的教师等。

为激励并有效管理模块，教务处规定，将整合课程学时的 30% 作为管理学时分配给相关人员。模块负责人可得管理学时的 30%，其余 70% 由模块负责人按照教师对课程管理的贡献进行分配，教研室主任、授课教师和教学秘书都可以获得部分管理学时。

为促进整合课程教学团队的提升和进步，汕医要求所有教师参加 CFD 开展的各项教师培训，如 OBE 培训、PBL tutor 培训、教学技能培训、雨课堂培训、教学评价培训等。一般由教务处发布通知，再由 CDF 组织培训，CDF 会记录每位老师的培训情况，并反馈给模块负责人或教研室主任。

教师是教学改革的推动者和实践者，要真正将教学落到实处，必须依靠教师的付出和贡献。让教师能够主动参与教学改革，需要教师从教育教学理念到教学方法都认可，并愿意付诸实践，这些都需要学校的整体管理和对教师的持续支持。教师发展中心可以帮助教师的成长，是推进学校理念和宗旨实现的催化剂和落脚点。

汕医 CFD 定位于教学文化的建设和教师凝聚力的提升，始于草根，播下种子，现在已经生根、发芽和成长。汕医新教学模式、课程整合 20 年，是依靠医学院、教务处、课程模块负责人、教师的持续实践、总结、改进和提升来完成的。这样持续学习和发展的过程还将继续下去，汕医的教改永远在路上。

参 考 文 献

［1］ DAHEL L, BRYNHILDSEN J, FALLSBERG M, et al. Pros and cons of vertical integration between clinical medicine and basic science within a problem-based undergraduate medical curriculum: examples and experiences from Linköping[J]. Medical Teacher, 2002, 24(3): 280-285.

［2］ 辛岗, 吴丹, 陈雪婷, 等. 医学教师教学能力提升培训工作坊设计及评价[J]. 基础医学教育, 2019, 21(4): 335-338.

［3］ 张忠芳, 辛岗. PBL 教师培训手册及指南[M]. 北京: 北京大学医学出版社, 2020.

［4］ XIN G, LONG T, ZHANG Z. Designing and evaluating of a systematically structured pbl tutor training program[J]. Journal of Medical Education, 2016, 20(3): 250-257.

［5］ 辛岗, 苏芸, 张忠芳. 校本教师培训工作坊促进医学课程思政建设的实践[J]. 大学, 2021, 534(40): 94-96.

［6］ 张忠芳, 辛岗, 龙廷, 等. 汕头大学医学院教师成长中心建立的经验与思考[J]. 中国高等医学教育, 2015(8): 40-41.

［7］ HUANG L, LI Z, HUANG Z, et al. The ASK-SEAT: a competency-based assessment scale for students majoring in clinical medicine[J]. BMC Medical Education, 2022, 22(1): 76.

第十章 学生是教学改革的知情者、
参与者和受益者

作为新教学模式改革的主要利益相关者,学生的视角对了解课程改革的真正实施情况和改革效果非常重要。由于整合课程改革所涉及的特定社会、文化和心理基础,学生在改革中的定位和所扮演的角色尤其值得关注。

从课程整合的社会学基础看,自 20 世纪后半叶开始,科学技术渗透到社会的各个领域,信息传播快速,知识更新加快,社会问题变得更加复杂,因此要求有更紧密的人际关系、更迫切的全球合作和更多元的文化需求。这些趋势反射到教育领域,是倡导人们有更多的机会参与到学校教育的全过程、鼓励学习者个性化和多样性的发展[1]。这意味着整合课程必须赋予学生更多的自主性,促进学生对整合课程的理解、促进师生合作,从而保证整合课程的顺利开展。"课程整合既是技术性的过程,也是社会协商的过程"[2]。

从课程整合的心理学基础(即发展心理学)看,当知识互相联结时,学习效果最好,因此课程整合需要将知识放置于情境之中,使知识与实际应用相联系。发展心理学还认为,个体发展应该是认知、情感和态度的和谐发展[1]。因此,课程整合必须聚焦于学习者而不是课程或教学策略,因为进行知识整合的终归是学习者,由整合的经验、整合的知识所带来的整合学习的主体是学生,而非课程设计者。基于此,汕医在 20 年的课程整合改革过程中,一直坚持以学生为中心,注重学生的个体发展,引导学生进行自主学习和主动学习。"以学生为中心"的理念,还充分体现在如何保障学生对整合课程的知情权、适应性和参与度。随着学校整合课程改革经验的积累、教学理念的成熟和课程政策的日趋完善,学生从整合课程改革之初懵懂的体验者,发展至今成为课程整合的积极参与者和最大受益者,可谓不易。

本章以汕医的生源特点为引,介绍我们如何将来自普通家庭背景、培养条件一般的大学新生带入整合课程的征途,一路支持与引导,帮助他们积极、有效地进行学习,最终培养成为较高层次的医学毕业生。

第一节 培养学生的学医动机和自主学习能力

一、生源特点与学医动机分析

汕医的生源主要来自广东省,大部分来自粤东地区,其中有一半以上的学生来自农村地区。发表于 2017 年的一项研究[3]($n=866$)显示,汕医的本科生约有 56% 来自农村,39% 来自小县城;父母亲文化程度在中学及以下的比例分别是 80% 和 85%;家庭人均月收入在 5 000 元以下的占比约为 92%。2022 年的统计数据($n=1\ 867$)显示,汕医的本科生约有 61%

来自农村、乡镇或县级市；父母亲文化程度在中学及以下的占比分别是 47% 和 56%[4]。可以看出汕医的生源结构产生了一些变化，但还是有半数以上的学生来自家境非常普通、经济收入较低的农村或县城（表 10-1）。

表 10-1　汕医生源特点分析

在校生数	2017 年（ *n*=866 ）	2022 年（ *n*=1 867 ）
家庭所在地：农村或小县城	95%	56%
父亲文化程度：中学或以下	80%	53%
母亲文化程度：中学或以下	85%	67%
家庭人均月收入≤5 000 元	92%	/

来自农村或小县城的学生，父母大多数不是务工就是务农，或者操持家务。这些学生的学习成绩显著高于其他生源地学生，原因在于来自农村或小县城的学生能获得的教育资源一般于其他生源地学生，所以他们更加珍惜来之不易的接受高等教育的机会，在学习中表现得更加刻苦，取得好成绩的可能性更大[3]。与此同时，研究还发现：家庭背景因素对医学生学医动机产生一定影响。来自农村或小县城的学生，如果父母为蓝领或农民，其学医的内部动机（求知进取、自我成就）比外部动机（社会地位、治病救人）强烈，将个人发展放在首位，对实践技能要求高，可能更愿意学习一些技术性的具有短期收益的专业。这些动机可能对医学生将来的学业成就、学习策略、人际交往及心理状态等各个方面都有影响[3]。

综上所述，汕医学生家庭背景、父母文化状态、经济收入均比较低，学生获取信息的能力与视野都明显不足，家庭在为学生提供学习资源、创造良好的学习条件方面均较为困难。这是非常不利的一面，但是，我们也发现这些孩子能吃苦、勤奋好学、容易满足，如果我们善于引导，可能会成为好的一面。

汕医的生源特点为整合课程改革带来非常大的挑战：怎样帮助起点低的学生尽快了解和适应整合课程要求，并从学习策略、学习能力和学习方法等方面支持学生进行整合学习？怎样通过知识、能力和素质的整合培养，提高学生的外部学医动机，以救死扶伤为崇高目标，未来成为"医德医术兼优，爱心奉献济世"的好医生？

二、着力培养学生的自主学习能力

社会认知理论认为自主学习（self-regulated learning，SRL）是一个包含了一系列相关联的情景化的思想、行动和情感，以实现个人目标的过程[2]。Brydages 与 Butler[5]认为，医学教师必须向医学生灌输这样的信念：医师的专业责任意味着在整个职业生涯中必须不断提高自己的技能。这要求医学生和医师必须具备自主学习的能力：不断寻找专业发展机会，独立反思、实践和提升。SRL 相关研究为如何培养医学生的自主学习能力提出以下要点[2]：①SRL 技能可以明确通过教学和引导性实践等进行教授；②有效的 SRL 干预措施需要采用情景化(如临床情境)和任务特定(如使用概念图进行学习)的策略;③策略性的反思能促进自主学习的改进。

在整合课程实施过程中,尤其需要学生主动探索知识、主动实践,并主动进行知识整合。因此,汕医非常重视学生自主学习能力的培养,在培养自主学习能力上兼顾上述要点。

汕医对学生自主学习能力的培养分为三个阶段:学习(入门)阶段(导论课程、公共课程对自主学习能力的早期培养)、实践阶段(系统整合模块)和强化阶段(临床核心模块)(图10-1)。在新教学模式改革初期,汕医在公共课程的教学过程中开始引入自主学习的理念与要求。2015年通过开设"主动学习导论"课程,对医学生进行更系统的自主学习教育和培训。学生在进入大学学习的第一周就开始学习主动学习导论课程,目的是改变高中阶段的被动学习习惯,建立主动学习理念。随后整合课程各个模块在教学中应用PBL、TBL、绘制课程图等方式,帮助学生不断实践与掌握主动学习的方法,培养自主学习能力。临床核心模块的床旁教学采取小班授课、TBL、CBL等授课方式,进一步强化学生的自主学习能力,使他们真正成为主动学习者。

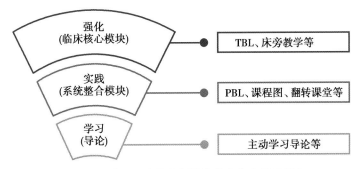

图10-1 汕医三阶段全程培养学生自主学习能力

(一)学习(入门)阶段——主动学习导论

"主动学习导论"课程是专门为1年级新生开设的必修课。新生入学时,往往不清楚大学的学习目的和学习方式。而传统医学课程也主要是针对专业知识和技术所开设的课程,很少能为学生开设学习理论和方法的课程。但是,要成为合格的临床医生,医科生不仅需要具备专业知识和技能,更需具备专业素养、不断学习和追求卓越的能力。这些都只有通过学生的主动学习才能更好地实现。基于此,"主动学习导论"课程旨在使学生在大学学习之初就能够认识到大学的学习目的、学习方法和培养目标。

"主动学习导论"的课程目标是帮助学生转变学习理念,认同和建立主动学习理念,初步实践主动学习的方法,培养自主学习、终身学习的能力。课程以医生的胜任力为起点进行逆向设计,围绕医生胜任力(沟通能力、团队合作、信息管理、临床思维、终身学习等)的培养设计课程内容,共有"明日医生""主动学习策略""PBL理念与实践""文献检索数据库及初步检索方法""互联网+翻转课堂"和"终身学习"六大板块,让学生在学习、讨论和实践中逐步认识到主动学习是成为未来合格医生的最佳途径(图10-2)。

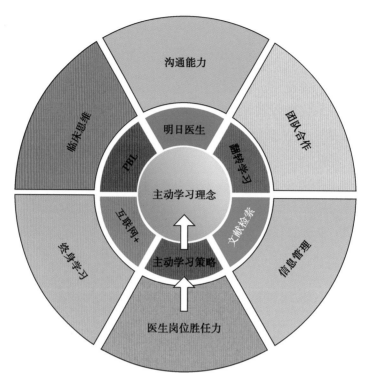

图 10-2 主动学习导论课程框架与内容

为了让学生在课程教学过程中更好地体验促进主动学习的教学方法，课程运用多种以学生为中心的教学方法（如 PBL、TBL、翻转课堂），设计各种教学活动 [如 think-pair-share（思考 - 配对 - 分享）、互相采访、对一个陈述表示赞同或反对、头脑风暴]，采用多种形成性评价模式（如快速回顾、参与调查问卷、写课程总结），并应用雨课堂、问卷星、慕课等教育技术让学生体验主动学习的快乐。

学生对主动学习导论课程评价良好，在三个维度肯定了课程帮助他们建立了主动学习的理念，促进了学习（图 10-3）。本课程也得到了同行的关注和认可，目前是广东省在线开放课程、广东省线下一流课程。

（二）实践阶段——系统整合模块

学生在导论课程初步建立了主动学习理念之后，在系统整合模块的教学过程中，通过应用 PBL、TBL、翻转课堂等教学方法，让学生带着问题学习，进一步掌握自主学习方法、实践主动学习策略，培养终身学习能力。

1. 以 PBL 教学培养学生发现问题、解决问题的能力 汕医从 2002 年实施新教学模式之初，就开始在各系统整合模块中试行 PBL，并于 2004 年邀请 PBL 专家周明智教授、李孟智教授等莅汕指导和培训。2015 年起，汕医聘请关超然教授作为顾问，在汕头大学医学院教师成长中心（CFD）正规培训 PBL 带教老师。老师只有完成三个阶段的培训，通过考核才能获得 PBL 小组老师资格证书，正式参与 PBL 带教。同时，在 2015 级开设主动学习实验班，

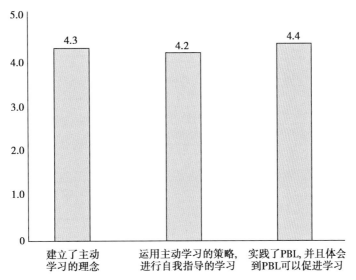

图 10-3　学生评价课程促进了学习（满分 =5 分）

并以此为契机，推动所有模块 PBL 案例的撰写和使用。目前，所有系统整合模块均有 10 个以上自主撰写的 PBL 案例，这些案例经过多轮教学不断地实践和完善，2020 年，《基于器官系统的 PBL 案例丛书》由北京大学医学出版社正式出版。

学生参与 PBL 学习后，普遍认为 PBL 对学习方法训练和思维能力培养很有帮助。以 2020 级学生对感染与免疫模块的 PBL 案例"戴钰的血痰"的评价为例，约有 96% 的学生同意或非常同意该案例训练了自己的学习方法、培养了思维能力。

学生还用简单文字总结自己在 PBL 学习中的收获，这些收获显示，PBL 教学不仅能够培养学生自主学习、主动学习的能力，还培养了他们的临床思维能力：

A. "[我]学会思考，PBL 是主动学习的过程。"

B. "[我]更加理解以'病人为中心'这个概念，有更强的内在驱动力去学习。"

C. "要学会敢说话，思考并提出问题激发学习动力，进而搜集资料。"

D. "让我很好地培养自主学习能力，能够在学习自己专业知识的基础上联系知识点。"

E. "重要的是自主学习，参与讨论，相信自己。"

F. "[我]受益匪浅，病历分析要抓住病因，思考问题的方式应该把各个因素串联起来。"

G. "[PBL]对发展临床逻辑思维很有帮助。"

2. 以绘制课程图等任务驱动主动学习和整合学习　汕医在许多整合模块的教学中，针对青年学生思维能力活跃等特点，有意识地引导他们通过思维图或者课程图的绘制，建立整合式学习的理念。思维图（thinking map），或称概念图（concept map），是通过图形来组织和呈现概念之间的关系，帮助学生对所学知识进行有意义的联系和构建。思维图已被广泛运用于医学教育，实证研究证明，其能有效培养学生的临床思维能力[2]。课程图（curriculum map），或称课程图谱，是运用思维图的形式将课程元素横纵向连接起来，形成有系统、有层次的课程系统。课程图一般由老师完成，以便明确学习内容及其教学顺序。汕医的课程图是在老师的指导下，由学习团队共同完成的，这是学生由被动学习者转变为主动学习者的重要表现。学生在自己绘制课程图的过程中，能主动思考课程各部分内容之间的联系，建立系统的知识架构。更重要的是，这个任务还能够帮助学生理解模块内容如何整合、以什么思路整合，从而加深对整合课程的理解，促进整合学习。感染与免疫模块的课程导图案例见本章附录。

基础学习模块每年都举行"课程图"设计比赛。在模块教学之初，由教师公布比赛规则，全年级学生分组（5~8人/组，可跨班级、专业）筹划课程图的制作，并在模块结束前完成初赛和决赛，使课程图设计比赛成为贯穿模块学习过程的任务。问卷调查结果显示，课程图设计不仅能够激发学生的学习兴趣，也能帮助学生整合碎片化的知识，建立知识间的联系，构建立体的知识架构。大多数学生认为绘制课程图有利于模块的期末复习，50%以上的学生表示，在参与课程图比赛后，他们会运用思维导图进行自学，思维导图成为他们学习的重要工具。

3. 线上课程和翻转课堂模式促进自主学习　从2014年开始，汕医探索将信息技术运用于教学的各环节，更加有效地推动OBE教学模式，构建了以"学习档案"为核心的师生实时互动学习档案管理系统（简称"LPMS"）。该管理系统基于OBE理念，每个课程都设计总学习目标和以每学时为基础的学习目标，教师针对每个学时的学习目标，为学生提供PPT或带音频的PPT、自测题、参考资料、课外阅读和自我提升训练题等教学资源，此外，各课程建立各阶段考试题库、PBL和TBL案例库。通过对每个学习目标的自测成绩、评价情况和学习档案进行统计分析，可以快速准确地检验每个学生是否掌握了预期的学习成果。LPMS有效地推动了学生的自主学习。

目前，汕医已有多门全英和中文的慕课在中国大学慕课和学堂在线上线，其中9门高水平全英慕课（医学病理学、医学影像学、临床组织胚胎学、临床生理学、病理学总论、儿科学、眼科学、护理学基础、学术英语与学术素养）已入选教育部第一、二批输出到印度尼西亚的国际课程名单，推动中国优质教育资源全球共享。线上课程的建设与LPMS一起，为线下开展翻转课堂的学习打下了基础。汕医教师成长中心从2015年开始进行多次翻转课堂的培训，在各课程中都有部分内容进行翻转课堂设计和教学。

以感染与免疫模块为例，学生课前通过LPMS和学堂在线慕课资源进行学习，完成课前任务（低水平认知）。课堂采用案例分析汇报、个人测试和团队讨论等活动促进高层次认知。线上课程和平台以教育技术为助力帮助学生进行自主学习，翻转课堂则通过课堂活动强化自主学习效果，促进知识的应用和转化。

（三）强化阶段——临床核心模块

在临床核心模块教学中，强调在临床环境中的小班教学，每门课程有50%以上的时间进行小组教学活动，如病例讨论、教学查房、设计情境化临床技能教学等，以此强化学生自主学习的能力，促进学生主动学习和探索。

比如，妇产科在见习教学过程中采用TBL，以团队为基础、以学生自主学习和实践应用为主的教学模式。通过建立见习小组微信群、布置课前预习任务，促使学生进行团队互助下的自主学习；根据见习过程中所见的病人设计各组 TBL 教学案例，进行小组讨论和床边教学。研究发现：参与 TBL 教学的学生理论考试成绩更佳，解决问题的能力更高，而且，约有91%的学生认为 TBL 可以激发自主学习的积极性[5]。

第二节　提升学生对整合课程的知情权和适应性

一、帮助学生成为课程整合的知情者和体验者

为使新生在入学伊始就了解新课程体系的设计理念和学习要求，汕医在第一时间安排学习宣讲与动员，并在学习过程的重要时间节点及时对学习情况进行反馈，对下一阶段的学习内容进行介绍与动员，使学生始终保持对课程的知情权，适应课程要求，积极体验学习过程。

（一）安排学习宣讲与动员

为了使学生充分了解新教学模式并有效进行课程学习，对每届学生共安排三次主要宣讲或介绍。第一次宣讲时间安排在新生入学培训，让学生在入学伊始就了解新教学模式与传统课程模式有何不同之处，对未来的学习有了心理准备。第二次宣讲时间安排在第一学年期末考试之后，由教务处负责人详细介绍系统整合模块的内涵、培养目标、教学方式和考核方法，使学生为第二学年开始进行整合模块的学习做好心理准备。第三次时间，在第一次开课时由模块负责人详细向学生介绍该模块的组织思路、教学内容、学习方法和评价方式等。

学生进入临床见（实）习是重要的实践教学环节，医学院教务处会分别举行临床核心模块教学与临床实习前动员会。在动员会上，详细向学生解释临床核心模块的教学特点要求，临床见习、临床实习的基本要求，毕业考试时间和内容，为实习阶段的学习做好准备。

（二）保证及时而有效的反馈

汕医通过推动形成性评价，及时帮助学生识别学习中的不足并提供帮助，使他们在学习过程中体验不断进步的乐趣，成为整合课程的积极体验者。学习档案管理系统（LPMS）设有自测、评价、签到、统计等功能，师生可同步实时评价课前、课堂和课后的教与学的情况。该系统不仅注重课程内容的建设，而且实时记录学生的学习行为，包括师生互动、学生自测、师生评价、资料收集等内容。该系统纵向提供标准化媒介，能够清楚地表达他们对医学能力的期望，并能及时、个性化地监控学习。而学生呈现出来的档案，不再仅仅记录学生的知识记忆能力，还展示了知识应用和问题解决的能力。继 2014 年研发并试行 PC 端功能后，2017 年又建设 UC 平台微信终端学生评教系统并投入使用，实现学生课后对当天课程进行评价、教师实时阅读评价结果，方便教师改进教学质量，也促使学生及时反思学习进度和成果。

除了教学过程中的及时反馈，医学院还定期进行阶段性反馈。教学督导组每个学期期中都对各模块进行现场听课，或到各附属医院、教学医院调研，以保证各医院实习教学质量的同质性。教务处同步开展学生问卷调查和学生代表座谈会，做到口头反馈同书面反馈相结合，集体反馈同个别反馈相结合。

临床见习是非常重要的临床教学阶段。在学生完成临床核心模块与临床见习后，教务处会请教师对学生临床核心模块的学习情况进行问卷调查，了解见习生的组织纪律、主动学习的态度、学生对基本理论知识的掌握情况、学生采集病史、书写病历的能力、学生在床边教学和 PBL 教学中的参与性、学生对知识的综合应用能力，以及沟通能力、人文关怀等职业素养的表现等，并将调查结果和考试成绩及时反馈给学生。

2007 年，在新教学模式教学第一届学生（2002 级）完成毕业考试之后，汕医及时对毕业考试成绩进行总结分析，结果显示，分布在 5 个临床实习医院实习的学生，临床技能考核成绩之间的差异不具有统计学意义，说明各个临床实习医院的实习教学基本符合同质性要求。2015 年，汕医对新教学模式前三届（即 2002—2004 级，2007—2009 届）毕业生的岗位胜任力自我评价和对新教学模式评价进行调查分析。数据显示，汕医的本科毕业生在"收集病人（疾病信息）""与病患方沟通合作""建立团队合作""贯彻以病人为中心的医疗服务宗旨""选择医学检验（检查）项目""运用基本诊断程序"等方面均达到并超出培养标准，说明汕医的本科教育在这几方面都达到较高水平。2016 年，汕医对新教学模式培养下的前十届（2007—2016 届）毕业生共 1 035 人的就业情况等进行了分析。结果显示，新教学模式培养下的毕业生就业单位层次高、绝大多数人从事临床工作。以上两次大型调研数据详见评价篇。

2019 年以后，以"中国医学生培养与发展调查（CMSS）"替代了汕医原来的调查评价系统，每年 1 次，调查内容覆盖了医学生培养的全过程。跨度时间长、涉及面广的调研最终形成完整的调查报告，我们充分利用这些数据有效促进课程计划的完善，改进教学方法，优化教学内容，促进学生学习。如 2017 年，学院在毕业生调查时发现，用人单位认为学院毕业生专业英语的使用能力、SPSS 等软件使用能力相对较弱。对此，我们结合我院生源情况、这些毕业生在校期间的教育计划及其执行情况等数据，修订了教学计划，增加了学术英语等课程。在计算机软件应用方面，推断可能与我们的生源很大部分来自于低收入的农村家庭有关。为此，我们在低年级为有需要的学生开设了计算机应用的选修课，也特别关注家庭有困难的学生是否有足够的计算机使用机会，并增订奖助贷政策。

二、支持学生适应课程学习

除了着力培养学生的自主学习能力，汕医还从以下方面帮助和支持学生适应课程学习：塑造整合学习环境、提供整合学习资源、加强学业指导、支持学生促进身心健康。

（一）塑造整合学习环境

汕医本科生的教学活动集中在新教学中心进行，教学设施集中，设计理念先进。中心共有教室 41 间,其中多媒体教室 31 间(部分具备全自动录播等功能);PBL 教室 10 间,配备一体机、白板等设施,满足 PBL 讨论需要;模拟医学中心总面积近 4 000 平方米,包括模拟诊室、病房、重症监护室、虚拟杂交手术室、标准手术室、腔镜及显微手术室等,是基础学习阶段临床技能培训的主要基地,临床阶段的技能训练主要安排在各实习医院的技能中心进行,保证临床技能培养的全程进行;人体生命科学馆内展出 600 余件独特的人体标本,既是学习医学的重要场所,也是培养职业素养和进行健康教育的基地;另外,中心还配备各种教学实验室和学生心理咨询室。教学中心为学生提供高速、安全、稳定的校园网络,所有配置都有效地保证和支持了师生利用网络及多媒体环境进行教学、计算机考与自主学习。

另外,学生无论在学校、医学院、附属医院还是家中,均能通过 VPN 进入图书馆网站并访问所购买的数据库进行文献检索,极大地方便了学生进行 PBL 等模式的自主学习。

(二)提供整合学习资源

汕医有效利用现有的信息技术,并探索新技术以支持学生自主学习。首先,自主开发的美国执照医生考试系统(USMLE,2008 年)和学习档案管理系统(LPMS,2015 年),为学生提供课程学习资源(电子教材、课件或教学视频、题库)、自主测试和组题、命题、考试、阅卷、考试分析等。学院还购买了 ClinicalKey、Primal Pictures 三维解剖学数据库、万方医学电子图书等数据库,供医学生自主学习使用。ClinicalKey 是爱思唯尔推出的全新医学平台,包含期刊、参考书、临床试验等 12 大类资源,用户可在最短时间内通过简单的方式获取想要的资源;Primal Pictures 三维解剖学数据库是以真实人体的 MRI 扫描数据为基础,建立全面准确的三维立体模型,使用者通过数据库自带的三维动画即可查看精确的人体解剖模型,详细了解其结构与功能、生物学特性及治疗与手术操作过程等信息。汕医还陆续购买了考易机考系统、Lecturio 学习系统、雨课堂专业平台等资源,为促进学生自主学习提供进一步的支撑,同时推进机考和教育测量学的落地。

(三)加强学业指导

日常由班主任、课程教师针对学生的学习情况提供必要的指导;学务科为学习有明显困难的学生提供学业预警,如有不及格、留级情况时,联系学生及辅导员,辅导员通知班主任,共同为学生提供指导,在学生可能无法按时毕业等情况下联系家长。学院的教学督导组,职能之一是对学生的学习过程进行督导,包括学习态度、学习策略、学习风气、学习环境等。在督导组的工作内容中,特别强调对学生自主学习的检查和指导,具体包括以下要点:

A. 学生对各种自主学习机会把握得如何?

B. 对各种教育资源利用得怎样?

C. 学习策略和方法是否适于自主学习?

D. 教师对学生自主学习的指导作用发挥得如何?

E. 学校提供的教学资源和教学环境能否满足学生自主学习的需要？

2021 年 9 月，汕医成立学生学习促进中心（Student Development Center, SDC），旨在促进学生的学业发展。SDC 通过帮助学生建立核心价值观和责任感、创新精神、科学思维、主动学习的方法及能力，以应对他们在个人成长及发展中面临的挑战，真正帮助学生学会学习（图 10-4、图 10-5）。

围绕上述目标及宗旨，SDC 主要活动主题为："医路领航"系列、"课程学长"计划、"学生执委会见面会"、设立学生协会等活动。"医路领航"系列活动定期邀请临床医生为学生做主题讲座，分享学医的经历、主动学习理念及方法对职业生涯的影响；"课程学长"计划针对课程学习开展，邀请优秀的高年级学长对低年级学生针对课程学习进行辅导，包括课程学习之初的适应性辅导、课程中间的重难点辅导和课程考核前的总结性辅导，采取小班

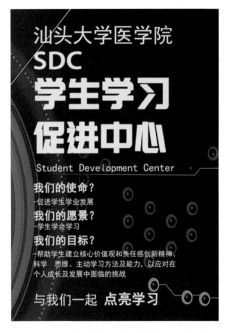

图 10-4　汕医学生学习促进中心海报

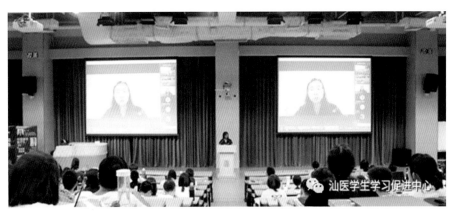

中国援非医疗队"讲述在非洲的故事"现场报告会

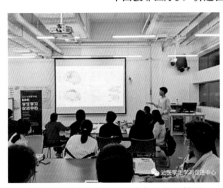

"课程学长"计划之课程适应性学习辅导

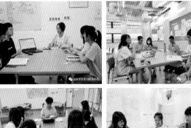

课程学长耐心为学员答疑

图 10-5　学生学习促进中心活动剪影

或一对数位学生的形式，获得了学生的热烈支持与认同；"学生执委见面会"首先将各班学委按自愿原则纳为 SDC 执委，定期开展与各班执委的见面活动，及时跟进各班学习情况，讨论学生的困难和解决办法，帮助搭建学校、管理部门、课程负责人与老师和学生间的桥梁，得到了来自执委及学生们的肯定。同时，SDC 下设了"点亮学习"协会，全面协助 SDC 各项活动的开展，也可依托 SDC 自主规划促进学习项目，进一步为汕医学子搭建促进学习的平台，点亮学生的学习。

以下摘录了学生在参加 SDC 不同活动之后的反馈：

A. 本次活动中，老师分享了许许多多优秀前辈努力实现成功的事迹，我认识到了目标和自律的重要性，获取了更多学习的动力。

B. 思考自己想要的目标是什么是持续的动力。

C. 尽管在人生的道路上会遇到挫折，但是只要自己坚定目标，知道自己想要什么，做好计划，坚持下去就一定会成功。

D. 在学习中应积极锻炼自己的科研思维和科研能力，不要因为困难而随意放弃，并且与身边的人多交流沟通，在与人合作中多思考如何把蛋糕做大，各方共赢。

E. 更加坚定了前进的信念，希望能找到更合适自己的自律方式并坚持下去。

（四）支持学生促进身心健康

医学生的学习压力大，容易导致一些心理问题，尤其是与传统课程相比，整合课程的学习负担更重，更需要学校在身心健康方面给予关注和呵护。学院除了提供体育馆和运动设施帮助学生保持身体健康、缓解学业压力外，还成立了专门的心理健康教育咨询中心，为本科生提供心理咨询指导与服务，配备有专职心理咨询师和兼职心理咨询师，均为国家二级心理咨询师。心理健康教育咨询中心总面积 75 平方米，包括 1 间个体咨询室兼沙盘治疗室，1 间办公室兼案例研讨与督导室。

心理健康教育咨询中心工作内容包括：为学生开设心理健康教育课程；提供心理咨询与辅导、提供心理健康绿色通道；对心理危机事件进行干预和跟踪等服务，对少数有身心疾病的学生进行转介治疗；建立"住宿学院/班级-辅导员-学院领导"三级预警系统，对相关人员进行专业知识和基本技能的培训与督导；指导心理协会、学生同伴心理互助员等学生队伍的工作；定期了解学生的心理需求，组织各类相关活动；定期开展心理健康普查与测量，建立学生动态心理测评档案；建立常规化的心理健康状况测评制度，管理维护医学院心理健康教育网站等。

关心每一位学生的成长，是我们的目标。为了促进学生更加注重临床能力的培养，汕医规定，毕业考试中临床技能考试占 60%，理论考试占 40%，技能考试不及格，不能参加理论考试，要重新进行临床实习。对学校来说，产品不合格，肯定要严格把关。对学生来讲，意味着不能按期毕业，心理压力肯定很大，我们给学生做深入细致的工作，讲明道理，并从生活、学习给学生提供帮助，也及时与学生家长进行沟通，讲明理由，请他们来支持。在这方面，学生学习促进中心也为学生减少压力、纾缓情绪作出重要贡献，不仅通过"课程学长"

计划向学生传授学习方法、学习技能和备考思路,还会邀请专家为学生举行心理健康讲座。比如,中心邀请汕头大学精神卫生中心儿童青少年成长中心副主任李艾医师为学生介绍减压的方法(图10-6)。

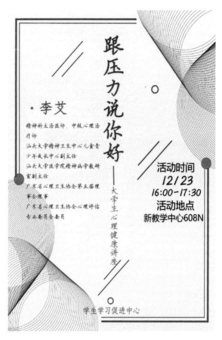

图 10-6 李艾医师"跟压力说你好"海报

第三节 支持学生参与整合课程管理与评价

学生参与(student engagement in learning)有两个方面的内涵:一方面是指学生参与到学习的过程,充分了解所要掌握的知识和技能,积极参与学习;另一方面是指学生参与课程管理和教师教学评价体系[6]。本章第二节已经介绍了学院如何在重要学习节点进行宣讲和动员,保证学生对课程的学习要求具有知情权。本节从学生的视角重点描述学生如何参与整合课程的管理与评估,促进课程教学的优化和改进。

基于"以学生为中心"的教育理念,高校内部质量保障体系的完善与发展离不开学生主体。《中国本科医学教育标准——临床医学专业(2016版)》明确要求学生充分了解教育监督与评价体系,积极参与评价反馈,使相关数据落实于教学课程的改进。学生是知识的建构者,人数众多,其评价具有广泛性、成熟性和公正性的特点,他们对教学效果有最深刻的感受,对教学质量的评价最具发言权,故从学生视角进行教学质量的评价是不可或缺的[7]。

一、学生与学院的信息沟通渠道

从1996年开始,汕医建立院长和书记信箱,学生有什么意见可以直接发信给领导。对学生提出的问题,当时的徐小虎校长明确要求,"学生工作无小事,对学生每一封信、每个问题,相关部门都要有回复,处理结果都要记录在案"。这项举措得到学生的普遍认可。

另外,汕医在教学督导组建立学生信息员队伍(由各班学习委员组成),其主要职责是:

A. 及时收集反馈学生对教学工作的意见和建议。

B. 了解学生的学习状况,对普遍存在的问题及时向教学管理部门及学生管理部门反映。

C. 在学生和管理部门之间建立信息通道,定期联系和沟通。

D. 定期同督导系统沟通情况,交换意见。

二、学生参与教学质量评价和反馈

汕医由教学管理层、课程负责人(教师)和学生干部组成三层教学管理结构与运作模式[8],教学管理层负责引领学院教学,把控教学的整体情况,定期进行检查,及时解决反馈问题;课程负责人主要组织课程改进;各班学习委员则担任"教学质量督导员",每周收集一次课程数据。课程数据包括"客观数据"和"主观数据"。"客观数据"涵盖课堂出勤率、课程资源下载量等,"主观数据"则来源于学生、学委及教师对课堂质量、课堂氛围的观感与体验,以此形成工作评价报表,由医学教育评价与研究中心收集后推送到教务处和相关课程或模块,供参考改进教学质量。各学习委员还会发布反馈问卷至班级群,督促引导同学对阶段性的教学质量进行评分,形成调查报告,并提供给相关部门作为课程改进的数据(图10-7)[9]。

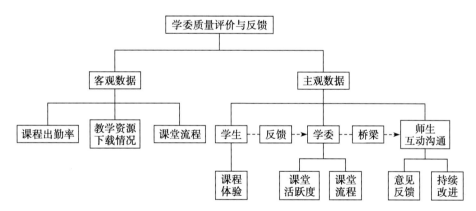

图 10-7 学委质量评价与反馈机制

医学教育评价与研究中心根据这些收集的课程数据,每个学期生成三份教学质量调查报告,在开学第一周、期中、期末进行公布,为进一步改善教学提供依据。

同时,基于信息化技术构建的沟通渠道,如学习平台、微信群等,学生能随时向教师提出学习中遇到的问题;教师通过自测题、网上讨论等评价方式了解学生的学习进展,进行针对性讲解或者教学进度调整。

医学教育的目的是帮助学生获得知识、技能和态度,最终成为合格的临床医生。作为教育的主体,学生必须参与到课程的管理和评估,并能及时获知课程和教师评估的结果,才能积极参与学习,达到更优的学习效果。作为学习的主体,学生必须具备良好的自主学习能力和策略、养成主动学习的习惯,才能成为课程的积极体验者和受益者,而学校也应该基于以上考虑进行改革。汕医在课程整合改革的过程中始终秉承与课程改革一致的"以学生为中心"的原则,大力支持学生、鼓励学生参与课程建设、管理和评价,同时也采取措施创造支持学生学习和专业发展的学习环境,从学业指导到身心健康等方面都给予支持。

但是,在课程改革的不同时期,学生的体验是动态发展的,也是互相影响的。对这一点,时任教务处处长的杨棉华教授深有体会。新教学模式第一届学生,一开始不满情绪非常大,他们不明白,不理解为什么要进行课程整合,也不愿意自己成为改革的"小白鼠"。在几年之后的毕业座谈会上,曾经非常反对改革、每次座谈会都很激动的一名学生动情地说:"我们原先以为自己是汕医课程改革的试验品,但经过这么多年的学习,我体会到我们是最大的受益者。"在学习过程中逐渐克服困难、领会到整合学习魅力的高年级学生也会及时将信息传达给低年级学生,这种良性循环与影响,加上汕医不断优化的课程、逐步跟进与完善的支持体系,尤其是对学生自主学习能力的培养和学习理念的更新,使得学生对整合课程从不理解到理解,从不认可到认可,成为课程的知情者、体验者和参与者。

当然,我们仍存在一些不足之处:很多情况下学生在参与教学指导委员会工作的过程中仍处于被动状态,未能充分参与讨论。因此有必要加强学生主人翁责任感的培养,鼓励学生独立思考,为学生营造更轻松的讨论氛围。另外,在学生干部的带领下,我们需要发动更多的学生参与到课程管理中来,只有当所有学生积极主动去思考以下问题:课程要求学什么?为什么学?怎样学?学习效果如何?怎样才能学(教)得更好?我们才能充分发挥学生的主观能动性,持续改进整合课程,促进整合学习。

参 考 文 献

[1] 韩雪. 课程整合的理论基础与模式述评[J]. 比较教育研究,2002(4):33-37.

[2] WALSH K. Oxford Textbook of Medical Education[M]. Oxford:Oxford University Press, 2013.

[3] 肖英杰,郑琛,陈茂怀,等. 医学生家庭背景、学医动机与学业成绩的相关分析[J]. 中华全科医学, 2017,15(5):834-837.

[4] 汕头大学医学院. 2022年汕头大学医学院本科教学质量报告[R/OL]. (202-2-1)[2023-04-0]. https:// int.med.stu.edu.cn/index.php?action=article&id=29412.

[5] BRYDGES R, BUTLER D. A reflective analysis of medical education research on self-regulation in learning and practice[J]. Medical Education, 2012, 46(1):71-79.

[6] DENT JA, HARDEN RM, HUNT D. Practical Guide for Medical Teachers[M]. 5th ed. Edinburgh: Elsevier Ltd, 2017.

[7] 韩曦,潘宏伟,朱雪莲,等. 教育信息化背景下以学生为中心多元化教学评价的研究与实践[J]. 中国新通信, 2020,22(21):172-173.

[8] 谢健平,郑少燕,王骁,等. 基于TQM理论的网络教学质量保障体系探索[J]. 高校医学教学研究(电子版),2020,10(5):11-15.

[9] 丁小蕴,王骁,吴静韵,等. 医学生在线学习师生互动满意度影响因素探究[J]. 中华医学教育杂志, 2022,42(2):159-162.

附录

免疫学课程图（英文）（作者：汕头大学医学院 2021 级临床医学专业本科生沈树波、肖烽、劳馨仪、吴悦楷、王星宇、吴凌）

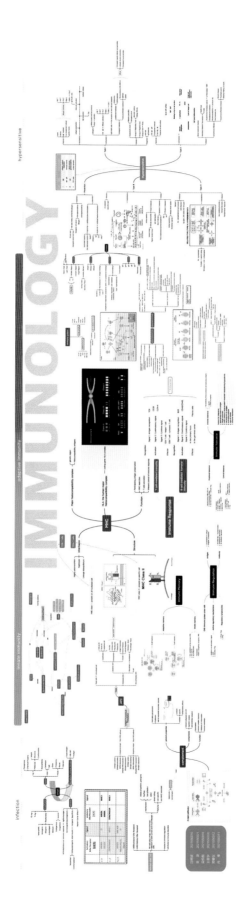

第十章　学生是教学改革的知情者、参与者和受益者

免疫学课程图(中文)(作者:汕头大学医学院 2021 级临床医学专业本科生许晓帆、曾嘉倩、邱馨彤)

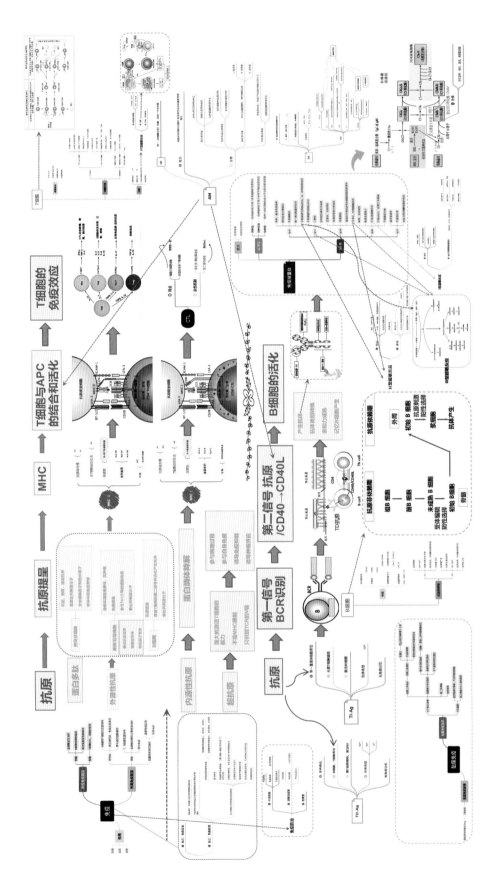

第三篇

评价篇

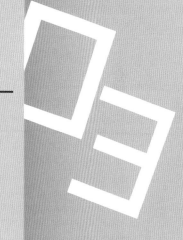

汕医关于课程整合的改革已进行了 20 年,整体改革的效果如何? 从学校自身、同行和官方评价机构等不同角度出发,可能会得到不同的结果。本篇借鉴了 CAPA-CAR 课程评价模型的评价视角对汕医的教育教学改革效果展开评价,以期形成相对客观的认识,并找出其中的成效与不足,为未来发展指明方向。

CAPA-CAR 课程评价模型依据七个步骤,即:背景(context)、目标(aim)、计划(plan)、批准(approval)、收集(collect)、分析(analysis)、报告(report),将内部因素和外部因素与课程的宏观、中观、微观三个组织层面相结合,进行课程评估[1]。该模型强调通过这七个步骤的发展性评估计划(developmental evaluation plan)形成一个评估的闭环,达到通过评估促进持续性质量提升的目的。目前,我们先借鉴 CAPA-CAR 模型的内外部与微宏观相结合的视角对汕医的整合课程进行三个层面的评估。未来,我们希望能够运用 CAPA-CAR 模型的七个步骤进行更加完整、客观和动态的评估。

1. **宏观层面(外部因素为主)** 主要基于三种数据来源进行评价:① 2009 年第一轮临床医学专业认证结果和后续认证委员会对汕医认证进展报告的回复意见、2023 年第二轮临床医学专业认证结果;②基于课程整合理论,分析现行课程情况;③毕业生对课程体系的评价。

2. **中观层面(内部因素为主)** 课程负责人、教师和学生对整合课程的理解和实际运作情况的评价。

3. **微观层面(内部因素为主)** 学生学习结果,包括:①新教学模式从实施至今学生执业医师资格考试结果分析;②学生岗位胜任力和学生学习体验分析;③其他利益相关方评价和毕业生就业情况。

第十一章　教学改革和课程体系评价

本节循着改革初期到改革成熟期的时间脉络,围绕第一轮和第二轮临床医学专业认证的专家评语,以及两轮认证期间专家对整改报告的意见,从外部专家的视角对新教学模式展开评价。

第一节　校外专家课程评价

一、改革初期校外专家课程评价

2005 年"创造医学教育新模式,培养高素质医学人才"获得国家级教学成果奖二等奖,这是汕医新教学模式获得的首个国家级教学成果奖。在教学改革推进过程中,巴德年院士、广东省名牌专业评审专家组组长周殿元教授、全国高等医学教育学会会长王德炳教授、中华医学会医学教育分会主任委员金铮教授、哈尔滨医科大学教务长赵士斌教授等专家学者均对汕医的新教学模式给予了充分的肯定和评价。教育部原高等教育司副司长田勇泉于2009年对汕医教学改革的评价是"定位准确、思路清晰、深化改革、再创辉煌"。专家的认可对汕医持续推进课程改革是很大的鼓舞。

可以看到，专家对汕医这个阶段的整体改革思路和发展方向是持肯定态度的，但如何凸显"精品"和"特色"，如何进一步细化教学改革，专家仍期待汕医进一步的发展。

二、临床医学专业认证专家评价

尽管汕医在改革初期就已在国内崭露头角，但为了进一步全面评价教学改革成果，2009年，汕医在中国医学教育标准颁布后即成为第一个进行临床医学专业认证的学校。当时的认证专家团队包括7位中国专家和2位外籍专家，组长是时任澳大利亚临床医学专业认证委员会主席 Michael John Field。认证专家对汕医的人才培养模式、国际化教学改革等给予高度认可，并于2015年批准了10年的认证有效期。

认证专家在2009年的初步反馈报告中肯定地指出汕医在改革传统的课程结构，特别是按系统模块实现了生物医学学科之间的横向整合方面取得的成绩。在教学方法上，专家认为汕医成功地把说教式的大班授课变成学生更加积极参与的小组教学活动（如临床病理讨论）；鼓励学生参与社区医疗活动，志愿服务的文化气氛浓厚；高年级学生在教学医院有良好的临床实习经历；实验设施完善；教职员工积极热情；教学管理和课程实施系统完善，体现在教务处就是领导有力、教学委员会对课程安排和总体教学策略具有决定权，成功地实施了新课程体系、教学管理体系和课程实施体系。

与此同时，专业认证评价专家组在教学方法、教学理念和纵向整合的方法上也提出了改进的具体建议，如更广泛地采用小组学习和自学的方式、把终身学习技能和循证医学原则的应用安排在更早的课程并与临床课程内容更密切地整合起来、进一步加强基础医学和临床医学课程的整合。这些建议为发展中的汕医提供了优化课程改革的思路和具体指引。汕医按要求分别于2012年、2013年、2015年提交认证整改（进展）报告，得到专家的肯定，获准将认证有效期延至2019年。

三、改革成熟期校外专家、同行、师生的评价

随着改革的不断深入，汕医的改革成果不仅得到专家的肯定，也获得同行的高度认可。2014年，汕医"国际化视野下卓越医生培养的综合改革与实践"获得国家级教学成果奖一等奖。以下是教学成果鉴定专家组形成的鉴定意见：

从2002年以来，汕医针对目前我国医学教育从办学理念、课程体系、教学方法到评价体系等方面与国际医学教育标准存在差距的问题，借鉴国际医学教育标准，在人才培养模

式、评价体系、教师培养、国际交流等方面进行了大胆的探索与实践。首创"以课程整合为基础、以岗位胜任力培养为导向、以学生为中心"的全新医学课程体系；率先引入国际化执业医师质量评价体系，全面评价学生知识，能力与态度；率先建立功能齐全、有专职教师队伍的现代临床技能培训中心；首创临床基本技能国家级精品课程，创建全程临床能力培养体系；全方位开拓国际交流合作途径；率先成立以转变教师现代教育理念为目标的教师成长中心；综合改革全程做到四个不断线，即：坚持临床能力培养全程不断线、坚持英语能力培养全程不断线、坚持医学职业素养培养全程不断线、坚持科学素养培养全程不断线。

该教学成果为国内首创，是与国际标准接轨程度较高的卓越医生人才培养体系。

改革效果达到卓越医生培养结果。本计划已培养12届共3380名学生，已有7届毕业生，知识、技能和综合素质都得到社会的高度认可。国家执业医师资格考试平均分和通过率稳居全国前列，全国大学英语四级考试一次性通过率连续8年为92%～97%，毕业生就业率连续10年达到99%以上。

专家组认为，项目研究思路清晰，立题新颖，设计周密，方法科学，资料翔实，改革力度大，结论可靠，成效显著，具有很高的推广和应用价值，对我国高等医学教育产生着重要影响，在国内同类研究中达到领先水平。专家组一致同意通过教学成果鉴定，推荐其申报国家级教学成果奖。

截至2011年，全国有200多所医学院和附属医院，近万人次专程莅汕考察，学习汕医的课程整合、临床技能教学、OSCE和USMLE等改革经验，学院老师也应邀在上海同济大学、南京医科大学、天津医科大学等60多家医学院校做专题报告，全面推广汕医新教学模式改革。汕医成为教育部"卓越医生培养"第一批试点学校；"国际化综合改革与实践"列入广东省"高校综合改革试点"，并成为"广东省试点学院"。同年，教育部郝平副部长专程考察汕医教师成长中心，观摩教师培训活动。该中心立足汕医，服务全国，已举办五期全国临床青年骨干教师培训班、PBL工作坊等，北京大学等100多所高校4000多人次的教师参加了培训。

汕医倡导让学生在学习中服务，在服务中学习，即通过有计划的服务学习活动和活动后的反思总结，既提高学生的基本技能，又培养学生奉献和团队合作的精神，加深对生命的关爱，提高医学道德修养，达到做事与做人的双重学习效果。"服务学习"项目已经实施了18年，培养学生15届近5000人。该项目由医疗扶贫、宁养义工服务和公益种子培育计划三大部分组成。开始于1998年的全国大学生暑假医疗扶贫体验活动，全国共有82所(次)医学院校的学生参加，分赴青海等7省近50个地区，服务近10万人、其中病人26630人，家访3632户，健康教育60960人。2002年，全国第一家宁养院在汕医第一附属医院建立。目前，全国已经有32家宁养院，90%建在各医学院校的附属医院；全国宁养志愿者17462人，其中60.16%为医学生，共服务18万病人、服务时长34.5万小时。启动于2013年的"广东省医学生公益种子培育计划"在之后的5年里共有10所医学院校、55支公益团队、1 674名医学生参与,提供医疗服务8 600人次,卫生公共教育服务达119 324人次。这些数据体现了汕医所倡导的服务学习、职业精神培养在国内医科院校中的重大影响。2018年,汕医"医学人文教育的回归与创新——以HEART为核心的医学职业素养培养模式探索与实践"获得国家级教学成果奖二等奖。以下是教学成果鉴定专家组形成的鉴定意见:

该成果围绕当今医学教育的热点与难点问题,自2010年以来,将医学生职业素养的培养融入专业教育,构建全过程、多学科、多视野、多角度的医学教育与人文教育有效整合的医学生职业素养培养综合体系HEART。通过探索和实践创新医学生职业素养培养模式,形成了知行合一的医学人文培育理念,设计了潜移默化的隐性课程培育模式,十多年来持续开展服务学习实践模式,实施了补偏救弊的形成性评价新体系,同时为发挥各院校职业素养培养的优势,构建了多院校、多学科、多角度的医学生职业素养培养协同育人中心。

该教育成果在教育理念上进行创新,建立"人文素质培养与科学素质培养相统一、医德教育与医术教育相统一、学校教育与学生自我成长相统一"的医学生职业素养培养框架,达到传授知识、传输技能和灌输职业价值的一体化。该教育成果以"HEART"为医学人文精神培养的核心,通过显性课程,将人文科学、行为科学、社会学、哲学、自然科学与医学课程的整合,构成"HEART"最基本的内容。按医生岗位胜任力的标准,将职业素养的学习目标和内容分解、落实到各门课程,实现知识、技能、态度的同步习得,使"人文精神"的概念具体化,变成可意会言传、可操作、可观察、可评价,解决职业素养"评价、量化"的难题。该成果基于"医疗扶贫、宁养"两个全国性的医德实践平台,引入服务性学习理念,在老师和高年级学生的指导下,学生经历从项目设计、培训、实施、反思的完整过程,在服务中感悟人文精神的内涵。"全国大学生医疗扶贫项目"至今已有全国82所(次)高校教师和学生参与,创建了不同高校人文精神交流的平台。

该成果重点强化隐性课程的嵌入性,将人文精神的目标和内容融入各门课程,使每位教师在教学过程中体现职业素养的内涵,并发挥言传身教的榜样作用,并随着临床实习课的学习不断丰满,帮助学生感悟、体会好医生的形象;"HEART"的内涵也贯穿在校园、医院的人文环境的建设中。构建贯穿全程的多渠道的职业素质评价方法体系,开发"基于IT技术的在线实时评价量表",在小组讨论、技能操作、临床实践中对学生进行实时评价与反馈,全面评价学生的能力。

该成果在教育理念、教育模式、教育手段、评价体系、培养机制上进行创新,加强了课程体系的顶层设计,发挥隐性课程在职业素养培养上的重要作用,注重将职业素养培养融入专业教育过程。注重成果的推广应用效果,其中服务性学习项目,坚持18年、全国数万师生参加;综上,HEART课程体系构建相对完善,通过与职业素养课程体系设计相适应的多种教学方法,有效促进课程目标的实现,可以支撑实现职业素养良好的医学人才培养目标。

专家组认为 HEART 成果教育理念先进,立题新颖,设计周密,思路清晰,方法科学,是对医学生职业素养的培养模式、机制和途径的很大创新,具有很高的建设和推广应用价值。

四、临床医学专业综合整改报告的专家的建议

在第一轮专业认证中,专家组提出的改进建议促使汕医持续改进,并在随后的十年里不断优化教学方法与教学理念(更多采用 TBL、CBL 和 PBL 的授课方式,将形成性评价和过程性评价纳入学业评价体系等),不断强化纵向整合(更多临床医生参与基础课程教学、所有学生参加早期预见习和社区实践等),并建立教师成长中心,形成对教师持续的培训制度。

2019 年,汕医向教育部临床医学专业认证工作委员会提交认证最终综合整改报告,专家组在回复中肯定了汕医在认证后十年的建设和持续改进中所取得的显著成效,其中包括:①不断完善人才培养方案,运用各种教学方式和手段,着力培养学生的主动学习精神、创新精神、医学人文精神;②注重师资队伍建设,在引进人才的同时,依托教师成长中心,提升教师教学能力;③在教学管理、教学评价、科研、教学资源、基础设施与临床基地建设等方面都有较大的进步。

五、第二轮临床医学专业认证专家评价

2023 年 4 月 9—13 日,专家组对汕头大学医学院临床医学专业进行第二轮认证的现场考察。专家组认为,在首轮认证后十余年的发展过程中,汕医的办学宗旨和办学定位进一步明确。学校培养"医德医术兼优"的高素质医学人才,服务人民生命健康的办学宗旨和立足广东、面向全国,建设高水平教学研究型医学院的办学定位符合学校目前的状况。

专家组认为,汕医注重医学教育理念的更新和传播,持续探索医学教育改革,保持了汕头大学医学院医学教育改革的态势,取得了一定的突破,赢得了同行的关注,走在同类学校的前列。专家组肯定汕医在教学改革和人才培养方面所取得的成绩,认为"医学院通过长期的探索与实践,建立了一套相对完整的系统整合式课程体系。尤其值得关注的是,该课程体系注重加强学生人文意识、自主学习能力、终身学习能力和科学研究能力的培养。其中,'医者之心'课程设计符合立德树人的培养理念;各临床学院积极开展医学生临床情境教学,实施临床核心课程床旁教学方式,受到学生的普遍欢迎,专家组印象深刻。"其次,由一系列理论课程和实验课程搭建的本科生创新创业教育平台,加强了对学生创新意识的培养。汕医师生积极向上、乐于教学,给专家组留下深刻的印象。专家组肯定了教师成长中心在组织教师发展活动、传承优良的教学传统、持续提升师资队伍教学理念方面所起的重大作用。

专家组也指出,需进一步加强医学教育教学改革的顶层设计和系统谋划。他们提出宝贵的指导意见:培养方案学时数普遍较高;部分课程内容重复,需进一步完善;对早期接触

临床的内涵认识需要进一步加强;终身学习与主动学习作为现代教学理念不宜以具体的课程形式体现,应融入教育计划全过程。这些意见为汕医进一步深化改革指明了方向。

总体而言,二轮临床医学专业认证对推动汕头大学医学院的新教学模式改革发挥了重要的作用。

第二节　基于课程整合理论的课程评价

本节从医学课程整合的理论视角对汕医现行课程进行分析和点评,首先介绍 5 年制临床医学专业的课程时间安排和进度安排,从中可看到横纵向的整合脉络,以及各模块之间的有序联系;其次,是运用整合学习的原则,以"生殖 - 性 - 发育生长"课程为例,具体分析课程所具备的促进整合学习元素,然后对汕医 11 个系统整合模块和 4 大技能模块具备的整合元素进行列表汇总。

一、整合课程体系评价

汕医的课程体系将基础与基础、基础与临床、疾病与健康、医学与人文自然科学、公共预防医学等学科知识进行整合,包括基础 - 基础、基础 - 临床的横纵向整合模式,也包括贯穿全程的医学人文与健康、临床基本技能等纵向整合课程模式。如图 11-1 所示,医学人文与健康模块贯穿第 1～6 学期,系统整合模块始于第 2 学期,自第 3 学期起同时穿插技能模块,而早期接触临床安排在第一学年之后的预见习,之后是贯穿整个培养过程的社会及医疗实践。

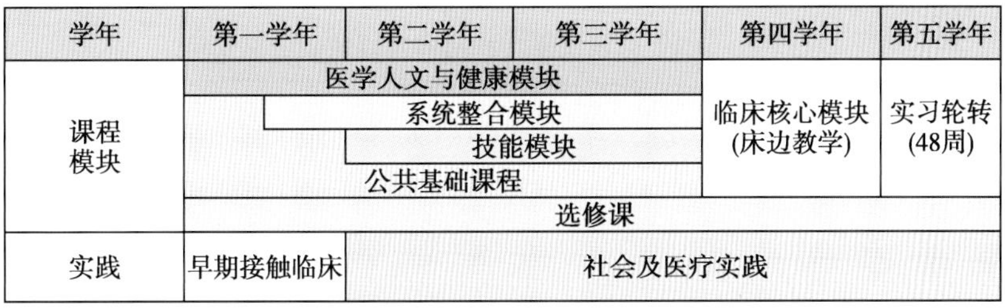

学年	第一学年	第二学年	第三学年	第四学年	第五学年
课程模块	医学人文与健康模块			临床核心模块（床边教学）	实习轮转（48周）
		系统整合模块			
		技能模块			
	公共基础课程				
	选修课				
实践	早期接触临床	社会及医疗实践			

图 11-1　5 年制临床医学专业课程时间分配

系统整合课程教学的进度安排,从人体结构、基础学习、感染与免疫等模块依次进行,详见 11-2 图。临床技能模块安排在人体结构模块之后开展,贯穿全程,最后进入临床核心课程教学,系统整合模块使原本割裂的不同学科间的内容有序地联系起来,每个模块间的内容具有内在联系,减少低效重复,安排符合横向、纵向整合课程的设计原则。

临床核心课程先总论、后各论,临床技能课程从临床基本技能到模拟临床情境的多学科综合技能,技能训练与临床思维能力培养紧密结合,教学安排符合螺旋上升的整合原则,以及临床情境与要求。但是,从整合课程体系和教学大纲也可看到,与传统基于学科的课程体系相比,模块教学内容也存在一定的"知识缺口",这既是系统课程整合存在的必然问题,也是知识爆炸带来的必然结果。目前,比较推荐的解决思路是,通过主动学习的方式,学生通过自我弥补来解决课程整合的不足,因此,课程整合需要通过推动学生主动学习、整合式学习,才能发挥其最好的效果。这也是汕医在改革后十年全力推动主动学习理念的主要原因,具体做法和成效已经在第十章进行了介绍。

汕头大学医学院临床医学专业必修课程教学进程表

（一）必修课

类别	编号	课程名称	学分	学时合计	理论	实验	实践/见	第一学年 1(15周)	2(18周)	第二学年 3(18周)	4(18周)	第三学年 5(18周)	6(18周)	第四学年 7(18周)	8(18周)
系统整合课程	25	人体结构-Ⅰ	5.5	112	74	38			112						
	26	人体结构-Ⅱ	4	82	40	42						82			
	27	基础学习	7.5	148	108	40				148					
	28	疾病机制	3.5	66	42	24					66				
	29	感染和免疫	7.5	139	106	33				52	87				
	30	心血管与呼吸系统	4.5	81	72	9					81				
	31	生殖-性-发育与生长	3.5	62	54	6	2					62			
	32	机体平衡	4	76	70	6						76			
	33	消化与营养	3.5	66	60	6							66		
	34	肌肉与骨骼系统	2.5	40	40								40		
	35	肿瘤学概论	1	22	22							22			
	36	神经学	5	91	70	9	12						91		
		小计	52	985	758	213	14	0	112	200	234	242	197	0	0
基本技能课程	37	临床基本技能-Ⅰ	2.5	51	19	23	9			51					
	38	临床基本技能-Ⅱ	2	48	25	14	9				48				
	39	临床基本技能-Ⅲ	3	65	29	33	3					65			
	40	临床基本技能-Ⅳ	1.5	44		40	4						44		
	41	机能学实验	3.5	76	4	72					28	28	20		
	42	终身学习-Ⅰ	2	46	31	15						46			
	43	终身学习-Ⅱ	1.5	30	26	4							30		
		小计	16	360	134	201	25	0	0	51	76	139	94	0	0

图 11-2　2021 级系统整合和基本技能课程进度安排

系统整合和基本技能课程计划教学总计 1 438 学时,占总学时的 40%(不含实习期间学时),其中整合模块内的临床相关内容为 466 学时。临床核心课程 972 学时,含床边教学与见习,占总学时的 27.2%。核心课程采用床边教学和临床病例讨论为主的教学模式,理论教学与见习同步开展。系统整合课程教学以基本理论与基本知识为主,并初步建立起临床的思维能力,而临床核心课程的教学则以知识综合应用与提升临床思维能力培养为主,知识整合程度逐步提高,课程难度也不断增大,这符合螺旋上升的纵向整合原则[2],也使临床实习与住院医生规培有效衔接,解决了本科教育与规培脱节的问题。但临床核心模块在课程体系发展过程中跟随卫生系统需求逐渐增加"老年医学、全科医学、急危重症医学"等主题,这些主题与原核心模块课程属并列关系,加上我国传统的诸多"小科"临床课程,使得核心模块课程门数多,课程之间缺乏有效整合,这需要进一步对相应临床课程进行横向整合,减少课程门类与学时数,培养临床学科间知识的整合。

二、整合模块评价

上述的系统整合模块在理论层面使知识的学习和未来临床应用更为连贯,同时,通过早期接触临床活动与床边教学，促使学生将书本上的知识与临床实践相联系，使得课程能够注重知识的前后贯通、知识与临床场景的融合，并且逐渐增大知识综合应用的难度，帮助学生逐步建构临床知识和经验。

以生殖 - 性 - 发育生长模块为例，该模块包括"生殖基础与临床""小儿生长发育"和"性学概论"三部分内容，模块开设的时间为第 5 学期，共 62 学时，其中理论课 44 学时、实验课 6 学时、TBL 6 学时、PBL 4 学时、见习 2 学时。课程内容包括人类正常与异常生殖活动及其调控机制、胚胎发育和新生儿出生、小儿生长发育与保健、人类性行为的生物学与社会学特征等。为了更好地帮助学生理解小儿生长发育及儿童保健特点，课程内安排一次（特殊的见习）社会实践活动。学生在老师的带领下，通过到幼儿园近距离和幼儿互动和交流，观察、测量和评估 3～6 岁幼儿的生长发育情况，了解幼儿营养、疾病预防、锻炼、习惯培养、社会适应、语言及交流等，为后续儿科学学习打下基础。

从该模块的进度表（表 11-1）可以看到，模块内部课程的安排与整体课程体系设计是相契合的，遵循从基础到临床专业过渡的原则，课程教学内容层层递进，知识点的组织符合课程整合的要求。从图 11-3 中的教学大纲（节选）可以看出，该模块具备知识与临床情境整合、疾病机制与行为、心理整合的课程目标，如"心血管发生"体现从胚胎学基础知识到临床先天性心血管疾病应用的联系；"生殖伦理"要求学生在掌握正常生殖的基本要素后，能够根据案例设计生殖控制及避孕的方案；"肥胖症和佝偻病"要求学生在掌握肥胖症和佝偻病的发病机制后，能够根据案例阐述儿童肥胖症和佝偻病的诊断标准及治疗原则。整个模块体现理论与情境的结合、人文与知识的整合、公共卫生与课程知识的整合，同时纳入 PBL、TBL 等基于团队学习的教学方式，要求学生进行反思性学习。从教学内容的整合、到基于案例或团队的教学方法，到对反思性学习的重视，都有利于促进学生整合式学习。

表 11-1　生殖 - 性 - 发育生长模块教学进度

序号	课程内容	学时	授课形式 （理论 / 实验 /PBL/TBL 等）	承担教学部门
1	绪论	1	理论	儿科教研室
2	配子形成与受精	1	理论	妇产科教研室
3	颜面消化呼吸发生	2	理论	组胚教研室
4	心血管发生	2	理论	组胚教研室
5	泌尿生殖系统发生	2	理论	组胚教研室
6	人体发生实验	3	实验	组胚教研室
7	男性生殖生理学	2	理论	生理教研室
8	女性生殖生理学	2	理论	生理教研室
9	男性生殖病理学	2	理论	病理教研室

序号	课程内容	学时	授课形式 （理论/实验/PBL/TBL等）	承担教学部门
10	女性生殖病理学	2	理论	病理教研室
11	生殖病理实验	3	实验	病理教研室
12	人类生育控制	2	理论	妇产科教研室
13	人类辅助生殖及体外受精	2	理论	妇产科教研室
14	人类性行为	2	理论	精神病学教研室
15	性功能与影响因素	2	理论	妇产科教研室
16	生殖伦理	3	TBL	妇产科教研室
17	性功能与性心理障碍	2	理论	精神病学教研室
18	人类生殖障碍 Ⅰ	2	PBL	组胚教研室
19	人类生殖障碍 Ⅱ	2	PBL	组胚教研室
20	性病与性传播疾病	2	理论	皮肤性病学教研室
21	性与社会	3	TBL	妇产科教研室
22	新生儿的特点	2	理论	儿科教研室
23	小儿生长发育与保健	2	见习	儿科教研室
24	小儿生长发育	2	理论	儿科教研室
25	小儿心理行为发育	2	理论	儿科教研室
26	各阶段儿童的保健重点	1	理论	儿科教研室
27	小儿营养需求及母乳喂养	1	理论	儿科教研室
28	小儿人工喂养和营养不良	2	理论	儿科教研室
29	肥胖症和佝偻病	2	理论	儿科教研室

190

第三篇 评价篇

---

4. 心血管发生(2学时)
完成本内容学习后，学生应该能够
(1) 描述心脏发生的重要时间点、部位、事件(原始心脏发生、心房和心室的分隔、动脉干的分隔)。
(2) 列举胎儿血液循环的特点及出生后的改变。
(3) 用上述基础知识分析心脏和大血管常见的先天性畸形的成因。

16. 生殖伦理TBL课(3学时)
完成本内容学习后，学生应该能够列举正常生殖的基本要素；根据案例，设计生殖控制及避孕的方案。

29. 肥胖症和佝偻病(2学时)
完成本内容学习后，学生应该能够
(1) 列举肥胖症的病因。
(2) 结合案例，阐述儿童肥胖症的诊断标准及治疗原则。
(3) 列举佝偻病的病因。
(4) 图解佝偻病的发病机制。
(5) 结合案例，阐述儿童佝偻病的诊断及治疗原则。

图 11-3 知识-临床情境、行为、心理整合的理论授课目标（节选）

在整合式评价方面(图 11-4),该课程采用综合评价模式,其中 PBL 评价和见习评价都是基于场景的评价,同时要求教师提高反馈、学生进行反思。期末考试题目要求 A2 题型达到 70%。以心血管发生的试题为例:

女性,26 岁,家中养了一只非常可爱的小猫。怀孕第 3 个月怀疑风疹感染,未行处理。孩子出生被诊断患有先天性白内障和先天性心脏病。婴儿胸部 X 线片显示,出生第 3 周,全身性心脏增大,肺血管增多。

该患儿最可能的诊断是(　　　)

A. 房间隔缺损

B. 室间隔缺损

C. 法洛四联症

D. 动脉导管未闭

E. 静脉导管未闭

评价及考核方式

　　本课程为必修课,采用理论考核、PBL案例分析、实验课作业、幼儿园见习表现多维度评价学生的学习效果。其中非主动学习班(包括全英班和中文班)理论考核占70%,PBL案例分析占10%(每个案例50%),实验课作业占10%,幼儿园见习表现占10%。主动学习班理论考核占30%,PBL案例分析占50%(每个案例占20%),实验课作业占10%,幼儿园见习表现占10%。

图 11-4　生殖 - 性 - 发育生长模块考核方式描述

这个题目与学生在这个模块、该次课的学习目标与内容是契合的,也要求学生进行一定量的临床案例学习、基于临床情境的题目练习才能应对自如,对学生课后扩展性学习要求比较高。因为认识到课程整合对学生整合学习能力的要求,汕医从 2002 年课程改革以来一直坚持培养学生的自主学习能力,这成为课程改革的最有力支撑,也回应了第一篇所强调的内容:好的课程整合应该培育学生整合学习的能力,包括自主学习和终身学习的能力,以及医生多重角色的养成,这些在汕医课程体系、教学大纲和实际运行的具体课程中都有体现。

以上对生殖 - 性 - 发育生长模块的分析方法,也被运用到其他模块,详细分析汕医 11个系统整合模块和 4 大技能模块的整合元素(表 11-2),可以看到,各个模块从教学目标、内容、方法到评估,既遵从课程整体设计理念,又从学生学情出发,进行课程目标、内容、教学方法的调整,虽各具特色,但都以建立学生对医学学习的兴趣、培养整合学习能力为起点,逐渐深入到自主学习能力、临床思维、团队学习、反思性学习能力的培养,灵活应用概念图、基于案例、临床情境等整合学习方法,同时为学生提供了各种学习资源、自主选择的学习机会,帮助学生进行知识建构。

表 11-2 汕医课程整合模块整合元素和特色

模块名称	教学目标	教学内容	教学方法	评估方法	特色
人体结构	培养学生学习兴趣，初步建立整合学习能力	基于临床情境的教学	临床师资为主，引入临床应用情境	A2 型题占比 50% 以上	提供临床手术直播观摩机会，术者讲解
基础学习	强调培养应用基础知识的能力，自主学习能力	引入临床案例	PBL 4 学时；临床病例讨论 3 学时	课程图比赛，A2 型题占比 30% 左右；期中考试反思和反馈	开设基础 - 科研应用的选修课
感染与免疫	强调自主学习，反思性学习，团队学习能力的培养	引入临床案例，基础 - 临床学科整合	思维导图；翻转课堂；开放性实验课 6 学时	A2 型题；阶段小测和反馈	师生互动平台
疾病机制	初步加入临床思维能力培养	引入临床情境	CPC 8 学时	大体标本面试考核	为学生提供参与病理尸检的机会
心血管与呼吸		基础 - 临床辅助 - 临床学科整合	/	课程反馈与总结	/
生殖 - 性 - 发育生长	强调生物 - 社会 - 心理整合目标和模式	基础 - 临床不同学科整合	PBL，幼儿园特殊见习，医学伦理主题辩论	A2 型题	/
机体平衡	/	基础 - 临床学科整合	/	A2 型题	利用雨课堂 APP 提供学习资料与自测，适时进行评价
消化与营养	/	基础 - 临床 - 公卫学科整合	翻转课堂 案例讨论	A2 型题 病例分析	翻转课堂 案例讨论
肌肉与骨骼	/	临床学科为主的整合	/	/	/
肿瘤学	关注对肿瘤病人人文关爱的培养	基础应用与临床学科和医学人文的整合	/	A2 型题	引入肿瘤学新的进展
神经学	/	基础 - 临床 - 临床见习一体化	大量融入临床案例和场景	A2 型题	强化神经系统的系统检查
临床基本技能	注重培养学生自主学习，反思性学习的能力	纵向整合，螺旋式课程；临床技能，思维，医学人文等整合	场景模拟，标准病人，临床见习交织	OSCE，强调整合式评价	自主开发的临床技能和思路训练体系
沟通技能	面向各临床专科沟通能力培养	基于临床情境的教学	加入学生个人汇报，现场点评	面试考核	角色扮演 特殊群体（儿童，孕妇，精神病人）的沟通
终身学习	强调掌握获取知识 - 分析处理 - 应用等能力	网络，文献，循证，统计处理等	自主探究性实验	/	实操训练
机能学实验	强调科研素养培养	基础知识 - 科研应用	自主探索性实验	规范的实验报告和评价	开放实验室

综上所述，从医学课程整合理论审视汕医的整合课程，可以看到课程的时间安排和进度安排呈现出有机融合的横纵向整合模式，并且从系统整合模块到临床核心课程，知识整合程度不断提高，课程难度加大，对学生的知识综合应用能力的要求逐渐增大，符合螺旋上升的整合原则。从整合学习理论的视角审视，可以发现汕医整合课程的教学目标、教学内容、教学方法和学习评价都致力于促使学生将书本上的知识与临床实践相联系，促进理论与情境的结合、人文与专业知识的整合、公共卫生与课程知识的整合，并在教学过程中强调对学生自主学习能力和团队合作能力的培养，这些都与整合学习理论契合。

第三节　毕业生对课程体系评价与建议

本节采用前三届完成新教学模式学习的毕业生对课程体系的评价数据，从学习者的角度对汕医的整合课程进行评价[3]。

2007—2009届毕业生，也即开始新教学模式改革之后前三届毕业生，总体对新教学模式的六大特点表示同意，在新教学模式"以学生为中心，全面培养胜任力"这一特点上表示非常同意和同意的为85.85%，"课程的整合和融会贯通"为79.95%，让学生"更早接触适应临床"为88.21%，"多元化评价和考核"为82.08%，有利于"学生能力的培养"为83.96%，对"教学理念与教育资源的更新优化"为79.01%。（表11-3）

作为新教学模式前三届的毕业生，他们对新教学模式的评价是评估改革成效的重要量化指标之一，各指标量化评分的高低对新教学模式的进一步实行与完善具有重要的指导意义。从总体上看，毕业生对新教学模式的态度较为积极，对于新教学模式的评价和认同度也比较高。

与此同时，毕业生对新教学模式的进一步发展和完善还提出了以下建议：①加强模块深度整合，注意学科的交叉、合理删减及重排，避免课程重复；②配套教材的改革需跟上教学模式的改革；③PBL案例应与时俱进，不断更新、引用实际临床中具有特征性意义的病例；④各学期模块的分布要更为合理。

新教学模式前三届毕业生对新教学模式的评价非常积极正面，这些学生在国家执业医师资格考试中的成绩优秀，平均通过率超过全国平均通过率21%，尤其是第一届毕业生的通过率超过全国平均通过率28%。详细数据分析见第十三章第一节。

基于上述毕业生调查，汕医对医学人文、预防医学相关课程进行持续优化，包括建立医者之心课程体系，其中涵盖了医学人文、健康教育与健康促进等内容。当然，毕业生的评价还有待持续追踪。

本章基于校外专家（含临床医学专业认证专家）、整合理论和新模式培养学生三个不同的视角，对汕医的新教学模式进行评价。第一节从专家的角度出发，汕医的教学改革成果得到了专家的认可，认证专家组也从学校宗旨目标、教育计划、学生成绩考核等方面提出了改进和指导建议，帮助汕医进一步深化教学改革。第二节从理论的角度出发，基于课程整

表 11-3 2007—2009 届毕业生对对新教学模式的评价

对汕头大学医学院新教学模式的态度	评价项目与内容	非常同意	同意	中立	不同意	非常不同意
以学生为中心，全面培养岗位胜任力（D1-D2）	D1 改变了以往以教师和学科内容为中心的传统教学，体现了以学生为中心，以培养能力为基础的新教学理念	69	115	25	2	1
	D2 有效促进了医学生岗位胜任力的全面培养和提升	65	115	30	1	1
课程的整合和融会贯通（D3-D4）	D3 突破了学科界限，实现了基础课程之间、基础课程与临床课程之间的整合	62	115	32	2	1
	D4 避免了知识重复，有利于医学知识的融会贯通和临床应用	64	98	44	5	1
更早接触适应临床（D5-D6）	D5 让医学生更早接触临床，临床技能得到强化和不间断训练	81	113	16	1	1
	D6 医学生进入临床后能更快地适应医院环境，并在短时间内取得较大进步	69	111	30	1	1
多元化评价和考核（D7）	D7 改变了以往单一的理论考试，转向为多元化评价学生能力的培养	64	110	35	2	1
学生能力的培养（D8）	D8 学习过程得到重视，有效促进了医学生解决问题和终身学习能力的培养	61	117	32	1	1
教学理念与教育资源的更新优化（D9-D10）	D9 实施过程中，教师教学理念得到更新，教学行为得到优化，并对医学生产生了显著影响	53	107	44	6	2
	D10 实施过程中，学校配置了足够的资源，并对教学环境做了综合优化	62	113	30	4	3

合和整合学习理论对汕医的课程进行评价和反思。从整体上看，汕医在课程时间安排、进度安排、课程设置等方面符合课程整合的原则；在教学目标、教学内容、教学方法等方面也与整合学习理论契合。第三节从学生的角度出发，通过回访新教学模式的前三届毕业生，我们发现，毕业生高度评价汕医的新教学模式，同时结合自己的学习和工作经历，也为新教学模式的进一步发展和完善提供了建议。

参 考 文 献

［1］ DENT JA, HARDEN RM, HUNT D. Practical Guide for Medical Teachers［M］. 6th ed. Edinburgh: Elsevier Ltd, 2021.

［2］ DENT JA, HARDEN RM, HUNT D. Practical Guide for Medical Teachers［M］. 4th ed. Edinburgh: Elsevier Ltd, 2013.

［3］ 郑少燕, 杨棉华, 范冠华. 新教学模式毕业生知识与综合能力的评价与分析［J］. 高校医学教学研究（电子版）, 2017, 7(2): 13-18.

第十一章　教学改革和课程体系评价

第十二章 教学改革取得的成效与存在的问题

汕医新教学模式的实施已经长达 20 年,涉及 22 届(含 2000、2001 级两届传统模式,从临床技能模块开始至临床核心的课程)学生,覆盖学生近 9 000 人,本章通过与一线教师、模块负责人和毕业生的访谈数据,全面、系统地评价新教学模式已取得的成效,在此基础上分析存在问题,提出改进思路。

第一节 教学改革取得的成效

经历 20 年的改革,新教学模式取得可喜的成绩,毕业生的知识、技能与综合素质高,得到同行的认可,已经获得多项国家级教学成果奖。与此同时,还形成了具有汕医特色的整合课程体系、教学方法、学生学业考核与评价体系,形成了追求卓越的教学文化与氛围。本节将进行系统总结与梳理,分享改革的经验与体会。

一、形成汕医追求卓越的教学文化与氛围

教育是需要沉淀的,对每一所学校而言,其教学文化与氛围的建立是至关重要的,它不仅仅能够凝聚起师生的力量,统一思想、更新理念,更重要的是促使所有人愿意为教育教学作出努力和奉献,不断去追求卓越的教学,形成"教学工作没有最好,只有更好"的氛围。这是一种对人们从观念到行为的根本性的影响。陈海滨副院长曾言,"我感受最深的就是,在汕医建立了一个教学文化体系,形成了大家对于新事物的接受。对于新的教学理念的认同和接受,发生了根本性的变化,这是在别的学校可能没有或难以做到的,包括对于医学教育的投入。而在汕医,大家愿意来做好这些事,这就是教学文化氛围"。杨棉华教授也深有体会地说,"20 年前新教学模式的改革,可以说改革是行政命令,自上而下推动着。通过 20 年的改革,改革理念已经深入到每一位教师。现在我高兴地看到,不少改革是自下而上进行的。这种改革的内在动力来自广大的教师、模块负责人,改革的力量是巨大的"。汕医形成了追求卓越的教学文化与氛围,主要体现在以下几个方面:

(一)教师教学热情高涨,改革意识强

教师作为教学改革的推动者和实践者,其付出和奉献直接关系到教学是否能够真正落到实处。汕医 20 年来在教学改革上所取得的成就离不开全体教师的积极参与和支持。对此,霍泰辉教授在接受访谈时曾说,"汕医基础教学的老师对教学很投入,非常认真"。长期给予汕医指导与帮助的文历阳教授也提到,汕医的教师具有很强的改革积极性和主动性,"大家都注重教学研究,共同来研究这个模块怎么教,需要解决什么问题,而且有一种坚韧不拔、锲而不舍的精神,大家改革的积极性主动性很强"。因此,汕医的教学改革能从过去

的"自上而下"的改革转变为"自下而上"的改革,为后续的持续创新和改革提供了动力。

在新教学模式实施后,许多教学一线的教师也给出了积极的回应,例如,生理学刘静老师曾说,"汕医进行的一系列教学改革,对我一位新入职的教师来说都太新鲜,有强大的吸引力",为此,她也积极参加各种培训和各类教学比赛,不断提升自己的教学能力。总体而言,大多数一线教师都认为新教学模式的实施极大提升了他们的教学意识,而教学做得好的教师也获得了很强的成就感。

此外,制度上的保障也是提升教师积极性的动力。汕医将教学工作量和教学质量纳入绩效考核体系,与教师职称聘任、年薪制等挂钩;全英教学工作量以 3 倍计,即一学时按 3 倍计算工作量;PBL 案例撰写、OSCE、见习带教等全部量化;加大教学研究项目支持和教学成果奖的奖励力度(〔2018〕99 号文件《年薪制业绩计分方案》)。这一系列的政策和制度大大提高了教师,尤其是临床教师,参与教学和开展教学改革的热情,保证了教学管理顺畅进行。

(二)教学团队的建设为教学改革提供坚实基础

教学团队是保证教学改革顺利进行的支撑,文历阳教授在访谈中也提到,汕医的教学改革对于国内其他医学院校具有重要的示范性和借鉴意义,其中有一点就是汕医对教学团队建设的重视,"你们不仅仅把它组织起来,而且不断地在进行培训"。汕医对教学团队建设的重视主要体现在以下几个方面:

1. 骨干教师的示范作用　骨干教师在教学改革中的示范作用是非常重要的,他们可以带动一个团队乃至全院教师的改革积极性。各模块的带头人主要由骨干教师担任。汕医对各模块带头人的选择非常慎重,一方面需要他们具备丰富的教学经验及较强的教学能力,另一方面也需要这些骨干教师具有持续的教学热情和改革意识。实践证明,在汕医的教学改革中,骨干教师所发挥的作用是不可替代的,正是这些骨干教师的存在,一方面促进汕医教学体系的持续发展,另一方面也推动人才培养质量的提高。

2. 对教师进行持续培训,不断提升教育教学理念　教师队伍建设是保证改革实施成功的关键。汕医高度重视教师的培养,采用"送出去、请进来"的方式,加强教师在理念与能力等方面的培养。为了保证教师资培训的规范性及持续性,2009 年,汕医建立了教师成长中心(CFD),聘请具备国际背景、深谙现代教育理念、熟悉教师培训工作的边军辉教授担任CFD 首届主任。

汕医 CFD 以打造追求卓越教学文化为品牌,全力帮助教师提升教育理念、教学能力,努力实现汕医的办学宗旨和目标,开展多形式的培训活动,包括如何体现以学生为中心的教与学、OBE、PBL 老师与教学评价培训等(见第九章),这些都吸引了广大教师积极参与。

3. 课程横纵向整合,打破学科界线,促进基础医学、临床医学、预防医学等多学科教师间的交流与合作　担任儿科学课程负责人的吴北燕老师的体会是,"在加入新教学模式改革的早期,我印象最深刻的是不同学科教师之间的沟通和联系瞬间被加强"。除了教师成长中心及其提供的各种工作坊,各模块的集体备课等教学活动也给予各学科教师更多分享经验、听取同行意见和建议的机会。各模块的集体备课打破了学科间的壁垒,比如,临床技能模块的教师定期进行集体备课,相关学科(内、外、妇、儿、急救等专业)的临床教师,共同沟通与交流、共同设计基于多学科情境化的临床技能、临床思维能力的教学、考核与评价,在推动汕医临床技能教学的同时,也促进临床教学的同质化。

二、创建以课程整合为基础的全新课程体系

汕医新教学模式改革的核心是课程整合,已构建系统整合模块、技能模块、人文社科、健康与社会四大类模块。与传统课程相比,新课程体系体现出了基础与基础、基础与临床、医学与人文、社会科学等多学科的结合、交叉渗透,被同行认为是"国内课程整合最早、实施最长、效果最好"的模块教学。

在设计层面,其科学性体现在两个方面,一方面,有利于学生将基础知识和临床知识连贯起来学习。该课程体系打破传统的以学科为中心的组织模式,遵循从器官系统正常的结构功能到异常的结构功能等设计原则,并包含了相关实验室检查和临床相关的疾病,注重多学科的渗透与融合,更贴近临床,更符合"OBE 的医学教育"。另一方面,它有利于学生从认知及道德的维度上进行整合。2012 年以来,汕医形成了原创的、富有特色的医学人文科学的整合课程(HEART)模式,将职业素养的学习目标和内容分解、落实到各门课程,实现知识、技能、态度的同步习得,更符合以胜任力为导向的医学教育(见第六章)。

在实施层面,从作为课程实施者的教师和作为课程接受者的学生的立场出发,了解他们对该课程体系的想法和评价也具有重要的参考意义。例如,担任"神经学模块"教学秘书多年的李雯老师深有体会地说:"神经学模块是整合神经解剖学、组织胚胎学、生理学、病理学、药理学、影像学、神经内科、神经外科的'杂交式'模块。学生在一个学期内完整、系统地学习神经系统的知识,从基础医学到临床医学的理论知识,从神经解剖学习到临床见习。那些晦涩难懂的神经解剖知识,变成了临床定位诊断的强大支柱;那些貌似单纯依靠记忆的生理学知识,变成了临床判别检查结果的基础;疾病各个时期的不同影像学表现,都可以在病理课上找到变化的原因。作为一名临床教师,当我讲授一个疾病的时候,我们不再需要帮助学生回忆两年前学习的解剖学、病理学等知识,比如,我在讲述阿尔茨海默病,关于病理学特点老年斑、神经纤维缠结等,我只需要展示几张图片,一笔带过;关于治疗方面,药物机制的知识在药理学课上也刚刚讲授。我便可以用更多的时间讲授病人的临床特点,引导学生思考,特别是从病人及家属健康教育、人文关爱的角度进行思考,让学生接触临床最新诊断指南等,开拓学生的视野。学生对于一个模块的学习不再局限于一个教学大纲、一本教科书,每位老师都提供相关的参考文献及网络学习资源,培养了他们多学科知识的综合运用、临床思辨和自主学习的能力,真正体现出整合课程的作用。"

在回访往届的毕业生时,毕业生都肯定了新课程体系的价值和意义。一位毕业生说:"(系统整合课程)区别于传统的系统解剖学、局部解剖学、组织胚胎学、生理学、生物化学、

病理生理学等学科设置的课程模式,系统整合课程,以临床疾病为先导,按照人体各系统整理后从基础到临床,更有条理性地进行系统教育,我们喜欢。不过,系统整合课程对学生要求也很高,上课涉及多个专业的内容,让我们在不断思考中学习,从而提升临床综合能力,这就是模块教学的优势吧。"

三、系统更新教与学的方法

医学生的培养不能仅仅依靠知识传授,更重要的是要促进其知识建构,而知识建构是一种整合的思维模式的体现。当前,国内外医学教育界都在思考的一个问题是如何在教学过程中引导学生培养知识建构的能力和整合的思维方式。汕医作为国内最早进行课程整合的院校之一,其理念更新一直是走在全国前列的,而更新的理念便成为汕医教学改革的原动力之一。"理念—实践—总结—理念更新—再实践—再总结"这一循环反复的过程是汕医20年教学改革实践所积累的最重要的经验之一。

(一)践行"以学生为中心"理念

当前,医学教育愈发强调医学生的个性化发展,即根据医学生个人的需求,在标准化学习、培训的基础上在某些方面实现自主的发展,而"以学生为中心"的理念是这种个性化发展的具体体现。真正的"以学生为中心",应以医学生的全面发展为前提。

汕医从设计改革之初,就确定将"灌输式"教学转变为启发式、互动式教学,采用PBL、CBL、CPC等教学方式,其中的PBL更是汕医所有新教学方式中的典型代表。汕医自2004年开始采用PBL,经过十几年的发展,充分领悟出PBL的哲理与内涵,也将其广泛运用于教学的过程,在国内具有一定的引领作用。PBL案例涵盖了基础知识、临床技能、医学伦理等内容,让每位学生能够在独立思考及团队协作中发现问题并解决问题。

教学方式的转变必然要求学生在学习方式上从被动学习转变为主动学习。为了帮助学生建立主动学习的理念、探索有效的学习方法,在2015年探索"主动学习班"的基础上,汕医于2020年将该理念广泛推广至全体学生,所有1年级新生开设"主动学习导论",成立"学生学习促进中心",这些都是对"以学生为中心"的理念的实践。

作为教学活动接受者的学生是最有发言权的。接受访谈的几位毕业生都高度肯定了汕医的这一教育理念及其带来的教学方式的转变。对他们而言,最大的收获无疑是获得了自主学习的能力及终身学习的意识,正如一位毕业生所说,"学医的专业性很强,需要这么长的时间去学习和消化专业知识,但一个好的大学,更重要的是将学生培养成可以独立学习、不断成长的个体,这样毕业才不是人生学习的终点,而是不断进取的新起点。我很庆幸,汕医教会了我最重要的东西"。

(二)创办"全英班"实施国际化教育

为培养具有国际视野的卓越医学专业人才,汕医从2007年开始对全英班教学提出更高的要求,不仅采用英文授课和学习,还要求选用国际原版英文教科书,并对教师进行严格的资格确定,具备全英资格的教师才能承担教学。同时,全球公开聘任具有临床与教学经历的外籍教授参与教学，并引入 USMLE 评价全英班的教学效果。与此同时，要求学生参加 USMLE Step 1 考试，全英班学生赴美国、英国、加拿大等国家临床实习 8 周。可以说，汕医全英教育是高标准、严要求的医学教育国际化的探索与实践。

截至 2021 年，已有 10 届全英班的学生参加 USMLE Step 1 考试，总通过率为 91.3%，接近美国和加拿大学生的通过率；全英毕业生具备良好的英语水平、扎实的理论基础及临床实践能力，促使他们能够在工作中迅速成长，受到用人单位的普遍欢迎和高度认可。

四、构建临床能力全程培养体系

强化医学生临床能力的培养，是新教学模式改革又一重要的核心。汕医通过构建"临床能力培养全程不断线"的培养体系，创建临床技能模块，首创临床技能中心，并于 2015 年扩建为模拟医学中心，为医学生临床能力的培养提供了重要的教学平台（见第六章）。

汕医临床技能教学分为早期、实习前过渡期及实习期三个阶段，每一阶段的教学目标及要求清晰、逐步递进，与相应的系统整合模块对应，与基础及临床学科的学习相互融合。临床技能教学的早期阶段，持续两年的时间，全程实施小班授课、小组训练、注重实践训练、临床见习、线上线下"虚实结合"的技能、自主学习及多元形成性评价贯穿学习过程等特点，得到师生与国内同行的高度认可。

在新教学模式中，学生评价最高、印象最深的课程是临床基本技能模块，有学生提到，"从最基础的症状学，病史采集，体格检查开始，从模型到标准化病人进行严格的训练，再到临床见习等，临床技能教学，首先由医学院资深的老师集中进行理论授课 1 学时，接下来分小组由附属医院的临床医生指导训练。所以我们从一开始就接受了认识 - 实操 - 临床的过程，而且医学院超越性地提出预见习这种教学理念，使我们在寒暑假期就到临床学院更早地接受临床熏陶，让我们学会如何与病人沟通，加深对疾病的理解与认识。临床技能中心搭起了一座让我们更早地从学校走向临床实践的桥梁，这也让我受益一生。经过在技能中心的学习，我们可能对理论知识背得滚瓜烂熟，即使在标准化病人及模型上进行过操作，但真正面对病人，我们还是一片空白，所以我们很期盼到附属医院见习，我们在真实临床场景下学习采集病史，在老师的指导下进行体格检查。偶尔遇到一些病人，多问几句就开始表现出不耐烦了，这时候带教老师有效的沟通又让病人能够很好地接受我们，所以见习除了把理论和实践结合起来，也融合了医患沟通、人文关爱等"。

2007 级 7 年制临床医学专业学生吴昭熙，毕业后留校在汕头大学医学院第一附属医院的 ICU 工作，他说，"临床技能的提升，让我体会最深的不是局限于执业医师资格考试高通过率，最终得益的还是病人。新教学模式的实施，不仅提升了我的临床技能，也锻炼了我的临床思维，这样大大提高了病人的抢救成功率及工作效率。ICU 的病人病情瞬间变化，同时需要气管插管、动静脉置管，需要我们短时间内高质量完成，成为成功抢救病人的前提，我们要在最短时间内作出最快最准确的判断，这就需要具备强大的理论知识及技能储备，很自豪我被科室同事称为'抢救小能手'"。

理念先进的临床技能中心得到校内外的高度认可。临床技能中心自建成并投入使用以来,不仅得到汕医广大师生的认可和国内医学教育界的高度肯定,也引起国家医学考试中心的高度关注,国家医学考试中心多次派专家莅汕考察与观摩。2015年国家执业医师启动新一轮改革,连续三次在汕头召开。

临床技能中心不仅引进了先进的模拟设备,更重要的是形成完整的临床技能培养体系,推动教育教学理念的更新与传播,将模拟技术、虚拟技术、网络技术、SP等与临床实践紧密结合,采用小班教学、小组训练等教学形式,被同行誉为精雕细刻的汕医临床技能培养模式。2007年,获得国家级"人才培养模式创新试验区",国家级精品课程;2009年获"国家级实验教学示范中心";2020年获国家级"一流课程"。临床技能中心成为汕医新教学模式的一张名片。

五、构建以 ASK 为核心的评价体系

能力的培养既是新教学模式的培养目标,也是设计和组织新课程体系最关键的元素。校外专家文历阳教授曾高度评价汕医的教学改革是一场"有深度"的改革,他说,"课程整合是跟整个模式的改革,跟能力培养结合在一起的,所以它的推动力特别强,带动了整体的改革"。

(一)构建 ASK 评价体系

为了检验新教学模式的培养是否达到预期目标,汕医通过构建"ASK核心能力评价体系",包含职业素养、临床技能、医学知识三个维度,简称"ASK"(attitude,skill,knowledge),对学生进行全面的评价(图12-1)。

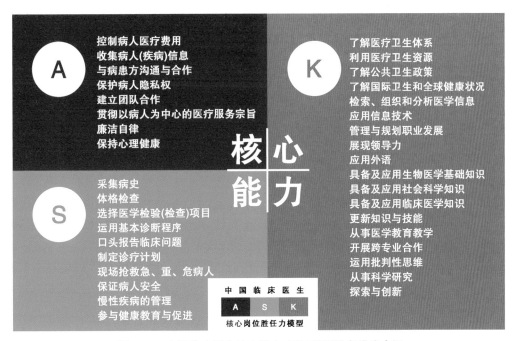

图 12-1 中国临床医生核心能力 ASK 模型及各维度内涵

ASK 核心能力作为岗位胜任力诸要素的分类集合,是贯穿于医生成长过程的胜任力发展的通用呈现形式,汕医构建了基于 ASK 的医学生专业成长质量评价体系,全面评价了新教学模式改革以来的成效(图 12-2)。首先,坚持医学人文精神培养贯穿全过程,培养医学生崇高的职业精神与职业素养,这体现于 ASK 中的"A(attitude)",要求医学生要具有人文关爱,要与病患进行有效的沟通、要有同理心、责任心、保护病人隐私权、贯彻以病人为中心的医疗服务宗旨,保持廉洁自律等。其次,坚持临床能力培养全程不断线,让医学生早期接触临床、多接触临床和强化临床训练,全面提升临床基本技能与思维能力,这体现于 ASK 中的"S(skill)",要求医学生能够熟练掌握采集病史、体格检查、选择医学检验(检查)项目、运用基本诊断程序等技能。最后,坚持英语能力培养全程不断线和坚持科学素养培养,前者是学生国际交流和终身学习的基石,后者则能够提升医学生的创新精神和严谨的思维能力,这两者都体现于 ASK 中的"K(knowledge)",要求医学生能够应用外语、更新知识与技能,学会运用批判性思维、探索与创新,能够从事科学研究等。

ASK指标体系各节点培养标准

能力发展
目前状况
期望水平
临床需求

中国 临床 医生
A S K
核心岗位胜任力模型

核心岗位胜任力		界定			培养标准		
		毕业生	毕业住院医	医生	毕业生	毕业住院医	医生
A1	控制病人医疗费用	应用	胜任*	胜任	应用	胜任	胜任
A2	收集病人(疾病信息)	应用	胜任*	胜任	应用	胜任	精通
A3	与病患方沟通与合作	应用	胜任*	胜任	应用	胜任	精通
A4	保护病人隐私权	应用	胜任*	胜任	胜任	精通	精通
A5	建立团队合作	应用	胜任*	胜任	应用	精通	胜任
A6	贯彻以病人为中心的医疗服务宗旨	应用	胜任*	胜任	应用	胜任	精通
A7	廉洁自律	应用	胜任*	胜任	应用	胜任	胜任
A8	保持心理健康	应用	胜任*	胜任	应用	胜任	胜任
B1	采集病史	应用	胜任*	胜任	胜任	精通	精通
B2	体格检查	应用	胜任*	胜任	胜任	精通	精通
B3	选择医学检验(检查)项目	应用	胜任*	胜任	应用	胜任	精通
B4	运用基本诊断程序	应用	胜任*	胜任#	应用	胜任	精通
B5	口头报告临床问题	应用	胜任*	胜任	应用	胜任	精通
B6	制定诊疗计划	应用	胜任*	胜任	应用	胜任	精通
B7	现场抢救急、重、危病人	应用	胜任*	胜任#	应用	胜任	胜任
B8	保证病人安全	应用	胜任*	胜任	应用	胜任	精通
B9	慢性疾病的管理	应用	胜任*	胜任#	应用	胜任	胜任
B10	参与健康教育与促进	应用	胜任*	胜任	应用	胜任	胜任
K1	了解医疗卫生体系	应用	胜任*	胜任	应用	胜任	胜任
K2	利用医疗卫生资源	应用	胜任*	胜任	应用	胜任	胜任
K3	了解公共卫生政策	应用	应用*	应用	应用	胜任	胜任
K4	了解国际卫生和全球健康状况	应用	应用*	应用	应用	应用	胜任
K5	检索、组织和分析医学信息	应用	胜任*	应用##	应用	胜任	胜任
K6	应用信息技术	应用	胜任*	应用	应用	胜任	胜任
K7	管理与规划职业发展	应用	胜任*	应用	应用	胜任	胜任
K8	展现领导力	应用	应用*	应用	应用	胜任	胜任
K9	应用外语	应用	应用*	应用##	应用	胜任	胜任
K10	具备及应用生物医学基础知识	应用	应用*	应用##	应用	胜任	胜任
K11	具备及应用社会科学知识	应用	应用*	应用	应用	胜任	胜任
K12	具备及应用临床医学知识	应用	胜任*	胜任	应用	胜任	胜任
K13	更新知识与技能	应用	胜任*	胜任	应用	应用##	胜任
K14	从事医学教育教学	应用	应用*	应用	应用	胜任	胜任
K15	开展跨专业合作	应用	应用*	应用	应用	胜任	胜任
K16	运用批判性思维	应用	应用*	应用	应用	胜任	胜任
K17	探索与创新	应用	应用*	应用	应用	胜任	胜任
K18	从事科学研究	应用	应用*	应用##	应用	胜任	胜任

初学	应用	胜任	精通	专长
1	2	3	4	5

图 12-2　中国临床医生 ASK 能力指标体系各节点培养标准
注:* 与毕业生比差异具有显著性;# 与结业住院医比差异具有显著

(二)应用 ASK 评价体系

2018 年,汕医以 2013 级应届本科毕业生、完成三年住院医规范化培训的 2010 级学生及已经执业 3 年的 2007 级三届毕业生为调查对象,应用 ASK 评价体系评估汕医新教学模式的教育质量。根据调查结果,三个不同阶段的毕业生的所有指标能力都超过培养标准的60%,均达到合格要求。例如,2013级毕业生在"与病患方沟通合作""贯彻以病人为中心的医疗服务宗旨""选择医学检验(检查)项目""运用基本诊断程序"等方面均达到指标并超出培养标准,说明在这几个方面,汕医的本科教育已达到高水平;而对于已执业3年(2007级毕业生)的医生而言,在"廉洁自律"这一指标上同样也达到并超出培养标准。总体而言,汕医的教育培养达到了培养的要求,新教学模式的教育质量是值得肯定的。这也可从对毕业生的回访中得到证明,一位毕业生说,"我后来通过协和'七转八'项目的选拔,进入北京协和医学院学习,汕医对我的培养起了最大的帮助。我不仅在备考USMLE期间打下坚实的理论知识基础,而在汕医反复锤炼的临床技能与能力也使我快速适应临床轮转,更重要的一点是,在汕医形成的这种谦逊有礼,不傲慢也不胆怯的态度,让我能很快地融入新的环境中,择善而从,同时也展现汕医学生的风采"。

六、引入国际化教育理念、进行本土化融合

国际化是当今世界政治、经济、文化和科技发展的必然趋势,也是一个国家建设和发展,跻身强国之列必不可少的条件。国际化的潮流早已渗透到医学教育领域,医学教育国际化正为各个国家或地区的医学院校所推崇。医学教育要卓有成效,势必依赖国际先进的教育理念及教育资源,需要不同国家或地区间的相互交流和学习。

汕医在创办之初,李嘉诚先生就明确提出医学人才的培养一定要有国际化视野。因此,汕医一直坚持国际化办学的理念,而李嘉诚基金会为汕医国际化办学提供了有利条件。

杨棉华教授曾这样说,"我认为李嘉诚先生对汕医的支持不仅仅是在经费上的支持,在办学思想与国际化教育资源的支持上,意义要远远大于经费上的支持"。东西方联盟就是汕医国际化教育最大的平台。文历阳教授也高度肯定国际化理念的价值,他认为,"我们经常讲任何改革都要以理念更新为先导,你们的理念更新比国内的其他院校都来得更早更系统更具体化,这种理念和国际上的趋势,是李嘉诚先生给你们提供的独特优势"。

汕医一方面借鉴全球医学教育标准与先进教育理念设计全新的教学模式,实施课程整合体系,采用最新教学方法与原版教材,引入国际公认的考核评价方式,用USMLE评价教学效果,同时还引入了具备国际教育理念的教学团队,为教师、学生提供国际交流与学习的机会,保证汕医国际化教育的实施(详见第九章)。另一方面,积极探索国际化医学教学与中国医学教育的融合与创新,探索出具有汕医特色的课程体系和评价体系(详见第五章)。香港中文大学原医学院院长霍泰辉教授在访谈中说,"汕大的医学教育教学改革做得好,你们不是照单全收,而是进行本土化的改进,改得很好"。

七、提高教育教学质量、获得同行广泛认可

提升教学质量,保证人才培养的水平,是汕医新教学模式改革的目标与动力,经过全

体师生的共同努力,汕医的人才培养质量得到广泛认可,学生知识扎实、技能强、综合素质高。

北京协和医学院管远至教授在接受访谈时曾说,"我还记得,你们有一个同学叫徐晓璐,通过'七转八'考试,到了我们协和学习以后,她在我们协和医院第一次住院医师培训阶段性考核考了第一名。当时协和的教育处处长潘慧老师就跟我讲,汕医这个学生厉害,说徐晓璐这回考了第一名。我问他,你是不是觉得很吃惊,他说我没想到。我说我也没想到,但是我并不吃惊,因为汕医应该能够培养出这样的学生"。

(一)临床技能培养成效突出

随着汕医教学改革不断深入,加之临床技能中心的建立和临床基本技能课程的设置,汕医逐步夯实临床技能教学及评价体系,在医学生临床技能培养上取得了突出的成效。其中,最有力的实证之一即是汕医毕业生连续十四年参加国家医师资格实践技能考试的通过率均超过96%。此外,汕医学生积极参加全国性医学生各类医学技术及临床思维竞赛并屡创佳绩。汕医在临床技能上的培养质量得到业界人士及社会的普遍认同和赞誉,而往届毕业生基于自身的学习及工作经历也给予了高度的肯定,"我认为我们医学院临床医学专业的培养质量非常好,执业考试的通过率很高,毕业后的学生成为各医院的业务骨干"。临床学院作为全国住院医师规范化培训基地,接受来自不同院校的本科毕业生,相比之下,汕医毕业的学生综合素质高,特别是临床基本知识和基本技能很扎实,这一直是我们最自豪的。

2011级5年制临床医学专业毕业生方奕鹏(清华硕博连读)说,"有幸获得学校提供的推荐免试攻读研究生的资格,让我最终有机会到清华大学直接攻读博士学位。初入清华,由于需要面对来自五湖四海的其他院校的优秀学子,我面临了很大的心理压力。得益于本科阶段母校给予的良好培养,我从入校的第一次摸底考核开始,就一直拥有较为亮眼的表现,这让我步入临床的时候拥有了充足的底气与信心。我常常因为写了一手好病历,干净利索地完成一系列操作而受到指导老师的表扬,亦会因为与病人之间的良好沟通得到病人及家属的夸奖"。

(二)英语水平及能力提升显著

汕医近16年1年级的学生参加全国大学英语四级考试(CET-4),一次性考试通过率均在95%以上[1],这显然是汕医英语教学改革带来的成果。从2008年开始引进并建设USMLE系统,并于2013年开始组织"全英班"学生参加美国USMLE Step 1考试,连续6年通过率均在92%以上,平均分与美国同年级学生持平。学生的英语能力也得到快速提升,学生参加全国各类学术英语竞赛和活动,先后在全国各项竞赛中获奖121项。其中,学生在近四届"中国大学生5分钟科研英语演讲大赛"中共获得特等奖8项和一等奖13项。

(三)职业素养与职业精神高

汕医创建的HEART教育模式,将医学生职业素养、人文关爱、同理心、团队精神等方面的培养贯穿全过程,覆盖到所有专业的学生。2015年,汕医对实施新教学模式前三届(即

2002—2004级，2007—2009届）毕业后工作满5年的毕业生的岗位胜任力进行调查分析，学生的自评数据显示，职业素养能力优良率达到91.54%[2]，表明汕医的学生对医生职业的责任感，以及所展示出的人文关爱是深入每个学生心中的，这足以显示汕医在以"HEART"模式为基础的人文教育上取得了显著的效果。与此同时，汕医还高度重视人文医学研究项目，到目前为止已经发表了相关论文60多篇。除此之外，汕医培养的毕业生连续11年在广东省一次毕业生就业率中达到95%，90%的毕业生从事临床医学的工作，80%的用人单位对毕业生的满意度是"非常高"。

2018年，汕医被教育部高等学校医学人文素养与全科医学教学指导委员会授予"高等学校医学人文教育基地"称号，以表彰汕医在人文教育培养中的成效。

（四）科学素养及创新能力不断提升

20多年来，汕医通过各种形式为学生科研能力的培养提供支持，突破传统的以科研项目为依托的科学素养培养方式，将科学素养的培养贯穿于人才培养的全过程，建立了相关的课程体系并形成规范制度，取得了显著的成效[3]。

到目前为止，汕医本科生以第一作者发表学术论文达到了369篇。其中，有10篇代表性SCI学术论文，4篇JCR一区的论文和6篇JCR二区的论文，最高SCI影响因子10.02，平均影响因子6.29。值得指出的是，汕医学生在肿瘤学国际主流期刊 *Mol Oncol* 发表的研究论文（JCR一区，SCI-IF=7.4），迄今被约翰斯·霍普金斯大学的 S Kanniappan 教授和英国皇家科学院院士 AJ Ridley 等人正面引用23次。

协和的管远至教授说，"我几次去汕医，参加了两次学生座谈会。我就发现你们的学生思维方式非常活跃，我给他取个名字叫网络化，就是在他们的脑子里，知识是以一种网络的形式呈现出来的。他不是沿着一条路这么走下去，这个对于作为一个好医生来讲是非常非常重要的"。"我觉得你们很大程度上培养了学生主动思考的能力，包括批判性思维、主动思考和主动交流等。这种能力的养成需要一个逐步发展的过程。所以我觉得这是汕医课程改革的一个非常重要的长处"。

八、实现了汕医的跨越式发展

2017年，临床医学专业认证专家在审读汕医提交的《临床医学专业认证阶段性报告》时，给出了这样的评语，"中国必须有几所医学院校，能够取得突破性改革进展，代表中国获得国际认可，否则，我们仍然是不入流的医学教育。而汕医是有可能承担这个重任的学校"。文历阳教授对20年来汕医发展之迅猛也表示赞叹，"当时汕医是处于第三方阵的，但是在很短的时间内，基本上是进入到第二方阵，甚至有些方面可进入到第一方阵的……汕医从专科教育、本科教育到7年制临床医学教育，这个发展过程当中，不是一个简单的层次上的提高，而是教学质量的逐步提升，这个也是改革带来的一个结果"。

继2001年"利用卫星远程等现代教学手段，创新学生能力培养"获国家级教学成果奖二等奖后，2005年新教学模式"创造医学教育新模式，培养高素质医学人才"获国家级教学成果奖二等奖。2009 年"以系统为基础,构建新型临床医学本科课程体系"获得国家级教学成果奖二等奖。2014 年"国际化视野下卓越医学人才培养的探索与实践"获国家级教学成果奖一等奖,2018 年"医学人文的回归与创新——HEART 培养模式的探索与实践"获国家级教学成果奖二等奖。2022 年"'3+X'多维度医学生科研创新能力培养模式的探索与实践"获广东省教育成果奖一等奖。说明汕医的新教学模式改革得到广泛的认可。

此外,汕医先后接受了 2006 年和 2015 年的高校教学工作水平评估,2008 年在中国本科医学教育标准公布后,成为第一个接受临床医学专业认证的学校。汕医的新教学模式、课程整合、国际化教育、临床技能教学、学生综合素质与英语能力等得到国内外专家的高度肯定。

第二节　存在的问题与改进思路

新教学模式经过 20 年持续的改革与实践,虽然取得可喜的成果,但改革仍方兴未艾,还存在很多需要不断改进的地方,在持续更新教育教学理念的同时,还需进一步优化课程整合、促进整合式学习、优化模块设计、将科研能力培养更自然地融入课程内容,同时进一步强化临床教学和附属医院的教学文化建设。

一、教育教学理念的持续更新

由于大多数教师本身是从传统教学模式中培养出来的,对于传统的教学模式有很深的执念,特别是调任的教师对新教学模式还持怀疑和排斥的态度。其中"以教师为中心"的思想仍占比较重要的地位,即学生应该在教师的帮助下逐渐学习相关知识。正如霍泰辉教授所说的,"老师总觉得课程整合模式培养的学生,基础知识没有以学科为主的教学模式扎实"。但作为一位临床医生,究竟需要多少知识,这是没有人真正研究过的。

此外,对新教育教学理念的理解仍不深入,这是教学改革面临的最大困境之一。大多数年轻教师,或是一些有强烈改革意识的教师,他们接受了新的教育教学理念,在进行了相关的培训和学习之后也将其践行在自己的教学活动之中。但由于缺乏改革的经验或对新理念的认识还不够透彻,最终的教学效果并不尽如人意,在一定程度上影响到了部分教师的自信。因此,对教师教育理念的更新与教学能力的培训是一项系统的工程,一定要持之以恒深入到每一位教师。

二、整合课程与整合式学习

医学的整合,不仅仅是简单的课程整合,课程整改只是一种形式,而如何帮助学生对知识进行构建,促进其整合式的学习,才是改革最终的目的。

就汕医而言,目前整合课程体系仍然存在一定的局限性。

第一,汕医的系统整合课程的组合拼凑还较为明显,最大的原因之一是长期以来以学科为本的教学方法和学科设置根深蒂固，虽然是模块团队教学，但教师仍然分属于不同的学科，有自己的专业，在教师的安排上，很难打破学科的界限。正如陈海滨教授说的，"如果要想做更深层次的整合，就要涉及机制、体制的问题。作为专业教师，总希望给学生传授更多本专业的知识，却忽略学生培养的知识、能力构架和总体目标"。

第二，回顾汕医的整合课程，可以看到，系统整合模块有比较大的变化，也增加了很多自主开发的模块课程。然而，临床核心模块的课程变化却不大，这可以反映出临床的课程负责人和临床教师对于对国外医学课程发展的关注程度相对不足，未能及时引进新的临床整合模式。在课程体系中内科、外科相关教学内容在系统整合模块中重复出现也是明显存在的，很大程度上与临床对教学不重视，临床教师的教学理念，以及在教学方面的投入也相对不足有关。

第三，部分模块教学方式未能跟上，未能真正建立起整合式学习的意识和能力，文历阳教授对此也说道："我们教学的目的不仅仅是传授知识，我们给学生讲知识是为了学生对知识的建构，我们的系统性要体现在学生的知识建构上，建构的思路非常重要"。如果教师在教学过程中，仍然是以知识呈现为主，并未帮助学生对知识进行有效建构，那整合课程的意义就不大了。

对于汕医来说，未来的另一个挑战是，在进一步做好课程整合、确保学科交叉渗透的基础上，如何把整合式学习的理念贯穿于教师与学生的行为当中。无论是教师还是学生，都应该秉持教师授课是为了支持学生在未来能够更好地进行知识的建构，而知识的建构需要学生发挥主观能动性。PBL、小组讨论、课程图设计等方式是促进学生学习，帮助学生构建知识体系较为有效的途径，必须继续坚持，并更多地应用到各模块教学中。

无论如何，汕医仍将坚定不移地从2002年的课程整合一步步向帮助学生实现整合式学习的目标不断前进。

三、课程结构与科研能力培养的关系

在近期的一次汕医毕业生用人单位调查中，用人单位将汕医的毕业生与其他同等水平医学院校的毕业生进行了横向对比，他们认为汕医的毕业生医学基础知识、临床技能掌握扎实，对此满意度非常高。但对科研能力评价还较低，特别是在统计学处理与分析方面，仍存在明显不足。在对往届的毕业生进行回访时，毕业生也建议汕医在科研方面的教学环节需要加强。北京协和医学院张勤副校长曾说，"如果学校的培养目标以培养临床医生为主，实施课程整合有利于对学生临床能力的培养。如果培养医生科学家，则以学科为主的课程体系，应该更有利"。文历阳教授在接受访谈时，也建议汕医要将科研和教学进行整合，"上海交大医学院做得好，他们将科研很自然地融入课程当中，整合课程也有科研的，学生的科研积极性很高……现在临床学科跟基础学科的边界已经很模糊了，临床当中有临床免疫学、临床病理学、临床药物学，都是基础跟临床结合得非常好，把这种交叉学科的科研项目引入到我们的教学去，使整合更加深入"。

结合用人单位的调查和对往届毕业生的回访，我们进行了认真反思，上述毕业生所出现的问题是否与模块结构有内在的联系？以统计学能力培养为例，统计学教学内容已经整合到终身学习模块，该模块自2002年以来，也经历了三次调整，一是学生文献检索训练的时间需要前移；二是将统计学软件SPSS的学习与时俱进地加入课程中；三是在2016年的主动学习班中，将SPSS软件学习与基于项目的社区调查整合到一起，这一举措促进了学生将统计学知识在社区实践中的应用。毕业生在统计学处理与分析方面的不足，也有可能与教学过程未能更好地将科研自然地融入到模块教学中，如果将科研更多地引入到课程，可以实现转化式学习，同步培养与训练学生的科研能力，这将是汕医今后课程整合进一步努力的方向之一。

回顾20年来所进行的探索，可以发现，在课程结构与学生能力的培养方面，汕医在不断改进，尽管这些改进可能相对于毕业生的能力出现滞后性，但无论如何，在过去的20年里，大部分改进成效明显，比如学生对自身职业素养评价的提升，这些都提示整体的课程结构与学生能力的培养是相契合的。在未来，汕医需要更早并及时地关注毕业生岗位胜任力培养的结果，并更加及时地将结果用于优化模块结构。

四、临床教学的弱化与附属医院教学文化建设

随着非医学背景基础教师比例的增高，以及科研任务的加重，系统整合模块如何更好地实现基础与临床的结合，更好地将临床的情境融入教学中，也变得更加困难。汕医也曾尝试引入更多的临床教师参与到系统整合模块的教学，这虽是解决上述问题的好办法，但是临床教师繁重的临床工作加上科研压力，能用于教学的时间非常有限，投入不足，难以保证教学质量。此外，医疗需求越来越大，抢占教学场地，对临床教学也带来较大的影响。

杨棉华教授回忆起2021年在临床学院教学观摩时看到的场景，"附属医院将原来的教研室、示教室，大多数改造成病房，一个一个被挪到了比较小的空间，这些直接影响到了临床的教学，也反映出医院对教学的不重视，必须引起医学院和附属医院领导高度的重视"。此外，"部分临床教师也会抱怨教学业绩的加分在晋升聘任方面与科研相比简直不值一提，教学往往只是奉献"，这对于临床教师教学的积极性无疑是巨大的打击。在临床核心课程教学方面，将部分床旁教学改为大班理论授课或小讲课，床旁教学、教学查房、病例讨论等教学传统"丢失"。临床教学弱化、附属医院教学文化建设不足，也对汕医教学改革过程带来不可回避的挑战。

总而言之，汕医在未来要进一步正视当前在改革中所面临的问题和挑战，这虽是很困难的问题，但必须解决，只有这样才能保障20年来的教学改革成果，提升人才培养质量。

本章主要探讨汕医在20年的教学改革中所取得的成效和存在的问题。在教学改革的成效方面，汕医形成了追求卓越教学的文化与氛围，创建了以整合课程为基础的全新课程体系，系统更新了教与学的方法，率先建立了临床技能中心，构建了临床能力全程培养体

系,同时也形成了以 ASK 为核心的评价体系,全面评价学生的知识、能力与素养。总体而言,汕医的教育教学质量高,获得同行广泛认可,实现了跨越式的发展。然而,教学改革仍存在诸如教育教学理念更新、课程结构影响科研能力培养、临床教学弱化和附属医院教学文化薄弱等问题,这些仍是未来推进教学改革的重点和难点。

参 考 文 献

[1] 杨苗,杨棉华.以医学人文内容为依托、以医科生专业学习能力为主线的大学英语教育——汕医大学英语课程改革个案分析[J].医学教育管理,2015,1(4):243-249.

[2] 郑少燕,杨棉华,范冠华.新教学模式毕业生知识与综合能力的评价与分析[J].高校医学教学研究(电子版),2017,7(2):13-18.

[3] 李恩民,郑少燕,许丽艳,等.医学生科研创新能力培养"3+X"模式的探索与实践[J].中国生物化学与分子生物学报,2022,38(3):381-392.

第十三章　新教学模式下对学生的评价

本章将从毕业生参加全国执业医师资格考试的总通过率，公共基础、医学基础、临床课程、人文与预防医学各学科考试的成绩，全英班学生参加 USMLE、全国大学英语四级考试和毕业生 OSCE 等几方面的考试成绩入手，同时结合对毕业生与用人单位进行的问卷调查，客观全面地评价新模式下学生的知识、能力与综合素质的情况。本章还通过汕医的招生情况和毕业生的就业情况，分析汕医的社会影响力。

第一节　知识、能力与素质评价

一、基础知识扎实

（一）毕业生执业医师资格考试通过率高

连续 14 年，汕医毕业生参加国家执业医师资格考试的通过率比全国的平均通过率高 20 个百分点（图 13-1），其中 2020 年总通过率居全国第 11 位，实践技能考试通过率居全国第 4 位。

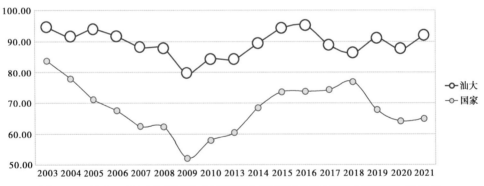

图 13-1　2003—2021 年国家执业医师资格考试汕医通过率和全国总通过率比较

1. **2003—2021 年国家执业医师资格考试总通过率分析**　汕医新教学模式始于 2003 年，第一届毕业生于 2009 年参加国家执业医师资格考试，通过率超过全国平均通过率 28%。事实上，这个优势从 2005 年就开始呈现了，2005 年通过率与全国平均通过率比较的优势是 23%。2005—2016 年，与全国平均通过率比较的优势都超过 21%。2017—2018 年稍有回落，分别超过 16% 和 13%，2019 年至今又恢复超过 20% 的优势。尤其值得关注的是，2013 年以来，临床技能考试的通过率一直稳定在 98% 以上。

2. **执业医师资格考试四个模块考试结果分析**　新教学模式从 2003 年至 2009 年重点进行的是基于器官系统的课程整合，从执业医师资格考试笔试的成绩可以看出良好的教学质量，尤其是基础医学和临床医学两部分的成绩，和全国平均成绩相比，优势明显（图 13-2）。

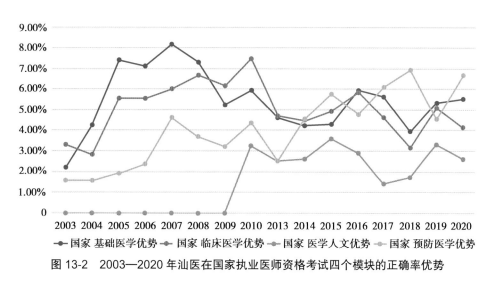

图 13-2　2003—2020 年汕医在国家执业医师资格考试四个模块的正确率优势

　　对比汕医与国家执业医师资格考试四个模块正确率的情况，可以看到，2003 年时汕医在四个模块的优势都很微弱，均低于 3.5%；2005 年后，基础医学和临床医学方面的优势迅速拉升，基础医学的优势在 2007 年达到 8.2%，临床医学的优势在 2010 年达到 7.49%，而预防医学的优势一直很微弱，至 2014 年才呈现出较为稳定的提升，至 2018 年达到 6.9%。医学人文的数据从 2010 年开始可以获取，至今优势仍保持在 3% 左右。

　　3. **认知层次分析**　从整合学习原理方面进行分析，有效的课程整合应该促进学生对知识的理解和应用，我们以执业医师资格考试中占比最高的临床医学知识模块的各认知层次得分来进行分析（各部分满分不同，形成不同的纵坐标）。图 13-3 至图 13-5 三个图显示，汕医在记忆层次的得分优势比较弱，在理解、应用层次的优势相对明显；再细分四个模块不同认证层次（数据未显示），我们可以看到，基础医学和临床医学知识模块在理解、应用层次的优势明显大于其他两个模块；预防医学模块在应用层次的得分一直没有优势（图 13-6）。

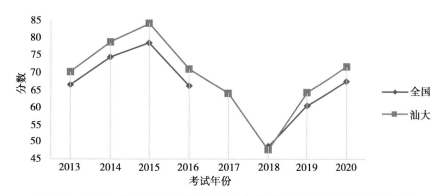

图 13-3　2013—2020 年汕医学生在国家执业医师资格考试记忆层次平均分

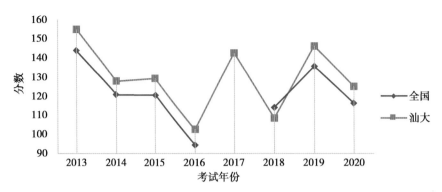

图 13-4　2013—2020 年汕医学生在国家执业医师资格考试理解层次平均分

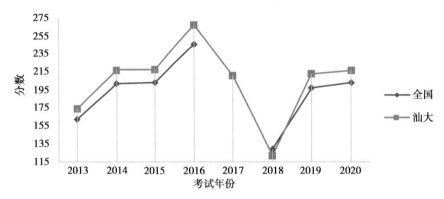

图 13-5　2013—2020 年汕医学生在国家执业医师资格考试应用层次平均分

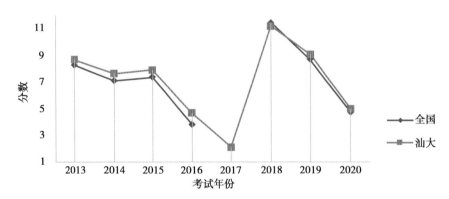

图 13-6　2013—2020 年汕医学生在国家执业医师资格考试预防部分应用层次平均分

综上所述,如果以新教学模式开展前学生参加国家执业医师资格考试的通过率作为毕业生知识和技能的基线,那么教学改革后毕业生在知识总得分、临床医学和基础医学知识得分、理解和应用层次的得分均有显著提升。

(二)美国医师执照考试通过率

2012 年 8 月,2008 级全英班学生首次参加美国医师执照考试(USMLE)并获得 100%

通过的优异成绩。2009 级全英班学生通过率为 95.6%，其中最高分 255 分，78% 的学生超过 200 分（180 分通过）。10 年来，学生考试平均通过率为 92%，平均成绩是 215 分，与美国、加拿大同级学生的成绩总体持平。

汕医考试改革的理念受到国家医学考试中心的关注，2011 年应邀作"执业医师资格考试与医学教育改革"专题报告，旨在推动我国医学考试改革，客观评价医学生的知识、能力水平。

（三）大学英语考试情况

汕医的英语课程改革始终紧跟新教学模式改革的步伐，至今已经完成三轮改革，建立了以医学人文为依托，以科学素养培养（即沟通能力、信息管理能力和批判性思维能力）为主线的课程框架，使英语课程成为汕医扩展学生国际视野、培养英语技能、沟通技能、信息素养、批判性思维和科学素养的重要平台（详见第六章第二节）。

实施课程改革之后，学生的全国大学英语四级考试一次性通过率均值为 95.93%（图 13-7），而在 2000 年之前的通过率均低于 70%，这充分证明了改革后的英语课程非常有效地提升了学生的英语语言能力。

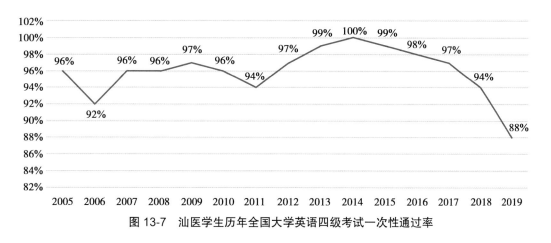

图 13-7　汕医学生历年全国大学英语四级考试一次性通过率

学生通过英语课程学习，信息管理能力和批判性思维能力也获得提升，这在一个对 2014 级学生开展的研究中得到验证[1]。汕医借鉴美国图书馆协会制定的《高等教育信息素质能力标准》设计了信息管理能力问卷，测试学生的信息管理能力；使用汉化的《加州大学批判性思维能力测量表》测试学生的批判性思维能力。两种能力测试均在学生参加课程学习之前和之后进行，配对样本 t 检验结果显示：信息管理能力和批判性思维能力的总分前后测有显著统计学差异（$p=0.000$），说明英语课程能有效培养学生的信息管理能力和批判性思维能力。

二、临床基本技能与临床思维能力快速提升

汕医是国内最先实施 OSCE 的院校之一，并且在将近 20 年的实施过程中，多次修改

OSCE 的考试方案,使 OSCE 不但能够有效考核学生的临床基本技能,还能有效考核学生的临床思维能力、沟通能力和临床决策能力。

对于 OSCE,2009 届毕业生杨梓锋同学回忆说,"OSCE,素有临床医学生奥斯卡之称,同样是我大学期间印象深刻的一场考试,也是母校富有特色的一场考试。本场考试,安排在实习结束后,即本科毕业时进行,通过模拟一系列(12 站)的临床场景来测试医学生的临床能力,可实现全面、系统、客观评估每一位本科毕业生的知识、技能与临床思维能力。对于后续报考执业医师资格实践技能考试具有深远的影响,这与母校医学生在全国执业医师资格考试实践技能通过率接近 100% 有着紧密的关系"。

下文通过分析汕医 OSCE 历年考试结果,展示汕医学生在临床基本技能和临床思维能力方面的提升情况。

(一)各年级 OSCE 均值分析

2000—2017 级医学生参加 OSCE 的总分情况如图 13-8 所示,无论是 5 年制医学生,还是长学制(7 年制与"5+3"一体化)医学生,大体上呈现出较为平稳的状态,这说明尽管考站增加、试题综合性提高、难度加大,但学生整体水平也保持相对稳定的趋势。另外,长学制学生的平均分一直是高于 5 年制医学生的,说明生源与 OSCE 的考试成绩成正相关关系,这与其他研究结果是一致的。

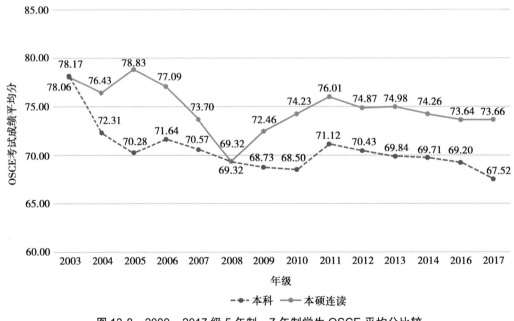

图 13-8　2000—2017 级 5 年制、7 年制学生 OSCE 平均分比较

(二)临床技能及临床思维能力分析

临床技能的表现情况通过诊疗操作、急救技能、护理操作、外科 1、外科 2、妇产科技能这 6 个站点的综合平均得分结果进行衡量。图 13-9 显示了 2000—2017 级 5 年制和长学制

（7年制与"5+3"一体化）医学生临床技能的综合平均分，从中可以发现，长学制医学生在临床技能方面的表现基本上都优于5年制医学生。

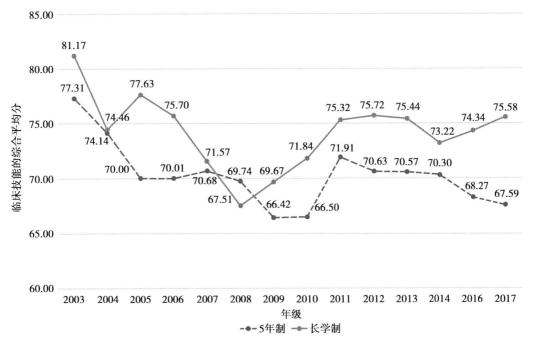

图13-9 2002—2017级医学生临床技能的综合平均分

临床思维能力的考核，通过采集病史＋重点体格检查和面试（从总结病例特点、诊断、鉴别诊断、治疗原则等）2个站点（每站18分钟）的综合平均得分结果进行衡量。图13-10显示了2000—2017级5年制和长学制（7年制与"5+3"一体化）医学生临床思维的综合平均分，可以看出，长学制学生在临床思维方面的表现一直优于5年制医学生。

OSCE是汕医毕业综合考试中临床能力考核重要的部分，我们抽出其中能够代表临床技能与临床思维的站点，进行2000—2017级5年制医学生和长学制医学生（7年制或"5+3"一体化）的成绩对比，发现长学制学生的成绩总体上明显优于5年制学生，同时，在实施过程中，OSCE从站点设置，到题目的难度不断提高，但学生临床思维和临床技能还是呈相对稳定的趋势。

三、基于胜任力导向的毕业生能力评价

新教学模式毕业生对岗位胜任力的自评（即基本知识与基本技能），按优良率统计，从高到低，分别为"职业素养"（91.54%）、"终身学习与改进"（88.40%），"人际交往与沟通"（87.83%），"临床技能与医疗保健"（84.56%），"卫生体系实践"（77.76%），"生物医学知识"（73.95%）和"科学研究与循证医学"（57.32%）（图13-11）。数据显示，学生高度认可新教学

模式帮助他们获得扎实的基本理论、基本知识和基本技能,这为新教学模式的进一步改革,提供了重要的依据[2]。

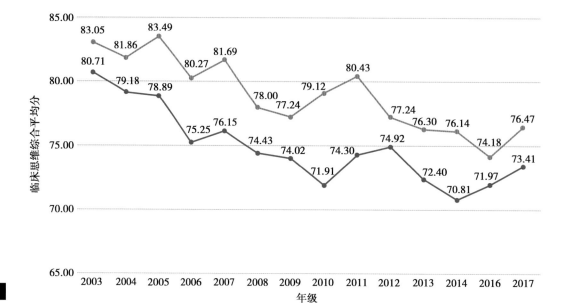

图 13-10　2002—2017 级医学生临床思维的综合平均分

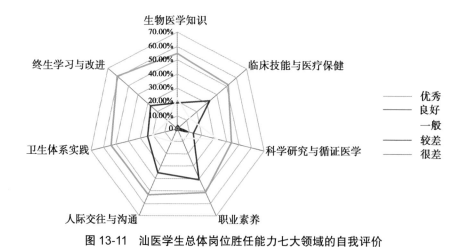

图 13-11　汕医学生总体岗位胜任能力七大领域的自我评价

四、毕业生专业认同感强,转行率低

汕医在 2014—2018 级 5 年制临床医学专业学生中分层随机抽取 427 名学生进行专业素养、人文知识、职业意识、职业态度、职业行为、职业道德的调查,结果显示,汕医学生的职业态度(包括职业认同感、责任感、荣誉感)得分明显高于其他维度(表 13-1),这与汕医毕业生转行率低的数据是契合的。2007—2016 届本科毕业生的转行率在 2%～10% 之间,总平均转行率为 5.41%,每年转行人数所占比例明显低于其他专业。

表 13-1　汕医 2014—2018 级 5 年制临床医学专业职业素养各维度评分

单位:分,Ma(Ps,Ps)

维度	1 年级(n=99)	2 年级(n=78)	3 年级(n=93)	4 年级(n=91)	5 年级(n=66)	x^2 值	p 值
专业素养	43.6(23.1,69.2)	64.7(54.8,76.9)	64.1(57.1,74.4)	70.5(59.0,79.5)	66.7(60.3,76.9)	55.6	<0.01
人文知识	39.6(14.6,60.4)	62.5(47.9,70.8)	60.4(51.0,72.9)	64.6(54.2,77.1)	65.6(56.3,73.4)	69.6	<0.01
职业态度	83.3(66.7,88.9)	83.3(66.7,94.4)	83.3(66.7,88.9)	83.3(72.2,88.9)	77.8(66.7,88.9)	5.2	0.272
职业意识	70.0(50.0,85.0)	75.0(65.0,80.0)	70.0(55.0,82.5)	80.0(65.0,90.0)	75.0(60.0,80.0)	11.7	0.019
职业行为	61.1(48.1,77.8)	70.4(58.8,80.0)	70.4(62.0,79.6)	74.1(63.0,83.3)	68.5(63.0,80.1)	20.6	<0.01
职业道德	72.5(60.1,82.6)	83.3(74.0,81.5)	76.9(66.7,89.1)	83.3(75.7,89.7)	83.3(73.1,93.6)	11.4	0.010

可以看到,汕医实施新教学模式得到了社会认可,毕业生竞争力是比较强的,能找到合适的临床岗位,同时,学生在学校成长的过程中培养了坚定的职业信念。

五、传统、新教学模式毕业生学习结果的比较

下文从公共知识、基础知识和专业知识三个方面对新、老教学模式毕业生的知识与综合能力进行对比。

(一)公共知识平均掌握率和平均分比较

2009 年,我们对 1999—2004 级新、老教学模式前后各三届毕业生国家执业医师资格考试成绩进行对比分析,发现这 6 届毕业生参加国家执业医师资格考试的成绩明显高于全国,在全国分别排列 3~8 名[3]。国家执业医师资格考试公共知识包括医师法规、医学伦理学、医学心理学、预防医学。汕医近六届毕业生(级别同上)公共知识的平均掌握率为 61.2%、平均分为 36.2 分,分别比全国平均掌握率和全国平均分高了 1.7% 和 2 分,差异具有统计学意义($p<0.01$)。但新、老模式培养的学生成绩差异没有统计学意义($p>0.05$)[3]。

(二)基础知识平均掌握率和平均分比较

基础知识包括病理学、医学免疫、生物化学、生理学、医学微生物学、药理学 6 门课程,是汕医课程整合的核心内容。实施系统整合教学后,上述课程全部与临床课程整合,实施了模块教学,基础与临床课程教师共同参与模块的教学。模块围绕培养临床医师的目标,重新设计教学内容,与传统教学模式相比,减少了较多的内容与学时数,其教学结果是汕医关注的重点。汕医近六届毕业生基础知识的平均掌握率为 65.1%,平均分为 56.6 分,分别比全国平均掌握率和全国平均分高了 6.9% 和 6.1 分,差异具有统计学意义($p<0.01$)。但新、老模式培养的学生成绩差异没有统计学意义($p>0.05$)[3]。

（三）专业知识平均掌握率比较

专业知识考试包括内科学、外科学、妇产科学、儿科学，是新模式临床核心课程。根据新教学模式要求，只有30%~50%的内容采用大班教学的形式传授，其余均以PBL、CBL、床边教学进行。结果显示，新教学模式毕业生平均分为290分，比全国平均分253分高出近40分，差异具有统计学意义（$p < 0.001$）[3]。

综上所述，汕医1999—2004级新、老教学模式毕业生全国执业医师资格考试成绩明显高于全国均值，在全国排名3~8名。这些数据表明，以系统整合为基础的教学模式不影响学生对学科系统知识的掌握，毕业生对基础理论、基本知识和基本技能都掌握扎实。

第二节　新教学模式提升了汕医的社会影响力

一、录取新生分数持续升高

长期以来，汕医招生生源质量好，分数高，汕医临床医学专业近十年的招生情况如表13-2所示，其中长学制学生在广东省录取学生平均排位占比为前5.43%，5年制学生平均占比为前7.32，第一志愿录取率100%。

二、毕业生就业率高、就职医院层次高

2016年，汕医对新教学模式培养下的前十届（2007—2016届）5年制临床医学专业毕业生共1 035人的就业情况等进行了分析（表13-3），主要针对就业医院级别、转行、继续深造等方面开展研究。对毕业生毕业去向数据库分析结果显示，新教学模式培养下的5年制临床医学专业毕业生就业单位层次高，绝大多数人从事临床工作，94.26%就业于二级以上医院、5.41%转行、25.02%继续深造、95.29%就业于广东省内并主要为珠三角地区。而7年制临床医学专业毕业生基本都在三级以上的医院就业，他们的综合素质、能力得到用人单位的高度认可，不列入本次调查。

在2007—2016届5年制本科毕业生中，共有680人从事临床工作，就业单位多为三级和二级医院，占94.26%，三级医院占的比例最大，为52.94%，二级以下医院很少，毕业生集中涌向三级医院，并且后五届就业三级医院呈现较明显的上升态势（图13-12、图13-13）。这可能与汕医在社会的认可度和知名度，以及汕医实行新教学模式的制度以来，教学质量提高，毕业生的岗位胜任力和医学技能、临床思维水平等得到社会相关单位广泛认可等各方面因素息息相关。

表 13-2　汕医临床医学专业近十年在广东省录取情况统计表

年份 有统计的理科考生人数	2022 年 物理类：399 216			2021 年 物理类：337 988			2020 年 371 000			2019 年 342 061			2018 年 330 399		
	录取人数	最低排位	排位占比（前）	录取人数	最低排位	排位占比（前）	录取人数	最低排位	排位占比（前）	录取人数	最低排位	排位占比（前）	录取人数	最低排位	排位占比（前）
"5+3"一体化	159	23 236	5.82%	159	27 634	8.18%	159	29 216	7.87%	150	20 130	5.88%	151	22 166	6.71%
5 年制	67	34 654	8.68%	67	33 333	9.86%	92	37 753	10.18%	99	25 234	7.38%	30	22 350	6.76%

年份 有统计的理科考生人数	2017 年 341 611			2016 年 359 038			2015 年 321 439			2014 年 311 790			2013 年 324 000		
	录取人数	最低排位	排位占比（前）	录取人数	最低排位	排位占比（前）	录取人数	最低排位	排位占比（前）	录取人数	最低排位	排位占比（前）	录取人数	最低排位	排位占比（前）
"5+3"一体化	157	18 338	5.37%	126	16 458	4.58%	154	15 400	4.79%	147	13 467	4.32%	150	15 515	4.79%
5 年制	30	19 211	5.62%	65	19 398	5.40%	61	26 269	8.17%	89	17 107	5.49%	94	18 388	5.68%

注：2013、2014 与 2015 年为 7 年制学生。

表 13-3　5 年制临床医学专业毕业生就业单位的情况

	一级医院	二级医院	三级医院	合计
2007 届	9(5.42%)	80(48.19%)	77(46.39%)	166(100%)
2008 届	7(8.86%)	33(41.77%)	39(49.37%)	79(100%)
2009 届	4(6.90%)	31(53.45%)	23(39.66%)	58(100%)
2010 届	4(7.14%)	28(50.00%)	24(42.86%)	56(100%)
2011 届	8(10.81%)	29(39.19%)	37(50.00%)	74(100%)
2012 届	1(1.96%)	19(37.25%)	31(60.78%)	51(100%)
2013 届	5(10.87%)	16(34.78%)	25(54.35%)	46(100%)
2014 届	1(2.08%)	13(27.08%)	34(70.83%)	48(100%)
2015 届	0(0)	21(36.84%)	36(63.16%)	57(100%)
2016 届	0(0)	11(24.44%)	34(75.56%)	45(100%)
合计	39(5.74%)	281(41.32%)	360(52.94%)	680(100%)

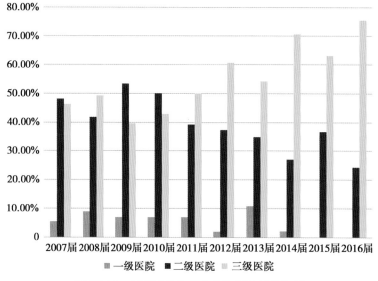

图 13-12　各届毕业生就业单位各级别的比例

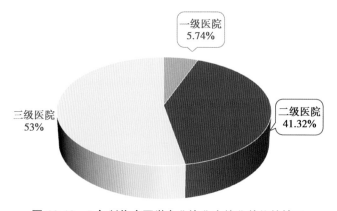

图 13-13　5 年制临床医学专业毕业生就业单位的情况

三、反思与建议

汕医实施新教学模式 20 年来，从整合课程的整体情况、学生培养成效、师生和管理者与同行对新模式的评价来看，已经达到"培养知识扎实、能力强、具备一定自主学习能力和国际视野的卓越医学生"的办学目标，也证明"以课程整合为基础、以能力培养为主线、以提升学生综合素质"的新教学模式的设计理念是符合医学教育规律和人才培养过程，也符合第三代医学教育和目前以健康为中心的新时代的医学教育的要求。当然，随着医学教育教学改革的深化，新教学模式需要不断进行完善和提升，我们仍然有很大的努力和进步空间。

依照医学教育新的目标和挑战，结合国内外课程整合的发展现状，我们对汕医的医学教育发展历程和现状进行了以下几方面的反思：

第一，学习成果标准化和学习过程个性化。2014 年开始，汕医引入了 OBE 的理念，并将其付诸实践，最显著的成效是在教学大纲中体现了基于 OBE 和 SMART 原则的目标。但从具体的教学大纲我们也可以看到，要实现学习成果的标准化，还需要进一步提升教师教学的教育理念与教学的同质化，包括在教学大纲中引入临床情境或案例等教学内容，同时将行之有效的模块教学管理模式，如模块集体备课、教学研究、教师培训等教学活动制度化，以最大限度地保证整合课程的传承与创新。

在学习过程的个性化方面，汕医在选修课程方面还存在局限，也要不断从主动学习、社会实践的角度探索如何在适合国情和资源的背景下实现学生学习过程的个性化。这些可以从医者之心、健康与社会等课程探索中找到相关的证据。但必须承认，在学习过程个性化方面，仍有很长的路要走。

第二，整合知识、临床经验、角色和责任。汕医 20 年课程整合经历了从模仿到自主开发的过程。在前期的模仿和探索阶段，主要进行的是知识和临床经验的整合。随着对课程整合理念的认可和深入实施，也逐渐认识到应该将健康教育者、研究者、领导者等角色融入模块教学的过程中，但尚未在教学大纲中普遍得到体现，只是从学生的一些课程活动和学习成果可以看到，比如在 SRM 和健康促进等课程都设计了让学生设计、拍摄健康宣教海报和视频的活动，同时我们也可以看到很多学生参与了教育研究课题的申报、研究、与老师共同发表教学研究的成果，他们未来很可能成为这个领域的领导者，同时，学生也从这些活动中体会到作为一个卫生管理、教育管理变革者的社会责任，而不仅仅只是一个医务人员。但从课程设置方面，我们也看到国际的主流是推行跨专业的教育，让学生学会在跨专业团体中工作和学习，这一点在汕医的课程和学生的整个学习体验中，还需要进行更多的设计与实施。

第三，追求卓越和养成专业素质。如同上述整合临床角色和责任的课程一样，汕医从整体教学设计层面已经与时俱进，不断进行完善与提升，包括 HEART 课程体系的建设，重视与发挥隐性课程的作用，将课程思政目标与专业课程进行融合与创新等，这些举措让部分老师意识到对学生职业精神和专业素养培养的重要性。但是,我们也看到,职业精神与职业素养的培养更需要基于真实情境或导师的言传身教,同时对评价模式也有更高的要求。在这一点上我们需要开拓更多导师制的培养项目或基于项目学习的体验,引入上述跨专业的教育模式,共同为学生提供更多的个性化学习体验,同时加入更多的基于工作场景的评价,将学生档案袋评价和程序性评价推广到所有模块和课程中,实现知行合一。

汕医的课程整合与国内其他学校相比起步比较早,而且在一开始就面向全体学生全面系统地进行。经过 20 年的探索,相对正在进行课程整合的其他学校而言,在医学人文、临床技能等纵向课程的开发方面较为领先,而且也形成了具有自主开发的整合课程。在教学管理、建立多元化学生学业考试与考核体系、整合式师资的培养,以及整个学校的整合文化建设方面也形成了自身特色。但我们也看到,作为一个新兴的学校,汕医在机制体制建设方面仍需要时间的沉淀。这同样反映在这 20 年的课程整合历程中,仍有很多亟待完善,包括模块负责人的培养机制,甚至整合课程资源建设等,这些都需要更好地形成制度和文化沉淀,以更好地进行传承与创新。

本章主要探讨了新教学模式下对学生的评价,通过分析毕业生参加全国执业医师资格考试、USMLE、OSCE 等各类考试的成绩,结合用人单位等各方的评价和学生的回访,结果表明,在新教学模式下,毕业生基础知识扎实、临床基本技能与临床思维能力提升快速,而且其专业认同感高,转行率低。对传统与新教学模式毕业生的学习结果进行分析比较,我们看到新教学模式下的毕业生在知识、能力与综合素质等方面均有不同程度的提高。此外,通过新教学模式提升了汕医的社会影响力,录取新生分数持续升高,毕业生的就业率高,就职医院层次高等。

参 考 文 献

[1] 杨苗,林常敏.医学院校大学英语教学中依托信息管理的批判性学术素养培养实证研究[J].复旦教育论坛,2017,15(4):107-112.

[2] 郑少燕,杨棉华,范冠华.新教学模式毕业生知识与综合能力的评价与分析[J].高校医学教学研究(电子版),2017,7(2):13-18.

[3] 罗添荣,顾江,杨棉华.汕大医学院新教学模式毕业生执业医师资格考试成绩的比较分析[J].中国高等医学教育,2012(2):62-64.

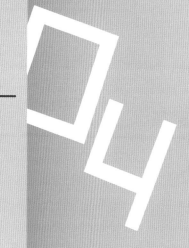

第四篇

展望篇

第十四章　汕头大学医学教育改革的启示

在近现代医学教育发展史上，曾经数次出现过医学教育"弯道超车"的情况，比如 20 世纪初《美国和加拿大的医学教育》(《弗莱克斯纳报告》)发布后，医学教育的领先地位从欧洲转移到美国。再比如说 1917 年在当时贫穷落后的中国建立的北京协和医学院，一直在中国甚至亚洲保持着独特的领先地位。究其原因，主要是在医学教育改革的关键节点上，引入符合医学教育观念的全新理念，开展了一系列的教育改革与实践。某种意义上，汕头大学医学院"新教学模式的设计与实践"正是这样的奇迹之一。

回顾汕头大学医学院的发展历程，可以说是很多中国地方医学院校的发展历程的典型写照。其前身是 1924 年成立的潮州产科传习所，历经数度更名、重组，1959 年由汕头市卫生学校升级为汕头医学专科学校，1983 年升格为汕头大学医学院。汕头大学医学院经历了卫生学校—专科学校—大学医学院的发展历程，成为新办本科院校也不过 40 年，能够从众多同类发展历程的医学院校中脱颖而出，获得良好的办学口碑和社会声誉，与学校的新教学模式设计与实践有着直接的关系。新教学模式的设计和实施，使得学校毕业生国家执业医师资格考试的通过率大幅提升，全英班学生参加 USMLE Step 1，平均通过率超过 91%，学校相关的教育教学改革获得了 2005、2009、2014、2018 年等国家和省部级教育教学成果奖，这在新办本科院校中是罕见的。总结起来，汕头大学医学院教育教学改革能给我们以下几点启示：

第一节　标准化和个性化的结合

随着医疗实践的不断进展，对医学"院校教育—毕业后教育—继续教育"连续统一体持续提出标准化的要求。这是因为医疗服务中面对的每一位个体都是鲜活的生命，他们都需要得到一定标准的规范诊疗。所以在《弗莱克斯纳报告》发表 100 周年之际，有文献指出，"如果用一句话来概括美国的医学教育，应该说美国的医学教育是高度标准化和有严格要求的。"[1]

汕头大学医学院新教学模式的设计和实施成功的关键点之一在于充分关注了医学教育的标准化。汕头大学医学院的新教学模式改革起源于 2002 年，其时代背景正是在医疗实践的倒逼下全球范围内持续加强医学教育标准化的时期。2001 年，世界医学教育联合会（WFME）发布《本科医学教育全球标准》，其后，世界卫生组织西太区办事处制定《本科医学教育质量保证指南》，国际医学教学教育委员会制定《全球医学教育最低基本要求》；2008 年我国正式颁布《本科医学教育标准——临床医学专业（试行）》。汕头大学医学院课程整合改革 20 年发展历程经历了 2002 年教育教学改革头脑风暴、2003—2005 年新教学模式探索阶段、2006—2009 年新教学模式完善阶段和 2010—2020 年新教学模式继往开来阶段。在这些阶段的改革探索和不断完善中,汕头大学医学院始终围绕国际医学教育标准和我国临床医学专业人才培养要求,结合汕头大学医学院的宗旨和目标,广泛借鉴国内外医学教育经验。

正是由于充分关注了医学教育的标准化,汕头大学成为 2008 年《本科医学教育标准——临床医学专业(试行)》正式颁布后第一所进行临床医学专业认证的学校,并于 2009 年 11 月通过教育部临床医学专业认证工作委员会临床医学专业认证。专业认证专家组对汕头大学医学院课程整合目标和整合方法等方面认可度很高,汕头大学顺利通过认证,并按要求分别于 2012、2013、2015 年提交认证整改(进展)报告。教育部临床医学专业认证工作委员会对汕头大学医学院的持续改进满意,并同意将其有效期延至 2019 年。

汕头大学医学院教育教学改革促使学校脱颖而出更重要的因素在于充分关注医学教育标准化与个性化的结合。这种个性化体现在以下几个方面:

1. 与校情、学情相结合 改革之初,汕头大学医学院的整合课程中"疾病机制"和"药物治疗"属于同一个模块,但是经过几年实践后,由于疾病机制和药物治疗并不能形成系统的授课内容,时间上也不连贯,放在同一个模块比较牵强,所以学校对课程大纲进行了调整,把药物治疗作为一个单独的模块。同样,出于对内容系统性的考虑,学校将血液、感染与免疫模块中关于血液内科的内容删去,加入传染病学的内容,并将模块更名为感染与免疫模块。临床技能模块是汕头大学医学院构建全程临床能力培养体系的重要桥梁,分别在第 2～6 学期开设,经过两轮的实践,发现由于开设时间早,学生缺乏必要的医学基础知识(如生理学等),难以达到预期的效果。经过研究,将课程更改为第 3～6 学期授课,学生在进行本课程学习时,与人体结构模块、基础学习模块、疾病机制模块、心血管与呼吸、消化与营养等整合性课程学习相伴进行。在持续两年的课程学习里,学生逐步建立扎实的临床基本技能、初步的临床思维能力及良好的人文职业素养。这些都是汕头大学医学院结合校情、学情的分析作出的个性化调整和完善。正是这种个性化的设计,在课程整合后保障了教育教学质量。

2. 个性化的探索与实践 汕头大学的新教学模式充分尊重学生的个性,因材施教,采用启发式、互动式、自学式教学,压缩必修课学时数,增加自学时间,开设终身学习技能模块,使学生从进入大学学习开始,从以教师为中心教学逐步向自主学习转变,让学生学会通过各种途径获取知识,对知识进行分析、整理、应用等。2015 年,汕头大学医学院创建"主动学习创新班",采取 PBL 教学模式,推动学生实践主动学习理念。这些个性化的探索和实践,在进行课程整合的同时,促进了学生进行深度学习,这对于保障学生的学习效果是至关重要的。所以汕头大学医学院的毕业生在回顾自己的培养历程时说,汕头大学医学院的学习让他明白"在以后的学习中,应该做自己的老师,要靠自己去不断发现问题、探索问题。"

第二节　整合式一体化改革

汕头大学医学院的新教学模式改革成功、并值得其他医学院校借鉴的另一个关键点是整合式一体化改革。这一举措符合课程（curriculum）设计的教育学规律。

虽然在教育学中，课程的理论在不断发展，但是在课程设计中都必须回答泰勒（Tyler）在 1949 年《课程的基本原则和指导》（*Basic Principles of Curriculum and Instruction*）一书中设置的核心问题[2]。

整合式课程设计，在教育学上的本质是课程的组织方式。汕头大学医学院在采取整合课程设计的同时，并不仅仅止步于课程组织方式的变更，在选择教育经历（包括教与学的方法、教学资源等）、制定课程评估计划等方面都配套进行了一系列改革。

在教学方法上采用启发式、互动式、自学式教学，临床核心课程以床边教学为主，引入问题导向学习（PBL）等多种教学方法，压缩必修课学时数，增加自学时间。开设终身学习技能模块（含网络学习、文献检索、循证医学、统计学等内容），并将培养学生科学素养、摄取知识与批判学习能力，作为改革大学英语课程教学改革的目标，使学生从进入大学学习开始，从以教师为中心教学逐步向自主学习转变，让学生学会通过各种途径获取知识，对知识进行分析、整理、应用等。建立丰富的网络教学资源，培养学生通过各种途径摄取知识，提升自我更新知识的能力。

在教育资源的改变上，为了配合学校的整合课程改革，汕头大学医学院在国内率先建立了临床技能中心，引入中国大陆第一个全自动多功能综合模拟人、虚拟腹腔镜等一大批基于仿真技术、虚拟现实技术及计算机技术的教学模型，并在国内较早开始招募并培训 SP 用于教学实践，临床教学资源上引入模拟技术、虚拟技术、网络技术、SP 等教育资源，有效地促进了整合课程实施过程中学生临床技能的培训和提高。

考核评价是与学习活动紧密相连，有机结合的，开展有效的评价能够促进学生的发展及教师教学水平的提高。在实施整合课程设计、采取 PBL 等促进学生自主学习的教学方式的同时，考核评价方式也应作出相应的改变，这是目前很容易被国内众多医学院校开展整合课程改革忽略的细节。汕头大学医学院在实施新教学模式改革的同时，广泛引入了形成性评价、360 度评估、档案袋评估（portfolio）、OSCE 等评价方式，这些评价方式促进了教师的教和学生的学，保障了整合课程实施后的教学效果。

目前国内大部分的医学院校在有关医学教育指导性文件的导向下，都或多或少地尝试进行整合课程的改革，在改革过程中，汕头大学医学院整合式一体化改革是值得充分借鉴的。

第三节　培养医学生的科学素养和创新精神

在医学教育中培养学生的科学素养和创新精神，现在经常被部分医学教育者理解为培养医师科学家，这种理解其实是偏狭的。在医学教育中培养学生的科学素养和创新精神，更重要的是培养学生面对临床难题时触发探索精神,理性面对、分析和改进复杂的医疗系统。所以一个好的医学教育制度不应过分强调事实型的医学知识,除了灌输科学概念,更重要的是将学科前沿知识的探索和医学界对问题的讨论融入医学教育,使得学生在未来的职业生涯中可以通过掌握研究领域的学术工具(比如分子医学、临床和转化研究、医学教育、全球卫生、健康差距等)、技能和思维习惯,来面对临床工作中的问题和挑战。[3]

汕头大学新教学模式改革不是以培养医师科学家为目的的,但是在改革的设计中仍然高度关注对学生科学素养和创新精神的培养,这是值得很多学校在开展课程改革时借鉴的。

汕头大学医学院在改革后的课程体系中设置了科研素养培养、科学方法训练、以解决临床问题为导向的科研训练等三大类课程,贯穿人才培养全过程。在一至3年级分别开设"主动学习导论""医学科学推理""医学基础导读""创新思维导论",举办暑假"疾病相关基因克隆及其功能研究"科学训练实验课。其中,"主动学习导论"为学生提供教育学、学习科学、PBL、翻转课堂等理论和体验,让学生学会学习;"医学科学推理""医学基础导读"等课程均按学生学习规律分布在第1~4学期,从逻辑思维、学术伦理、批判性思维等方面培养学生的思维能力、团队合作能力、反思性学习等。4年级和5年级学生开设"临床研究概论""流行病学与科研方法",重点培养医学生的临床科研思维和研究解决临床科学问题的能力。

在科研实践上,汕医通过增加科研实验室向大学生开放,建立国家级、省级大学生创新基金、校内"杰出大学生科研基金"和大学生创新实验平台,引入美国 Dreyfus 健康基金会"解决问题、促进健康"等项目,提供更多的机会鼓励学生自主参加科研活动。

按照我们这一节开篇描述的在医学教育中培养学生的科学素养和创新精神的目的,科学素养和创新精神的培养效果其实不应简单用量化的科研数据来衡量。在汕头大学医学院对按照新模式培养出来的学生进行采访时,我们欣慰地看到,汕头大学医学院 2008 级的徐晓璐接受了新教学模式的培养,在 6 年级的时候考入协和的"七转八"项目,并在协和完成了 MD & PhD 项目的学习,她在回忆在协和的学习时提到:"来到协和后,我在收治病人时第一次听到'IgG4 相关疾病'这个疾病名称,我立刻意识到自己在这一类疾病中知识的空缺。在结束了一天的实习工作后,连夜从发病机制、病理特点、临床诊治系统性地查阅资料和文献、整理笔记,并在第二天教授查房时,顺利进行了病例汇报。"这样的经历和描述完美地诠释了汕头大学医学院新教学模式改革中重视科学素养和创新精神的培育,并且达到了应有的教育目的。这样的学生在未来的从业生涯中应该能面对临床工作中遇到的新问题和医疗系统的新挑战。

第四节　提高医学生的职业素养

医学生的职业素养(professionalism)其实并不是一个新事物,目前为医学教育领域所熟知并且经常被引用的关于职业素养的一句话是特鲁多医生的墓志铭"有时去治愈,常常去帮助,总是去安慰(To cure sometimes, to relieve often, to comfort always)"。特鲁多医生的生卒年月是 1833—1915 年,可以看到,在工业革命之前和初期,科学精神和人文精神是自然融合的。但是随着科技的发展,科技异化为理性工具,逐渐出现了科学精神和人文精神的分离,在医学领域表现为重医疗技术轻人文关爱。国际上,欧美等国家较早注意到这个问题,美国以基金会的名义立项开展了医学职业素养的教育研究,以确定医学职业素养应涵盖的内容和训练方式。2002 年,美国内科医学委员会(ABIM)、美国内科医生学会 - 美国内科学会(ACP-ASIM)和欧洲内科医生联盟(European Federation of Internal Medicine)共同发起倡议并发布了《新世纪的医师职业精神——医师宣言》(*Medical Professionalism in the New Millennium: A Physician Charter*),标志着医疗行业与社会盟约的形成。但在同时代的中国医学教育中,医学职业素养并未得到充分的重视,以至于 2015 年《新英格兰医学杂志》(*The New England Journal of Medicine*)在评述中国医改的经验和启示时说"医生的职业素养是一个有效的现代医疗卫生系统的基础,但是(在中国)没有得到充分的重视"。[4]

令人欣慰的是,汕头大学医学院新教学模式改革在设计中重视医学职业素养的培育,经过 20 多年的探索,创建了"医者之心(HEART)"培养模式,HEART 是人文关爱(humanity)、同理心(empathy)、医学艺术和艺术的服务(art of medicine)、尊重他人或责任感(respect/responsibility)、团队合作精神(teamwork)的简称,这五个要素包含了医学职业素养的核心内容。汕头大学医学院在新教学模式整合课程中,通过显性课程与隐性课程、理论教学与服务学习的紧密整合,将传统文化与现代文明进行有机结合,实现了医学职业素养贯穿培养全过程,构建立体化中国医学生人文精神培养的新模式。在医学职业素养培育体系的构建中,国际医学教育界公认的难点是职业素养的考核评价,因为职业素养属于教育认知心理学布鲁姆目标分类法中"态度"层面的内容,考核的方法学设计是一个难点。汕头大学医学院尝试了多维度的形成性评价体系。

这样的改革有效提升了学生的医学职业素养。2015 年,汕头大学医学院对新教学模式前三届毕业生的岗位胜任力进行调查分析,学生的自评数据显示,职业素养能力优良率达到 91.54%,在七大领域中名列第一。

职业素养培育的效果最直接的是学生在临床上的表现。汕头大学医学院 2009 级 7 年制临床医学专业杨梓锋同学曾经回忆说:"印象最深的是,天冷的时候,临床老师在查房时会时刻叮嘱,记得先自我介绍、拉好屏风、捂热听诊器、搓手暖手做体格检查和检查完帮病人整理好衣服等小细节。'HEART'模式其实更讲究的是传承、习惯和自然。"相信杨梓锋同学经过这样的训练和感受,也会在以后的日常交流和临床工作中形成一种根深蒂固的汕医文化。

参 考 文 献

[1] ANDREW H. BECK. The Flexner report and the standardization of American medical education[J]. JAMA, 2004, 291(17): 2139-2140.

[2] JANET GRANT. Principles of curriculum design[M]. New York: John Wiley & Sons, 2006.

[3] 莫莉·库克,戴维·厄比,布里吉特·欧布莱恩. 医生的培养——医学院校教育与住院医师培训的改革倡议[M].张抒扬,潘慧,译. 北京:中国协和医科大学出版社, 2021.

[4] DAVID BLUMENTHAL, WILLIAM HSIAO. Lessons from the East—China's rapidly evolving health care system[J]. New England Journal of Medicine, 2015, 372(14): 1281-1285.

第十五章　汕头大学医学教育跨越式发展要素分析和借鉴

每一次成功的教学改革,均与当时所处的历史背景、改革者结合当时的时代背景所采取的战略和确定的重点有关系。汕头大学医学教育实现跨越式发展亦是如此。分析其实现跨越式发展的要素对于其他医学院校通过改革实现跨越式发展具有很好的借鉴意义。

第一节　发 展 背 景

汕头大学的诞生背景是 20 世纪 70 年代末汕头成立经济特区,80 年代初李嘉诚先生捐资并经国务院批准成立了汕头大学。进入 21 世纪,汕头大学全面启动以国际化为导向的改革工程,如实行了"阳光财务"、质量管理 ISO 标准化认证、教师年薪制改革、四院两部大部制改革等大学治理结构的改革,开启了国际基准学分制、英语提升计划改革、住宿学院制改革试点、OBE 结果导向一体化教育等与国际接轨的高水平人才培养改革探索。这些改革措施截至目前,在国内其他高校正在尝试或者刚刚启动,因此汕头大学被誉为"中国高等教育改革试验田"。

汕头大学医学院的新教学模式改革正是在这样的大背景下开展的。按照汕头大学以国际化为导向的改革方针,医学教育国际化必然成为汕头大学医学教育改革的重要内涵。

汕头大学医学院从 1998 年开始,先后与斯坦福大学、耶鲁大学、约翰斯·霍普金斯大学、剑桥大学、隆德大学、多伦多大学等著名大学联合举办了 17 届全国远程医学教育研讨会,通过卫星和互联网进行现场直播。1998 年开始与香港中文大学定期通过卫星传输进行远程 CPC(临床病理讨论)教学活动。这些医学教育研讨会和教学活动带来的国际化的教学理念和教学方法,必然对医学院师生医学教育理念的转变产生非常大的影响,做好了改革前期的准备。

汕头大学医学院的新教学模式改革开始于 2002 年,当时的国际医学教育改革背景是:2001 年世界医学教育联合会(WFME)发布《本科医学教育全球标准》,其后,世界卫生组织西太区办事处制定《本科医学教育质量保证指南》,国际医学教学教育委员会制定《全球医学教育最低基本要求》。正是在这样的国际医学教育改革背景下,汕头大学医学院引进全球医学教育标准并推行"系统整合"医学培养模式。

可以说国际化办学的汕头大学文化加上正当其时的国际医学教育改革契合点,使得汕头大学医学院的新教学模式改革好风凭借力,扬帆正当时,促进了其医学教育的跨越式发展。

第二节 改革战略

曾经有经济学家在谈及中国经济改革规划时说,在具备其他必要条件的情况下,改革的成败,完全取决于战略和策略。[1]其实对于医学教育改革来说,也是如此。我们看到,在汕头大学医学院之后,也有很多医学院校推出整合式课程改革,但是在对学校的跨越式发展促进作用方面,似乎都不及汕头大学医学院明显,其中一个很重要的因素就是改革战略的选择。

汕头大学医学院改革战略的最基本方针,至少包括两条,一是坚持医学教育是精英教育的理念,二是培养能真正服务社会和百姓的、有利于个人心智成长和素养养成的医学人才的教育理念。这两个方针从根本上保证了汕头大学医学院的教学改革在大的格局上形成了沿着正确的方向稳步前进的态势。

在改革战略的具体措施上,汕头大学医学院以下三个战略举措是保障教学改革成功的关键,也是值得其他医学院校在改革时参照的。

一、国际化与本土相结合

汕头大学医学院确定新教学模式改革后,经过反复的国际医学院校比较,最后确定借鉴香港中文大学的新教学模式,建立以课程整合为基础的课程体系。但是学校并未简单地照搬香港中文大学的模式,学校的改革者还到当时国内医学教育改革做得好的学校,如四川大学华西临床医学院与中国医科大学进行了全面考察。在考察的基础上,确定了整合式课程并强化医学生岗位胜任力的培养。新模式中,通过坚持临床能力培养全程不断线、坚持英语能力培养全程不断线、坚持医学职业素养培养全程不断线、坚持科学素养培养来实现卓越医生以岗位胜任力为导向的能力培养。其后又根据实施效果调整了模块结构。如当时香港中文大学健康与社会模块的教学内涵主要介绍社会保障体系的构成与实施。而在2002年,内地的社会保障体系刚刚起步,如果汕医按照香港中文大学的内涵,显然是不合适的。经过认真讨论,在国内医学教育专家王德炳教授等的参与和指导下,汕医确定"围绕生物-心理-社会医学模式为主线"进行模块设计,构建了社会因素与健康、心理因素与健康、自然环境因素与健康、生物因素与健康、健康人文与人文健康等内容;旨在促进预防医学、临床医学、人文与社会科学等多学科的整合与融合、交叉与渗透;加强医学生对影响健康因素和全健康意识的培养,树立防重于治的理念,这样更符合健康与社会模块的内涵。正是这种国际化与本土相结合,保障了汕头大学医学院教学改革的顺利开展和不断完善。香港中文大学原副校长霍泰辉教授也在访谈中指出"汕大的医学教育教学改革很好,不是照单全收,而是进行本土化的改进。改得很好,很多地方我觉得做得比我们还要好,我们要反过来跟你们学习了。"

二、以教师培训为抓手,促进教育理念的更新

教师是所有教学改革实施的"最后一公里",是教育改革最末端的执行者。教学改革设

计者的思路能否得到确切的执行，保障教学改革目标的实现，关键是每一个教师。所以教育部高等教育司的吴岩司长曾经说教学改革的核心是教师，痛点也是教师。

为了保障汕头大学医学院新教学模式的顺利实施，2009 年，学校根据临床医学专业认证专家组的意见，在国内医学院校率先建立了教师成长中心。中心在职能方面独立运行，有专职人员、专项经费和场地。汕医教师成长中心的培训项目分为五大领域，包括教学（instructional）过程中理念（concept）、教学研究（research）、教学评价（evaluation）、教学方法（approaches）、教育技术（technology）、教学伦理和素养（ethics & attitude），简称"I CREATE"（Instructional CREATE）医学教师成长模式。教师成长中心的培训始终围绕教学改革中遇到的瓶颈问题，针对学校发展战略和教学改革的创新目标设计和组织校内培训，并在此基础上不断深化教学改革，落实改革创新措施。比如 2014 年起，汕头大学医学院开始了新一轮教学改革，重点是推广 OBE 理念，为了将教学改革的顶层设计落到实处，学校先后组织 OBE 专场培训 17 场次，覆盖到所有专业课课程负责人、教学秘书和骨干教师。通过培训，大家统一思想，达成共识。在此基础上，修订培养方案，修改课程大纲，并为骨干课程制定成果导向的教学目标。

三、阶段性评价和总结，保障改革的效果

一个完整的课程设计包括：分析专业的特征→在分析专业特征的基础上阐释专业的培养目标→界定该专业学生毕业时预期的收获→课程的组织→选择教育经历（包括教与学的方法、教学资源等）→制定课程评估计划。最后一步是"制定课程的评估计划"，既指制定与改革的课程和教学方法相适应的考核评价方法，更是指对整个课程改革的实施效果进行总结评价，这样的总结评价是至关重要的。正是在对整个课程改革实施效果总结评价的基础上不断完善和发展改革，才能保障改革的效果。

汕头大学医学院的课程改革实施效果总结评价采取了内外评价相结合的办法，而且内部评价采取了总结申报教育教学成果奖这种正向而富于激励的方式，这点也是尤为值得借鉴的。比如汕头大学医学院 2005 年对新教学模式进行了全面的总结评价并申报国家级教学成果奖，2006 年汕头大学参加了本科教学水平评估，新教学模式经过了校外专家的外部评价，在此次内外部评价的基础上，2007 年恢复了全英班、2008 年建立了 USMLE 平台与题库，从 2007 年开始，连续 3 年邀请北京大学、山东大学、四川大学专家全程参与毕业 OSCE，进一步规范 OSCE。2007 年，新教学模式第一届学生毕业，汕头大学医学院对学生进行了全面的问卷调查、召开研讨会等，在此基础上对各模块进行调整。就是这样不断地调整和完善，保障了教学改革循着诊断→提高→再诊断→再提高的良性循环健康发展。

参 考 文 献

[1] 樊纲,刘鹤,林毅夫,等.中国经济50人看三十年:回顾与分析[M].北京:中国经济出版社,2008.

第十六章　新时代呼唤高素质医学人才培养

第一节　新时代对医学人才的新要求

随着科学技术的迅猛发展、医学模式的不断更新、民众对健康需求的不断增加和新需求的出现、医疗服务行业的发展变化,对医学院校的人才培养也提出了新挑战,要求医学教育适应这些变化发展,作出相应的改变。近年来,全健康(one health)和大科学的理念对医学院校人才培养的政策带来了深远的影响。

一、全健康观念的提出及卫生健康策略的调整

世界卫生组织早在 1996 年的《世界卫生报告》中就指出,"我们正处于一场传染性疾病全球危机的边缘,没有哪一个国家可以免受其害,也没有哪一个国家可以对此高枕无忧。"[1]进入 21 世纪,随着全球一体化进程的提速,人口流动增加、国际贸易等快速发展,包括突发传染性、食源性疾病等在内的公共卫生事件频繁发生,加剧了健康问题的复杂性。为了寻找这些问题的解决方案,"全健康"理念应运而生,并在越来越多的国际组织和国家健康治理过程中实践和应用[2]。

"全健康"作为系统性思考和研究人类、动物、环境健康的新策略、新方法和新学科,所涵盖的领域多样、学科交叉且仍在不断扩增,但其核心是在个体健康的基础上强调群体的健康和生态系统的健康。所以在全健康提出的背景下,健康不仅仅是传统的躯体和心理健康,还包括了躯体、心理、社会、道德与生态的健康。从个体健康方面来说,健康又包括了从生长、成长到死亡的全周期,相应的健康干预就包括了从预防、治疗到康养的全环节。

全健康的观念对卫生与健康战略和政策的制定的影响是深远的。2016 年 8 月,我国召开了全国卫生与健康大会,习近平总书记出席会议并发表重要讲话。他强调,没有全民健康,就没有全面小康。要把人民健康放在优先发展的战略地位,以普及健康生活、优化健康服务、完善健康保障、建设健康环境、发展健康产业为重点,加快推进健康中国建设,努力全方位、全周期保障人民健康,为实现"两个一百年"奋斗目标、实现中华民族伟大复兴的中国梦打下坚实健康基础。他的这段讲话对于全方位、全周期保障人民健康提出了要求,提到了人群健康(全民健康)、环境健康(建设健康环境),提到了预防(普及健康生活)、治疗(优化健康服务、完善健康保障)、康养(发展健康产业)的全环节,为我国卫生与健康战略和政策的制定指明了方向。这样的改变必然也影响到我们的医学院校教育。

二、大科学时代的到来及多学科交叉整合

大科学的概念最早由美国物理学家温伯格于 1961 年提出,他认为现代科学已经从近代

以前的小科学转变成大科学。1996 年，联合国教科文组织在其年度报告中重新提出"大科学"这一概念，表明当今的科学研究和科技开发需要在大科学的指导下来完成，原来"小科学"时代的研究方式已无法适应时代的潮流。

大科学时代呈现出以下几个特点：高度的探索性、高度的创新性、高度的综合性、高度的组织性、高度的智能性[3]。尤其是其中的高度综合性强调了大科学的研究对象是自然、社会与人构成的复杂系统，大科学不仅仅是各门具体科学的发展与繁荣，更是各门具体科学之间交叉，形成合理的作用体系，并深入社会有机体的各个方面，是系统化、整体化的活动。

在大科学时代，很多重大理论和重要创新都是多学科交叉、联合攻关的结果。医学的新理论、新方法的出现也有赖于学科的交叉，最典型的如激光治疗在皮肤科治疗技术中的创新性引入。激光治疗的成熟是哈佛大学医学院皮肤科医生 John Paris 和 Rox Anderson 的贡献，Anderson 本科毕业于麻省理工学院物理与电气工程专业，后在哈佛大学医学院获得医学博士学位。Anderson 在皮肤科工作期间，在 Paris 的指导下从事激光治疗皮肤病的研究和应用，他创造性地将皮肤病的治疗与物理理论结合，提出了选择性光热解理论，解决了光作用于组织后产生热效应引起靶组织损伤，同时也要向周围组织扩散造成损伤面积扩大的问题，实现了新型激光可以打碎皮肤的黑色素颗粒而不会破坏正常的皮肤组织，从而实现了目前几乎可以完全治愈太田痣而不留下瘢痕的目的。

大科学时代不仅对科研的方式带来了影响，对于人才的培养方式也提出了相应的要求。具体到院校医学教育，要求我们培养的人才虽然是以医学为主，但是在他们的知识结构和成长经历中要有多学科背景的准备或者有与多学科背景的学生或工作人员交流的经历，为未来应对大科学时代的科研活动奠定基础。

第二节　我国医学教育政策的应对和调整

近年来，结合大科学时代和全健康观念给医学教育带来的影响，我们国家也在不断调整医学教育管理的政策。2017 年 7 月 10 日，全国医学教育改革发展工作会议在北京召开。时任中共中央政治局委员、国务院副总理的刘延东同志出席会议并讲话，会后发布了《国务院办公厅关于深化医教协同进一步推进医学教育改革与发展的意见》（国办发〔2017〕63 号），这是我们国家第一个以国务院办公厅的名义发布的关于医学教育管理的文件，彰显了国家对医学教育的重视[4]。为了紧紧围绕健康中国战略实施，树立"全健康"理念，深化医教协同，2018 年，教育部、国家卫生健康委、国家中医药管理局发布了《关于加强医教协同实施卓越医生教育培养计划 2.0 的意见》，推进以胜任力为导向的教育教学改革，优化服务生命全周期、健康全过程的医学专业结构，促进信息技术与医学教育深度融合，建设中国特色、世界水平的一流医学专业，培养一流医学人才，服务健康中国建设[5]。2020 年，新冠肺炎疫情暴发，我国对于人民健康和医学教育的重视程度提高到了新的水平。2020 年 9 月，国务院办公厅印发了《关于加快医学教育创新发展的指导意见》，要求以习近平新时代中国特色社会主义思想为指导，全面贯彻党的十九大和十九届二中、三中、四中全会精神，按照党中央、国务院的决策部署，落实立德树人根本任务，把医学教育摆在关系教育和卫生健康事业优先发展的重要地位，全面提高人才培养质量，为推进健康中国建设、保障人民健康提供强有力的人才保障[6]。

在以上文件中，尤其是《关于加快医学教育创新发展的指导意见》提出了：以新医科统领医学教育创新。优化学科专业结构，体现"大健康"理念和新科技革命内涵，对现有专业建设提出理念内容、方法技术、标准评价的新要求，建设一批新的医学相关专业，强力推进医科与多学科深度交叉融合，明确回应了医学教育应对大科学时代和大健康观念的对策。

三个文件在课程内容、教育教学方法和考核评价方法上也提出了一些共性的要求，值得未来的医学教育高度关注。在课程内容上，三个文件提出需要加强的内容包括：强化公共卫生与预防医学和传染病防控知识；及时将"互联网＋健康医疗""人工智能＋健康医疗"等医学领域的最新知识、最新技术、最新方法更新到教学内容中；强化医学人文与职业素养教育。尤其是医学人文与职业素养教育，在《关于加快医学教育创新发展的指导意见》中第一次用与国际接轨的名词术语进行了规范。

在课程内容的组织和教育教学方法上，《国务院办公厅关于深化医教协同进一步推进医学教育改革与发展的意见》指出，要加强面向全体医学生的全科医学教育，规范临床实习管理，提升医学生解决临床实际问题的能力。鼓励探索开展基于器官／系统的整合式教学和基于问题的小组讨论式教学。《关于加强医教协同实施卓越医生教育培养计划 2.0 的意见》中提出，深入推进以学生自主学习为导向的教学方式方法改革，开展基于器官／系统的整合式教学和基于问题导向的小组讨论式教学。《国务院办公厅关于加快医学教育创新发展的指导意见》中提出，加快基于器官系统的基础与整合式教学改革；研究建立医学生临床实践保障政策机制，强化临床实习过程管理。

在考核评价方法上，《关于加强医教协同实施卓越医生教育培养计划 2.0 的意见》中提出，完善以能力为导向的形成性与终结性相结合的评价体系。《国务院办公厅关于加快医学教育创新发展的指导意见》中提出，加强以能力为导向的学生考试评价改革。

值得关注的是，在以上这些文件中，除了回应大科学时代的挑战和大健康观念的要求外，也受到了学习理论的深刻影响。下节就让我们系统地回顾一下近年来对医学教育产生主要影响的学习理论。

第三节　学习理论对医学教育教学改革的影响

医学教育的变革，无论是课程改革，还是教育教学方法、考核评价方法等的改革，都是由当时的教育学理论、社会条件、医学职业的价值和经历决定的，其中教育学理论是影响医学教育变革的一个重要的因素[7]。以下就系统回顾一下几种对现在和未来医学教育影响较大的学习理论。

一、成人学习理论

近几十年来,对高等医学教育影响最大的教育学理论毫无疑问就是成人学习理论(adult learning theory)。无论是以器官系统为基础的课程(organ-system based curriculum),还是问题导向学习(PBL),以及形成性评价(formative assessment),其后的支撑都是成人学习理论。

成人学习理论是由美国教育学家、"成人教育学之父"马尔科姆·诺尔斯(Malcolm. S. Knowles, 1913—1997)提出来的。1984年,诺尔斯在《行动中的成人教育学》中提出了成人学习的4个原则:

1. 成年人需要参与他们学习的计划和考核评估过程。在成人学习中,学生具有较强的个人意识和个人责任感,能够自己选择学习内容、制定学习计划,对教师的依赖性较小。

2. 经历(包括曾经犯过的错误)提供了学习的基础。对于成人学习者,由于已经有了一定的知识储备和学习、生活经历,因此,成人已有的知识和经验与新知识、新经验结合,使成人学习更加有效。此外,在学习活动中,成人本身就可以被当作学习资源,这种资源既能为自己也可以为他人利用。因此在成人学习中小组讨论较单向灌输,具有更好的学习效果。

3. 成年人最感兴趣的学习主题是立刻对他们的工作和个人生活发生影响的内容和主题。当成年人的学习主题是立刻对他们的工作或者个人生活发生影响的内容时,成年人的学习动机会明显增强。

4. 成人学习是以问题为中心的,而不是以内容为导向的。成人学习的目的在于直接运用所学知识解决当前的社会生活问题。即便成年人接受系统的内容学习,成年人也很容易"忽略"掉与亟须解决的问题或任务相关性较差的内容。

以上4个原则对于我们在临床教学中运用成人学习理论进行教学设计具有重要的意义。

二、转化学习理论

转化学习是由美国成人教育学者杰克·麦基罗(Jack Mezirow)提出来的,1991年,麦基罗出版了专著《成人学习的转化维度》(*Transformative Dimensions of Adult Learning*),基本形成了转化学习的理论框架。其后,转化学习被成人学习理论界不断关注,不断有学者加入转化学习的研究,丰富和发展着转化学习,使得转化学习逐渐发展为一门比较成熟的学科。美国成人教育学者雪伦·梅里安(Sharan Merriam)对转化学习理论进行了高度的评价,她指出:"在过去的10年里,相比任何其他方法,该理论可能吸引了成人教育学者更多的关注……它的影响力已经取代成人教育学而成为当前最重要的学习理论"[8]。转化学习理论实质上是成人学习理论的延伸和发展,该理论主要受到建构主义理论、社会学理论和解放理论的影响,同时又以丰富多彩的成人学习现象为现实基础,从而形成了较为系统的理论体系[8]。

在利用转化学习理论进行教学设计时,要考虑3个关键因素:

1. 经历（experience） 经历对成人学习具有十分重要的意义，一方面经历是成人转化学习的重要经验和素材，另外一方面经历是成年人自我建构的结果。因此，经历在成年人个人能力建设和知识的转化中是一个重要的因素。这提示我们在医学教育中建立一个有效的成年人学习机会时，经历是一个重要的考虑因素。学习中应该提供与个人相关的一套经历。

2. 批判性反思（critical reflection） 当成年人通过批判性反思认识到他们所经历的事情与他们一直坚持的观念不一致时，才有可能引发成人转化学习，因此批判性反思是促进转化学习的根本动力。这提示我们，在医学教育中，一个有效的成人学习的设计必须要提供思考和反思的时间，不宜将课堂讲授安排得太满。

3. 发展（development） 这涉及转化学习产生的条件基础。促使转化学习产生的条件有内部条件和外部条件。内部条件主要是学习者自身所具备的条件和基础，包括年龄、文化程度、动机等。外部条件指宽松、允许参与、合作、探索、质疑、批判性反思的环境。内部条件，即内因更为重要。为激发内因的产生，在医学教育中，一个有效的成人学习的机会必须充分考虑个人的发展。

三、建构主义

建构主义教学理论（constructivist view of teaching）在教育学中是一个比较新的概念，是2013年公布的教育学名词[9]。

建构主义主张世界是客观存在的，但是对事物的理解却是由每个人自己决定。不同的人由于原有经验不同，对同一事物会有不同理解。建构主义学习理论认为：学习是引导学生从原有经验出发，生长（建构）起新的经验[10]。

在建构主义理论指导下的教学观主张学生是信息的主动建构者，学习的过程就是学生在自己原有经验的基础上不断建构新的经验知识的过程；教学不是知识的传递，而是知识的处理和转换；在教学过程中，教师扮演指导者、帮助者和促进者的角色，为学生创造尽可能真实的环境，提供交流、对话、合作的机会，引导学生从原有的知识经验中不断生长出新的知识经验。

教师要认识到自主学习的重要性，应该创设问题情境，引导和帮助学生主动建构自己的认知结构；注意到学生共同体在学习中的作用，运用合作学习等方式帮助学生建构认知结构；注意理论联系实践，积极开展实践活动课，在实践活动中帮助学生合理运用和领会知识。

从以上关于建构主义理论的表述中可以看到，建构主义与成人学习理论和转化学习理论在教学上有异曲同工之妙，均强调在教学过程中，教师扮演指导者、帮助者和促进者的角色，要求在学习过程中要为学生创造尽可能真实的环境，提供交流、对话、合作的机会。

四、SPICES 模式

1984年，英国敦提大学的哈登（R.M. Harden）教授提出了著名的"SPICES 模式"，这是用于课程改革和发展的教育战略。SPICES 分别是以下 6 项内容的首字母：以学生为中心（student-centered），以问题为基础（problem-based），整合（integrated）以社区为基础的医疗实践（community-based），选修（electives）基于系统的（systematic）临床学习。我们可以看到，这些内容都是我们现在致力倡导的教育教学改革。而与之相对的是以教师为中心（teacher-centered）、信息灌输和收集（information-gathering）、以学科为基础（discipline-based）、以医院为基础的医疗实践（hospital-based）、标准的课程（standard programme）、师带徒式的临床学习（apprenticeship-based）这些所谓的"传统"医学教育模式。值得注意的是，哈登教授认为这里的每一对关系代表的是一个连续的范围，而不是孤立的两点。（图 16-1）

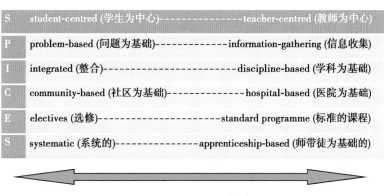

图 16-1　SPICES 模式

　　而一个学校在这 6 项内容中，是选择"改革"的模式，还是"传统"的模式，取决于学校的教育目标、教育资源包括教师资源，而不是绝对的"改革"的模式就是最适宜的。这也提示我们，无论采取什么课程组织方式和教学方式，都应以促进学生深层次学习为目的[11]。也有研究指出，任何一种教学方法，甚至包括 PBL，过多的学习资料和强调覆盖率，都会使学生使用表面学习的方法。

第四节　未来医学教育改革的重点

　　汕头大学医学院的新教学模式改革在我国医学教育发展史中无疑是一个成功的个案。在前边的章节中，我们分析了汕头大学医学院教育改革的启示、跨越式发展要素。结合新时代对高素质医学人才培养的需求分析了我国医学教育政策的应对，并对目前影响医学院校教育教学改革的教育认知学理论进行了介绍。医学教育改革是一个永远延续的课题，它受到行业变化，卫生、教育政策变化，卫生人力需求，教育认知学理论发展等诸多因素的影响。正如汕头大学医学院的新教学模式改革与国际医学教育改革相契合，使得汕头大学医学院的新教学模式改革好风凭借力一样，在未来的医学教育改革中，医学院校如能把握未来医学教育的重点，也将对其起到助力发展的作用。未来的医学教育改革中，以下几个方面值得高度关注：

一、宏观管理体制改革

在宏观管理体制改革上，医教协同值得高度关注。医学教育涉及教育、医疗两个最为关键的民生问题。医学教育作为专业教育，其培养的最终指向是培养合格的医学人才、满足人民群众的健康需求。卫生健康事业发展既为医学人才培养提供更加优良的条件和环境，纳爱医者学医、从医，也为医学教育改革提出了新的要求。作为专业教育，医学教育与医疗卫生事业的关联性、互动性很强，未来医、教两个系统的协同配合将进一步加强，招生培养、就业、使用联动机制将进一步健全，实现医改、教改的良性互动。这也提示我们在未来的医学教育改革中，要注意培养与使用激励的紧密衔接。

二、人才培养改革

在人才培养改革中，应及时关注随着卫生行业的改变和教育认知理论的发展所带来的新教育理念。比如，随着卫生行业执业中系统性和跨专业合作的增强，带来医学教育中的跨专业教育（inter-professional education）的改革；再比如，随着成人学习理论、转化学习理论、建构主义等教育认知理论的出现和发展，医学教育中出现了整合课程、PBL、TBL、翻转课堂等改革。在随着卫生行业和教育认知理论的发展而开展人才培养改革的过程中，应该循着"培养目标—课程体系—与课程体系配套的教学方法和条件资源保障—考核评价方法"的体系，做好从宏观到微观的改革和配套的改革，尤其值得注意的是，在课程体系改革中，联动进行教学方法的改革及考核评价方法的改革是至关重要的。

三、质量保障体系建设

在持续推进医学教育改革的过程中，质量保障体系的建设至关重要。医圣孙思邈曾经说过"人命至重，有贵千金"，质量是医学教育的"生命线"。在未来的医学教育改革中要着力从入口（生源质量）、过程（深化改革）、出口（质量保障）等环节全方位推进改革。此外，在改革过程中要加强质量评价，以持续改进为重点，强化评价结果对改革的引导和推进作用。

参 考 文 献

[1] 陈国强."全健康"理念：推进人类健康的新视角[EB/OL].（2020-09-14）[2022-10-08]. https://news.sciencenet.cn/htmlnews/2020/9/445579.shtm.

[2] 中英高校携手成立"全健康研究中心"[EB/OL].（2020-05-08）[2022-10-08]. https://baijiahao.baidu.com/s?id=1666131524082499627&wfr=spider&for=pc.

[3] 秦旭,王树恩.论泛大科学时代的科技战略[J].科学管理研究,2003,21（3）:24-27.

[4] 国务院办公厅关于深化医教协同进一步推进医学教育改革与发展的意见[EB/OL].（2017-07-11）[2022-10-09]. http://www.gov.cn/zhengce/content/2017/07/11/content_5209661.htm.

[5] 教育部 国家卫生健康委员会 国家中医药管理局关于加强医教协同实施卓越医生教育培养计划 2.0 的意见[EB/OL].（2018-10-08）[2022-10-09]. https://baike.baidu.com/reference/22942786/4873rHiZleEe-UUbeII2gzwK0Mzi65HkkJ9j3Aezgss7zCgMvF0Cr-_LL4O9ng90pFLCO-rNQCNSEinEU6kxGItnRYcM-pxZmkgrPnVDpeP7Fr69xAFX3qopsQT6ROknMpnyg5QqLv-Qr.

［6］ 国务院办公厅印发《关于加快医学教育创新发展的指导意见》[EB/OL].（2020-09-23）[2022-10-09]. http://www.gov.cn/xinwen/2020-09/23/content_5546479.htm.

［7］ JANET GRANT. Principles of curriculum design[M]. New York：John Wiley & Sons, 2006.

［8］ 雪伦·B. 梅里安, 罗斯玛丽·S. 凯弗瑞拉 . 成人学习的综合研究与实践指导[M]. 2 版 . 黄健, 张永, 魏光丽, 译 . 北京：中国人民大学出版社, 2011.

［9］ 教育学名词审定委员会 . 教育学名词（2013）[M]. 北京：高等教育出版社, 2013.

［10］ 李方 . 教育知识与能力[M]. 北京：高等教育出版社, 2011.

［11］ HARDEN RM, SPWDEM S, DUNN WR. Educational strategies in curriculum development：the SPICES model[J]. Medical Education, 1984, 18（4）：284-297.

第十六章　新时代呼唤高素质医学人才培养

第五篇

专家评鉴与师生感悟

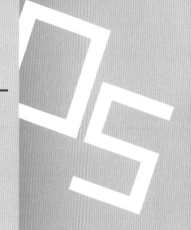

在上述章节中，我们对汕头大学医学院的课程改革进行了系统性的回顾与论述。本篇，我们访谈了一些熟悉国内外医学教育改革背景和现状，并长期关注和支持汕医教育教学改革的医学教育专家，包括文历阳教授（华中科技大学）、霍泰辉教授（香港中文大学）、管远志教授（北京协和医学院）、潘慧教授（北京协和医院）等，请他们从专家视角解读汕头大学医学院整合课程改革的内涵。

同时，我们也访谈了汕头大学医学院课程改革开始后的历届领导、教学管理人员、模块负责人或教研室主任、教师代表、学生代表等，请他们作为课程改革的亲历者，分享自己在课程改革实践中的体会、困惑与收获。这些对于读者深入理解汕医的课程改革也颇具启发意义。

第十七章　课程整合改革经验谈

第一节　课程改革之动因

文历阳　华中科技大学教授，资深医学教育改革专家

> "你们的改革动力来自 4 个层面，有国际层面，有国家层面，有医学教育自身的原因，也有汕头大学医学教育发展的内在动力。"

汕头大学医学院这一次以课程整合改革为切入点的动因是什么，也就是究竟为什么要开展改革？我想有四个方面的动因。

第一个动因就是国际医学教育发展的理念、趋势和特点，这是你们进行课程改革的一个很重要的动力。汕头大学有一个非常好的条件，就是李嘉诚基金会的支持，这为你们提供了很多国际交流的平台和机会，让你们能够很早就可以比较全面地了解国际医学教育改革发展的前沿信息和具体的改革经验，帮助你们建立了国际化的教学团队。这些从境外国外邀请来的老师，他们本身在教学科研的过程当中都体现了这种理念，使你们能够很生动、很具体地了解学习国际先进的教育理念。我们知道，任何改革都要以理念更新为先导，你们的理念更新比国内其他院校都来得更早、更系统、更具体化，所以这个动因是非常重要的。

2010 年，《柳叶刀》发表了一篇关于医学教育改革的文章，提出了"以系统为中心"的理念，同时也强调了胜任力导向、转化式学习这些理念。这篇文章的发表，既充实了你们改革的内容，又增强了你们改革的信心，说明你们前 10 年的改革不仅顺应了国际医学教育改革

发展的趋势,而且体现了第三代医学教育发展的理念,使你们的改革得以持续发展,而且不断深化。

第二个动因就是在政府层面上。21世纪初,教育部启动了质量工程和教改工程。教改工程提出,要在教学模式、课程体系、教学内容、教学方法和评价方法等方面进行改革,这是一个政府的号召,也是一个政府行为。在教育部启动教改工程质量工程的同时,你们的改革就已经启动了,这和国家层面的战略部署是相吻合的,而且你们所取得的成果也体现了教改工程、质量工程的要求,这样一个动力也是非常大的。

第三个动因就是医学教育发展的内在需求。传统医学教育是以学科为基础的课程设计,教学安排上是老三段,即普通基础教育、医学基础教育和临床医学教育。以学科为基础的课程体系和老三段的教学安排存在一个很大的问题,就是基础跟临床的脱节,学科之间的分隔。20世纪后叶,教育部申报了一个世界银行贷款项目,我也参加了这样一个总体设计,实际上那个时候我们就已经开始意识到,基础跟临床的分离、课程之间的分离是影响我们医学教育改革发展的巨大阻力。

但当时我们的理念还没有更新到那个程度,再加上世界银行贷款支持的很多项目,并没有完全联系到这些理念更新的改革上来,所以当时没有做,但是已经有了这个意识。后来提到"以岗位胜任力为导向",学生将来要当临床医生,在学习的过程当中,基础跟临床的分离、课程之间的分离带来很大的问题,就是临床教学时,在讲到病因、发病学、病理学、诊断治疗等的过程当中,它必然要涉及很多基础知识,但是学生的基础知识是在前两年学习的,到临床阶段已经隔了两三年了,这就给我们的临床教学带来很大的困难,不得不再重复基础知识,不仅浪费了学习时间,对于学生更深入地结合临床也有困难。

国际医学教育理念认为,对学生的培养不仅仅是知识传授、能力培养,更重要的是要促进他们的知识建构。知识建构很重要的一个思维模式就是整合,他们学习了很多门课程的内容,但到最后,一定要进行知识建构。知识建构跟认知模式、思维方式有很大关系,我们如何在教学过程中引导学生,培养他们的这种思维方式,是我们教学的重要任务。但在过去,我们对这一点重视不够,也就是说对整合式的学习培养不足,这是医学教育发展的一种内在需求。你们(汕头大学医学院)的课程整合实际上就是为学生的知识建构打下一个认知的基础,培养整合式思维模式,这是第三个需求和动因。

第四个动因就是汕头大学医学院要发展、要提高、要创新的内在需求。从1958年成立的汕头医学专科学校,到1983年升格为本科,汕头大学医学教育的发展走什么路,这个问题非常重要。在教育资源包括师资队伍、附属医院、教学平台比较匮乏的情况下,教学质量怎么提高,这个是深化改革非常大的内在动力。特别是你们在2001年7年制临床医学专业得到教育部批准,2002年招生正好是你们改革的起点。办法只有一个,就是向改革要质量,向改革要发展。

(文历阳,华中科技大学教授,资深医学教育改革专家)

第二节　课程改革之顶层设计

杨棉华　曾任汕头大学医学院教务处处长、医学院执行副院长

> "我们新教学模式初期是行政命令，是自上而下推行的。让我欣慰的是，这种情况已经发生了转变，现在的教学改革已经开始自下向上地进行。"

一

2002年之前，我国的医学教育课程体系都是以学科为基础的，这种划分是以医学教师的专业范围为界，与学生学习疾病、理解病人的学习效果之间缺乏逻辑关系，还会造成学习内容的重复和顺序混乱，与世界医学教育领域不断显现优势的以学生为中心的教育理念背道而驰。汕医勇敢地将以学科为中心的传统课程改造成以人体系统整合为基础的课程体系，为中国医学教育改革提供了成功经验，并影响到国家医学教育的认证标准，促进了中国医疗人才与世界的交流和互认。

（边军辉，曾任汕头大学医学院执行院长）

二

汕头大学医学院的新教学模式改革是在2002年启动的。当年2月，黄东阳常务副院长和李嘉诚基金会罗敏洁医生带领医学院教务处和教研室负责人一行22人专程到香港中文大学参观学习。参观香港中文大学临床技能中心后，我们当即决定也要建设临床技能中心，并马上开始挑选各种模型、设备，第一批设备是在香港订的，李嘉诚基金会直接付款，一步到位。5～8月，我院临床技能中心完成选址、装修，设备模型一并到位，9月就开始上课，这种速度令人惊讶。随后，我们又选派部分老师到香港大学进行考察学习。当时香港中文大学的新教学模式是以课程整合为核心，香港大学则是PBL。回到汕头后，我们再到当时国内医学教育改革做得好的学校，中国医科大学和四川大学华西临床医学院进行全面考察。中国医科大学的老师给我们做了教育改革的详细介绍，并将他们组织翻译的哈佛大学新途径改革的整套资料送给我们学习、借鉴。

华西临床医学院的临床教学（特别是诊断学课程）改革做得很好，当时我们把华西医院的谢宏谋教授聘请到汕头大学医学院工作，负责我们临床技能中心的建设，是从零开始。谢教授是外科教授，有很强的能力，曾经被借调到教育部体卫司工作一段时间，所以他对教

育和管理都非常有经验。在汕头工作的 5~6 年时间里,谢教授帮我们把临床技能培养体系,特别是外科部分建立了起来。后面许杰州主任、施楚君副主任和吴凡副主任的加盟,使临床技能中心得以快速发展,成为汕头大学医学院新教学模式的一张名片。

对香港与内地高校的考察结束后,我们进行了两个多月的头脑风暴,大家反复研讨,主要议题是我院的教改到底做不做?如何做?意见不统一,阻力非常大。最后,医学院领导班子确定启动医学教育改革。可以说我们新教学模式改革初期是行政命令,是自上而下推行的。时任汕头大学副校长、医学院院长的李玉光教授说,"我们改革了,如果做得好,对医学院未来会产生非常大的影响,万一做得不好,我们船小好掉头,再回过头来,影响也不大"。

经过了多轮的激烈讨论,大家最后统一了思想,达成了共识,确定一定要做教育教学改革,大家说,为了医学院的发展,我们必须进行教学改革。决定做了,下一步就讨论该怎么样做。我们是做课程整合,还是做 PBL?还是像当时内地其他高校一样,小打小闹地做一点?最后大家明确,要做就做全方位的改革、做有影响力的改革,这才值得花这么大的精力去做。最后确定借鉴香港中文大学的新教学模式,建立以系统整合为基础的新课程体系。

随后,医学院成立了教学改革委员会,李玉光副校长亲自担任教学改革委员会的主任,医学院主管教学的副院长黄东阳教授和各附属医院院长为副主任,我是办公室主任。此外,还成立了专家指导委员会,黄天华教授任主任委员。专家指导委员会是新教学模式改革最重要的机构,新教学模式所有的内容,首先要经过专家指导委员会的讨论。专家指导委员会由基础医学和临床医学的一线教师组成,他们是学术水平高、教学经验非常丰富的专家。经过专家指导委员会与教学改革委员会反复讨论,在广泛听取教师、学生的意见后,最后形成新教学改革实施方案,即"临床医学专业 2002 年教学计划"。

2002 年 12 月底,我们在南澳会议上确定了每个模块的具体的教学内容,并确定了各模块内容之间的衔接。在 3 天的时间里,我们对整合课程模块进行逐一梳理,确定教学内容是否重叠交叉,对本科生培养要求的重点内容是否覆盖。模块内容和教学要求确定后,紧接着就是组织编写教学大纲和各模块老师的集体备课,有一个学期的时间给老师做充分的准备。

新模式正式启动后,2003 年的上半年,各个模块的骨干教师集体备课,详细地做好模块内教学内容的衔接。教学团队由模块负责人组建,有困难的,再由教务处帮助协调,我就是模块总负责人。教务处最大的任务,就是帮助各模块组建优秀的教学团队,特别是吸引临床教师加入教学团队。选好模块负责人,才能确保模块教学的顺利实施。当时,大多数模块都是选择教学上最有激情、热爱教学,有理念、有思路的人来担任模块负责人。实际上他们大多数是优秀的教研室主任,每个模块设两个负责人,一名基础教师,一名临床教师。1~2 年级模块教学内容中基础医学内容偏多,基本由基础教师做模块第一负责人,临床教师做模块第二负责人,3~4 年级模块由临床教师担任模块第一负责人。

2021 年,因为准备第二轮临床医学专业认证,我到各个教研室走访,感觉最欣慰的是,以前的教学改革是自上而下，行政命令的强行安排，是大家不得不做的；而现在更多的是老师自己要做，很多的教学改革转为自下而上，一讲到课程改革，很多教研室主任表现得非常兴奋，如病理教研室的苏敏老师、微生物免疫教研室的辛岗老师、生化教研室的李恩民老师，以及机能学实验的沈建新老师等，他们让我十分钦佩，更让我看到汕医改革的未来与希望。

教学改革的成功在于教师，管理层非常重要，他们要为改革保驾护航，不仅起着协调作用，更重要的是提供充足的人、财、物和争取学校政策上的支持。像临床技能中心一样，你需要什么资源及时给你们，你们遇到什么困难我帮你解决，所以行政管理就是服务，一定要树立很好的服务意识。我从2002年一直到退休，除了出差，一天不到临床技能中心去，就感觉缺了什么事情，每天都要去看，好像我就是临床技能中心的一员。

（杨棉华，曾任汕头大学医学院教务处处长、医学院执行副院长）

三

罗敏洁 李嘉诚基金会汕头大学医学院顾问

> "如果能把医学生教育好，比亲手救治病人能有更大的收益，能服务更多的人。"

我是临床医生，在教学方面没有经验，但在斯里兰卡做志愿者的一段经历让我对教学萌生了想法，如果能把医学生教育好，比亲手救治病人能有更大的收益，能服务更多的人，但是医学教育要怎么改我并不在行。到汕医任职后，我就去香港大学和香港中文大学取经，去了解他们的教学。我先去港大听了学生第五年的PBL课程，之后去中文大学听了第三年的系统整合课程，两边都去体验，再结合我在上海工作期间对国内行医情况的了解去考虑怎样的医学教育模式更适合中国的医学生。我在上海工作了六年，我感觉国内的医学教育模式比较被动，而港大的PBL模式是让学生非常主动地学习，对国内的学生也许不大合适。香港中文大学的系统整合模式，介于二者中间，不是全部被动，也不是完全主动，我认为比较适合国内的学生。于是我去香港中文大学进一步了解，当时霍泰辉副院长接待了我，他跟我聊得非常好，我很感谢他，他毫无保留地给我们提供了很多课程的相关资料。

我是在澳大利亚学习的临床医学专业，当时也是"老两段"，前三年都在学校学习，没有去过医院，第四年到第六年去医院，这样不好。现在的系统整合模式，对当时汕医的老师来说是颠覆性的改革，没有所谓的教研室了，变成系统整合模块，肯定是有阻力的。2002年1月，我专程去香港取经，回来后向学院领导汇报了我的想法，李玉光院长、黄东阳副院长都认同，杨棉华处长也很支持。面对老师们的质疑，我们在2002年2月组织了由黄东阳副院长和我带队，教务处杨棉华处长、基础教研室和临床教研室主任组成的22人的队伍，去香港交流学习。回来之后经过多次讨论，头脑风暴，讨论各模块的内容，保留原有优秀课程的内容，结合国内教育体制，开启了系统整合改革的历程。

（罗敏洁，李嘉诚基金会汕头大学医学院顾问）

第三节　课程整合之模块与教学设计

课程整合实际上就是一个以培养好的临床医生为目标，围绕这一切所做的教育模式的改革。

（管远志，曾任北京协和医学院教务处处长）

一

一个好的临床医生，从认识疾病开始，需要了解人体的正常结构和正常组织（解剖、组胚）；你要知道这些结构、这些组织、这些系统是怎么运行的，就需要生理学，然后你还要知道这些系统一旦出了问题会怎么样，就有了病理学。出了问题以后，我们要采取的干预措施，比如说要进行治疗，从什么途径入手，就有了病理生理学和药理学等这一系列的内容。所以一切就是围绕着改善人的健康来进行医学教育，课程整合可以使学生能够系统性、连贯性地把人体结构和功能与健康和疾病联系起来。

（管远志，曾任北京协和医学院教务处处长）

二

我是基础学习模块的负责人。拿到整合课程的进度表后，我首先是去尝试理解这种教学设计的内涵，然后进一步思考，作为基础学习模块，我们能够以什么样的内在逻辑组织这门课。最终，我们决定从生命的起源，从生物大分子，然后形成细胞的结构，再到细胞的功能，再由细胞和细胞间质组成组织，有了四大基本组织后，联系到细胞的生理、新陈代谢和刺激与反应。有了细胞生命的三大特征，再就是遗传与变异，至此学习的都是正常组织细胞的结构功能，而作为医学生，还需要了解细胞对药物的反应，自然就把药物药理的这部分内容整合进来了。所以我们基础学习模块是以生命起源和生命运转的内在逻辑组织的，里面包含了生物化学、细胞生物学、组织胚胎学、生理学、药理学等的知识，摒弃了以解剖、组胚、生理、生化、细胞、遗传等学科角度去学习这些科目的固有模式。

（陈海滨，汕医基础学习模块首任模块负责人）

三

我是一名儿科医生。在新教学模式中，我主要参与临床基本技能、生殖 - 性 - 发育生长模块和儿科学模块的教学。作为儿科学课程负责人，我需要思考如何将儿科相关的知识内容更好地与相关模块进行整合，包括知识点的分布等，这是最基本的问题。例如，将小儿骨穿、新生儿复苏整合到临床基本技能模块，有利于系统地进行临床技能教学，可以对成年人与儿童进行比较；而新生儿总论、儿科学基础、小儿生长发育、小儿营养及营养障碍性疾病等内容整合于生殖 - 性 - 发育生长模块，目的是在完整的生命周期学习中，理解生命诞生、从胎儿向独立个体转变、新生儿出生后合理的儿童保健措施对全生命周期的重要作用。儿科学课程中的疾病，部分保留在儿科学核心模块，目的是通过临床理论和见习教学，以临床能力培养为核心，学习儿科八大系统疾病，帮助学生顺利进入儿科学实习。

课程整合面临的挑战，主要有两个方面。一是儿科学课程的教师如何在教学内容方面与相关的基础医学模块做好衔接、交叉与渗透；二是在儿科学核心模块教学中，如何体现我院新教学模式的特点。

1. 课程整合后，部分知识点会被遗漏，所以要及时发现，并进行调整。例如，我们在讲授先天性心脏病的时候，发现学生们没有系统学习过胚胎期心脏发育的内容。在确定这一事实后，我们首先反馈给相关模块，建议在生殖 - 性 - 发育生长模块讲授儿童年龄分期和新生儿特点的老师关注胚胎期循环系统特点的知识传授，另外，在儿科学模块先心病的学习中，要求授课老师回归基础，注意回顾胚胎期心脏发育的特点，从而顺利衔接小儿先天性心脏病的教学。

2. 系统整合课程在框架上进行了改革，但内在的变化在于利用不同的教学方法培养学生主动学习的能力。学生在早期的整合课程中，缺乏相应的整合性教材，他们虽然抱怨每次都要拿几本书上课，但在学习中他们逐渐学会了如何利用参考书、参考资料，如何整合不同来源的知识，合理地使用学科教材。这样的学生来到临床后，如果临床教师完全回到一本书走天下的状态，就很可惜。所以儿科学核心模块需更多地利用 PBL、CBL、翻转课堂等形式，从而使学生能够保持主动学习的热情、给予他们主动学习、团队学习的机会，让他们更好地完成专业课程的学习。

与课程整合前相比，不管是自身的纵向比较，还是与兄弟院校的横向比较，我们发现儿科学核心模块课程的教学内容没有明显不同，均涵盖了临床医学生所要求的儿科常见病、多发病，但具体到教学的设计和实施，我们仍然经历了多次变革。

第一，在改革之初我们引入了 PBL。通过 PBL 的案例讨论，培养学生发现问题、解决问题的能力。

第二，临床教师在教学过程中发现，虽然 PBL 在培养学生发散性思维、临床解决问题的能力方面具有优势，但在临床课程教学中，CBL 目标更集中、教学效果更为突出，因此逐渐引入并提高 CBL 的学时构成，同时加入了翻转课堂的元素。

第三，小组讨论课模式。心血管疾病的学习以小组讨论作为教学内容的提升手段，鼓励小组学习，鼓励师生直接反馈。

第四，线上线下结合教学。我们逐渐开发了临床案例库，并开发了学堂在线全英课程"Pediatrics"作为学生的参考资源，特别是对全英班和留学生，学堂在线课程为他们提供了自学的机会，同时具有自测题，可以不断温习和检验。

以上这些不同可能并非"不同"，一些新的教学元素是各家教学机构尝试或已经在做的事情。我们做这些"不同"的事情的时候，也并没有刻意去想我要做不一样的事情，而是单纯地为了课程目标的达成所做出的改变。我们重构了儿科学教学，以 OBE 为基础，聚焦四大领域（科学与学术、临床能力、职业精神、健康与社会）教育目标，设置知识（knowledge，K）、技能（skill，S）和态度思政（attitude，A）三大类课程目标，关注技能、职业精神与健康促进能力的培养。这些显然不是传统理论课一统天下可以达成的目标。促进学生主动学习需要这些新的教学模式。

（吴北燕，第一附属医院儿科学教研室主任）

四

感染与免疫模块是在不断调整和改进中逐步建设完善的。最初这个模块称为"血液、感染与免疫"，当时是把医学寄生虫学、医学微生物学、医学免疫学、药理学抗生素部分及临床的血液疾病整合在一起的。但是运行一段时间后，很多老师和学生都感觉这两个部分不太能够真正融合在一起。我们通过讨论，对模块进行了调整，把血液学剥离，将传染病学加到本模块当中，更名为"感染与免疫"，这样模块的整合会更容易进行。

传染病学和感染与免疫模块的整合也遇到了比较大的困难。因为整合后，传染病学的学时有较大压缩，并且开课时间是在大二。学生在这个阶段去临床见习，原本设计的是进行床旁教学，但后来发现，学生进入传染病房之后，能够看到的感染性疾病其实是非常有限的，主要就是肝炎，并没有达到预期的学习效果。所以在进行第 2 次比较大的课程调整时，我们再次调整了传染病学在感染与免疫模块中的学时和内容，只保留了最基本的内容，包括传染病学的总论、院内感染、临床寄生虫学疾病和传染病病理。传染病学的其他内容回到大四临床核心模块。这样调整后，我们把基础和临床的整合进一步升级，所有的课程都以案例开始，通过案例实现基础和临床的真正整合。学生在对案例进行分析的过程中学习并应用基础知识。

不仅理论课进行了调整，实验和实习方面也进行了较大的改革。按照原来的课程安排，学生在模块学习的最后阶段才去医院进行见习和床旁教学，现在这一部分已经回归到传染病学当中，在学生进入临床核心课程学习的时候同时进行见习。而基础阶段的实验教学我们以案例为基础进行设计。如细菌的接种实验并不只是让学生去接种细菌，而是给他们一个临床案例，例如化脓性感染的临床案例，学生得到的是化脓性感染的脓汁样本，他们需要设计如何进行细菌的分离与鉴定。学生要先进行设计，然后再进行相应的实验操作。

传统的实验是以"验证性实验"为主,现在我们改成了"探索性实验"。学生在上课时要先设计实验,然后再进行实验操作,最后要展示他们的实验成果。在这个过程中,学生要应用微生物和免疫实验当中最重要的一些操作,包括生物学安全等。

除此之外,感染与免疫模块课程还设计了"开放性、探索性实验",老师先提出问题,"酸奶里的益生菌是不是可以活着到达肠道?"学生围绕问题,进行实验设计,再进行细菌培养、菌落计数、细菌染色等,还要整理数据,最后做海报进行汇报。学生们认为,在这个过程当中培养了他们科学研究的能力、沟通能力、实验操作能力和口头汇报能力等。

感染与免疫模块不仅注重在知识和技能方面培养学生,更注意在教学过程中培养学生的情感价值观和人文素养。在课程思政建设方面,我们一直探索师生共建模式。学生团队已经整理了几十位与课程内容相关的科学家故事,形成课程思政案例,并在微信公众号推送,学生们反馈非常好。在每一次课程教学中,都设计了思政融入点。同时通过评价驱动学习和认知。LPMS 学习平台上每节课的课程习题都加入思政习题,并在期末考试中也加入和思政有关的题目,自然而然地将课程思政贯穿始终。

经过 20 年的不断改进,持续发展,现在的感染与免疫模块与设计之初相比,已经发生很大的改变。虽然这个模块仍然是由医学微生物学、医学免疫学、医学寄生虫学、药理学的抗生素部分整合而成,但在教学内容、教学方法与评价方式上都有着明显不同,"重构"了教学内容和教学及评价的方式。

在教学内容框架上,我们创立了"以临床问题为基础的 SLPTP 学习框架"。在传统的医学微生物学的教学中,强调的是细菌的生物学特性、致病性、免疫性,微生物检查法、预防与治疗方法,我们把它称为"三性两法"。所有的微生物学教科书都是这样写的。而我们现在整合后的感染与免疫课程,是从感染出发的。教学中,我们以一个临床感染的案例为起点,让学生分析三个最基本的临床问题:得了什么病? 怎么得的? 怎么办? 要分析病人"得了什么病",学生就要知道这种感染性疾病最典型的临床表现和典型病史(S, symptoms & signs),然后再根据微生物学性状相关的微生物学实验室检查的方法(L, lab test)来确诊疾病;要想回答"怎么得的、在哪里及如何感染的",学生就要利用他们所学习的传染源、传播途径、所致疾病、致病机制(P, pathogenicity)等知识来回答;第 3 个问题"如何治疗和预防疾病",也是感染与免疫模块中非常重要的一部分,即疾病的治疗(T, treatment)和预防(P, prevention)。治疗部分是将药理学抗生素的内容与相关微生物性状有机结合起来。预防则是将大健康的理念整合进来。因此,借助 SLPTP 这样的学习框架,可以帮助学生学习并应用"三性两法"的基本内容。这个过程就是临床思维建立的过程。

在教学方法上,从传统的单向授课为主,到现在多种教学方法并用。①雨课堂:学生评价我们模块是雨课堂应用最好的模块。通过雨课堂实现实时掌握学生的学习情况、布置课前预习课后复习作业、课程小结思维导图等;② PBL:学生认为可以帮助他们学习发现问题、解决问题的能力;③思维导图课程总结:帮助学生系统回顾知识;④慕课:医学病毒学已经上线学堂在线国际版,已有 2 000 多人进行了线上学习。我们利用线上线下相结合的方式,线上学习基础知识,线下是对知识的应用。

此外,在教学评价上也做了很多改革。感染与免疫模块的期末考试试题从 2017 年开始有了较大的变化,增加了至少 30% 的 A2 型考试题目。

总体而言,感染与免疫模块是以"医生的胜任力"为导向进行设计的,教学的内容和环节都是希望帮助学生获得这些胜任力。在课程开始时与学生交流,在课程结束时请学生做评价,看他们是否达成这些胜任力。让我们十分欣慰的是,每次教学反馈时,感染与免疫模块都得到学生非常高的评价,满分 5 分的情况下,所有的项目,包括医学知识和技能、临床思维、核心价值观、沟通能力、团队合作、终身学习、信息管理、科研思维、疾病预防与控制等能力,学生给的分数都在 4 分以上,对课程的整体满意度也在 90% 以上。同时学生参加执业医师资格考试,微生物学和免疫学的分数一直都高于全国平均水平。

(辛岗,汕医感染与免疫模块负责人)

五

我负责终身学习模块。终身学习模块的主导思想是培养学生终身的、解决实际问题的能力。从信息检索、证据筛选、数据搜集、统计数据的分析、统计结论的应用等多方面训练学生。我们在教学方法上更注重实用性,比如对数据库的应用、统计软件的操作方法等,基本达到了预期结果。

整合课程后,老师在教学中要有意识地建立整体观,也就是要将各个知识点联系起来,并利用这种联系解决临床问题。教师要将现有知识中的不足,未来的发展方向等教给学生,这样才能体现系统整合的优势。从我自己对医学统计学的讲授而言,已逐渐形成这样的教学方式:统计学方法的基本介绍,该方法能解决什么问题,该方法存在什么不足,有哪些方法可以弥补,该方法与其他方法之间的关联等,从而使学生对统计学方法产生兴趣。

(张建军,汕医终身学习模块负责人)

六

没有课程支持的临床技能中心是缺乏灵魂的!我院在新课程体系改革中,将早期临床实践作为教学改革的重要突破口,将传统课程体系中的内科诊断学基础、外科总论、妇产科、儿科及精神病学等课程的相关内容整合为临床基本技能,成为构建医学生全程能力培养的桥梁。2009 年,临床基本技能获得国家级精品课程。

临床基本技能课创建于 2002 年,在 20 年的时间里不断改进,历经多次修改完善。最初课程的名称是临床方法,贯穿 4 个学期(其中 5 年制 186 学时,7 年制 231 学时)。课程时间跨度长,包含了所有的临床基本技能学习。以 5 年制为例,课程的前两个学期主要在技能中心利用模型、SP 进行学习,也安排医院见习;第三个学期主要是小组讨论式教学和模型训练（如心肺复苏、腰穿胸穿、吸氧等）；最后一个学期主要为外科手术学基本技能训练等。此后学生进入临床核心课程学习，以及临床实践（实习），主要在各临床学院进行（床边教学）。学生通过系统学习与训练，从理论到实践，再从实践到理论，学习目的性增强，临床技能和临床思维能力明显提高。5年制学生从第2学期（7年制是第4学期）开始学习临床方法课程，课程经过5年的运行，我们发现在第2学期就开始学习体格检查时间有点过早，因为第2学期开设的人体结构等课程尚未完成学习，学生的知识储备不足反而会影响学习效果。经过研究，从2007年开始，我们将课程调整在第3~6学期开设，跨度仍为4个学期。体格检查集中在第3学期，学时数也进行了一些调整，课程建设不断加强，在2009年申报国家级精品课程时更名为临床基本技能，总学时数为208学时。

　　除了开课时间调整之外，课程的内容安排也不断完善。目前，临床基本技能训练课已经成为一门内容交叉渗透，教学进度螺旋式上升的综合性临床基本技能训练课程。该课程不仅为学生提供了精雕细琢的技能训练，还弥补了整合课程中存在的学习内容脱节的不足。譬如，在症状学病史采集中安排体格检查内容，在诊疗操作课程中安排综合案例临床思维课程，实验诊断重点培养学生看图、读图、结合临床疾病的临床思维能力。课程负责人许杰州教授治学方针严谨，教学方法与时俱进。在他的带领下，中心全体老师坚持集体备课，不断钻研，完善课程建设，使该课程一直成为新教学模式所有课程中学生评价最高、满意度最高的课程。

（施楚君，汕医临床技能中心副主任）

第四节　整合模式下的临床技能培养

　　整合课程模式有利于学生从一开始就从临床的角度看问题，更早地从临床角度学习基础医学知识。

（许崇涛，汕医沟通技能模块负责人）

一

　　整合课程模式从基础（解剖、生理、病生）到临床（诊断、治疗到用药），打破传统，从实际应用出发。其优势就是医学生接触的每一门课都是从医生的角度去学习，而不是等全部课程学习完，到临床才能找到做医生的思路。

（陈永如，2002级新模式第一届学生）

二

　　ICU是一个很有挑战性的专业，同时，作为一个新兴学科，其发展前景值得期待。但ICU的专科性强，临床操作多，我比较适合这个专业，得益于汕医新教学模式培养的锤炼，我能够得心应手，迅速掌握ICU相关的急救技术，这要感谢新教学模式的临床基本技能教学,不仅提升了我们的临床技能,也锻炼了我们的临床思维,大大提高了病人的抢救成功率及工作效率。ICU 的病人病情瞬间变化,同时需要气管插管、动静脉置管,这需要我们短时间内高质量完成,这是成功抢救病人的前提。我们要在最短的时间内作出最准确的判断,这就必须具备强大的理论知识及技能储备。如今我不仅仅是一位 ICU 的医生,也是我院托管的三级医院的 ICU 主任。

(吴召熙,2006 级 7 年制学生)

三

临床教学前移,我们从大二、大三开始就有很多临床课程,由临床教师授课。频繁进入医院进行见习和实习,有助于我们及时将理论知识与临床结合,更加深刻地掌握疾病特征。

(丁旻,2007 级 5 年制学生)

四

课堂上常采用 TBL、PBL 等多种模式,感觉不再是传统的老师"一言堂",我们学生也能参与其中。讨论时各学科的基础医学知识融合在一起,通过分析相关疾病的发展、机制及治疗,既锻炼了自己的表达能力,又巩固了自己所学。下临床进入临床核心模块后,感觉自己的基础相对扎实。

临床现象背后是由各种机制构成的,要解释临床现象需要丰富的基础医学理论。整合学习,以器官系统为中心学习临床核心模块,上课时跟着老师们先查房,我们耳濡目染,之后再到教室进行讨论。老师循循善诱,使我们将理论知识的学习与真实的临床诊疗服务相结合,感觉学习不再是为了分数,而是参与进了诊疗过程。

(马俊强,2007 级 7 年制全英班学生)

五

最难忘的是临床基本技能的学习,理论课前,老师给我们分发预习资料,课上设置生动有趣的临床场景引导我们思考、学习,理论课结束后进行小组练习,在老师的指导下对 SP 老师采集病史,进行体格检查或者在模型上练习操作,并定期到临床见习,在真实临床场景中学习病史采集和体格检查,这为我们成为一名合格的临床医生打下了扎实的功底,同时培养了我们的沟通能力和人文关爱意识。说到沟通能力,不得不说另一门课程,沟通技能,老师设置临床场景,通过情境模拟及观摩,学习沟通技巧,比枯燥的知识学习有趣、实用很多。当时在学的时候感触还不是太深,但是到后来上了临床,自己开始独立面对临床情境的时候,真的觉得老师课上教的东西太实用了。

(张楚楚,2008 级 7 年制全英班学生)

第五节　学习能力与整合思维的培养

你们对学生的培养,我觉得很大程度上,体现出来的是对人的主动思考,批判性思维,或者交流等能力的培养。

（管远志,曾任北京协和医学院教务处处长）

一

因为你们很强调小班教学、小组讨论式学习,这种教学方式其实从学习的效率来讲,从单位时间内的学习效率来讲,可能不如我们传统的、经典的课堂讲授。我给你讲课,你听着就是了。这个是往你脑袋里塞,你就接着,看上去效率比较高。但是他学到的东西是靠背的,所以考试就是考学生背的能力。你们这种讨论式的学习、自学,在很大程度上,实际上是潜移默化当中,就培养了学生的一种自学的能力。所以将来在自己的工作岗位上,他完全有能力根据自己工作的需要学习,他懂得怎么学,他也知道这是天经地义的,我就得靠自学,再好的学校你就读八年,读十年,哪能把你一辈子要的东西都学完了,不可能。

你们培养学生的自学能力,我也是印象非常深刻。实际上我后来几次去汕医,特别是去做"七转八"的招生,我们开了两次座谈会。我就发现这些同学的思维方式非常活跃,我给他取个名字叫"网络化",就是在他们的脑子里,知识是以一种网络的形式呈现出来的。他不是沿着一条路这么走下去,这对于成为一个好医生来讲是非常非常重要的。我记得当时印象很深刻,在汕医和其他一些院校讲课时,我都提到这个例子。我曾经给他们提到,就说有一篇文献,好像是《新格兰医学杂志》的,调查发现了在苏格兰地区,乳腺癌的发生率比较高。作者在一个非洲差不多人口数的地区做了调查发现,这个地区的乳腺癌发病率就非常低。那么,他比较了两者之间的饮食习惯,发现苏格兰地区的人动物蛋白、脂肪、盐分的摄入都比较多,而在非洲地区,纤维素的摄入量比较大,饱和脂肪酸的摄入量则很少。于是他们认为,高脂高蛋白饮食在一定程度上是造成乳腺癌高发的原因之一。我就问同学们,你们怎么看？我在其他一些学校也给同学们提过同样的问题,包括一些比较知名的大学。很多同学就讲到,我们觉得应该开展进一步的研究。我问打算做什么呢？同学提了很多设想。比如说,高脂肪,特别是这个饱和脂肪酸的摄入,对于心血管系统究竟是怎么样造成损伤的？用什么样的动物模型来做？甚至于有的提出用细胞模型来做,然后再慢慢地做到动物模型里面去。还有呢,就提出各种思路,反正都是研究的,有的同学讲得很深入,他们甚至于想到要去研究,比如说,对单核苷酸基因多态化的这个影响,表观基因学这个层面上影响等。

但是,我在汕医听到了完全不同的一个解释。有一个同学跟我讲,老师我认为,这个文章报道的这个结果是有偏倚的。因为我们知道他选的那个非洲地区,它的公共卫生健康管理系统是很落后的，可以说是有的几乎就是空白。而苏格兰作为发达地区，他的这一套系统是很健全。也就是说，完全有可能，在非洲那个地区，它的乳腺癌的发生率并不是像报道的那么低，很多地区可能根本就没有诊断，根本就没有医院，她也可能得了乳腺癌，甚至死于乳腺癌，但不知道。所以这两组数据我认为，没有多大的可比性。首先，我们需要做进一步的流行病学的研究来确认这两者之间是不是真实的情况？有没有什么偏倚因素需要纠正？或者说，他认为这两者之间可能是一种关联，而未必是因果，你就着急去分析他的机制，这就操之过急。

我听到以后，印象非常深刻。我唯一听到这样的回答就是在汕医。这些同学的这个思路，是一种发散性的、网络性的，而不是一个简单的、顺着你的思路去想，我觉得这和你们长期的整合式的课程设计、教育过程和讨论式的结合自学的培养方式是有关的，这种习惯的养成需要一个逐步建立的过程。所以我觉得这种能力的养成，是汕医的课程改革中体现出来的一个非常重要的长处。

（管远志，曾任北京协和医学院教务处处长）

二

汕医很多老师的授课不是照搬书本，而是引入典型案例和最新文献，教给我们的不是课本里固有的知识，而是学习的方法、获取知识的渠道、分析信息的能力。如今在信息时代，语言的优势、信息检索和甄别的能力，让我感觉对医学资源获取和利用更加得心应手。这些能力在我今后的医学路上起到了举足轻重的作用。

（黄晓华，2007级7年制全英班学生）

三

一开始觉得内容很多，一个模块好几个学科，后来发现其实学科之间重复的内容不少，整合学习反而是可以减少课程之间内容的重复，感觉学习更高效。

整合课程模式下，我们要在课前充分预习，有时候需要横跨好几本书，在图书馆自习的时候，常会发现带少了课本，比如消化与营养模块中，消化道溃疡这一章节的学习，就涉及了消化道的结构（解剖学知识），消化道各细胞的功能与分泌（生理学知识），溃疡发生的原因及一系列变化（病理生理学知识）……这些知识都散落在不同的课本里。需要归纳和整理大量的跨学科知识点。幸好老师也推荐我们采用思维导图的形式，将知识串联，网格化。自己一点点地探索，一开始归纳整理跨学科知识点的时候很痛苦，慢慢地就越来越熟练，甚至学到后来，形成整合思维后，遇到相关的点，自己脑海中就会串联起来。

基础学习模块，内容很多，也复杂，涉及三大代谢，记不清楚。参加模块举行的课程图比赛，在这个过程中，学会对知识进行整合、串联。而且因为是以小组的形式进行比赛，所以也促进了同学之间的交流，大家一起思考，一起绘图。

模块教学中常用 PBL、TBL 等教学形式,常常要发言讨论,这些学习形式锻炼了我们自己发现问题、自己寻找答案的能力,也锻炼了自己的表达能力,使我在工作中,在参与病例讨论时不怯懦,喜欢分享自己的诊疗思维,感觉自己对各种亚专科的知识都有比较系统的框架,虽然时间久了会忘,但想一想还是能回忆起来,也知道去哪里找答案。

(马俊强,2007 级 7 年制全英班学生)

四

我觉得最大的收获是新教学模式培养了我们的自主学习、终身学习的能力,这在临床工作中非常重要,只有不断学习才能适应医学科学的飞速发展。新教学模式下临床教师全程参与本科学生的教学工作,课堂上临床的老师们用真实的临床案例引领我们学习临床知识,不仅提高了我们的学习兴趣和临床思维能力,也促使我养成了在临床工作中收集临床案例的习惯,这些案例在后期我参与临床教学工作时又发挥了很重要的作用。

(张楚楚,2008 级 7 年制全英班学生)

第六节　整合课程的教学文化与团队建设

在汕头大学医学院建立了一种教学文化,形成了大家对于新事物的接受、对于新的教学理念的认同和接受。

(陈海滨,汕头大学医学院副院长)

一

最初,我是作为普通教师,也作为基层教学单位负责人,也就是教研室主任,进入到教学改革新模式的。一路走来,从担任基础学习模块负责人开始,我还做过新教学模式的专家委员会成员,再到教务处处长,再到主管教学的副院长。

我感受最深的就是,新教学模式改革的成效之一,就是在汕头大学医学院建立了一种教学文化,形成了大家对于新事物的接受。大家对新教学理念的认同和接受,发生了根本性的变化,形成了在别的单位可能没有的对于医学教育的投入,也就是大家都愿意来做这些事,这就是文化氛围。我觉得整个医学院的教学文化氛围的建立是至关重要的。只有在这种改革的实践过程中,才能把大家的力量凝聚起来,把大家的理念统一起来,使我们形成这样一种大家愿意在医学教育中去耕耘,去奉献的医学教学文化。我觉得这是对人们从观念到行动的一个根本性的影响。

通过这样的教学改革,包括我们的全英师资在内的老师的教学理念的更新,使我们培养了一批在教学能力和教学理念上都能够与现代教育发展规律相适应的骨干教师。正是由于这些骨干教师的存在，一方面促进了我们医学院教学本身的发展，另一方面也促进了我们学生培养质量的提高。

（陈海滨，汕头大学医学院副院长）

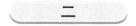

二

教育涉及三个方面：教师、学生和学习内容（即课程）。学校如果能让这三者相互协调，通过规范教师的教学行为、设计合理的课程，实现以学生有效学习为中心的学习成果和既定教育目标，就会形成有效的可持续发展的教育体系。基于汕医办学时间不长，最初的师资力量和学生质量方面都没有特别优势，在二十年前选择从课程体系开始进行改革是十分明智的，对课程体系的改革，有效地带动了后来在教师成长（2009 年）和学生主动学习（2015年）方面的改革。

（边军辉，曾任汕头大学医学院执行院长）

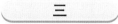

三

模块化教学使教研室功能被弱化或碎片化。同一科室的教师往往被分配参与不同模块的教学，之后分工就基本固定了，成为个人的自留地，很少有再进行调整的。几年十几年均如此。同科室教师间也很少交流，年轻老师也缺少传统意义上的"传、帮、带"过程，这是模块教学的一个不足。我们需要重树基层科室作为教学和科研实体的基本职能，协调好模块化教学和科室功能及学科建设发展的关系，这样既有利于教学，也能够促进科研和学科建设。

（沈建新，汕医生理教研室教授）

四

我觉得对一个课程来说，尤其是整合课程来说，每位老师特别要思考的应该就是如何真正地实现整合。不同的课程有不同的特点，比如感染与免疫模块，相对来说，各学科在课程里比较完整地保留了原有的学科属性，并不是以器官系统来整合的，而是以感染性疾病的发生、发展和转归来进行整合的。在整合的过程当中，如何把各个学科的内容有机地融合起来，是特别值得我们思考的问题。

（辛岗，汕医教师成长中心副主任）

第七节　课程改革之评价

顶层设计，循证研究，科学评价，是任何一个改革要抓的三个关键。

（文历阳，华中科技大学教授、资深医学教育专家）

汕医在两方面做得好。首先，做好顶层设计，这是改革的关键。汕医在学习借鉴国际医学教育发展的理念和经验的基础上，做好改革的顶层设计，包括改革的内容、方案、重点，抓住新模式、课程改革、能力培养三个重点，选择好突破口，这个突破口就是课程整合。通过课程整合带动整体的教学改革，在试点的基础上不断推广应用。顶层设计好了，改革就能有步骤、有意识地顺利地展开。其次是抓住了改革的重点：一是抓课程模式改革，二是抓全程能力培养体系改革，在这个基础上建立了一个新的教学模式。

总体而言，汕医的新模式具备以下四个特点：

第一，做好了顶层设计。一个教学模式有四大要素，第一个是目标要素。一项改革一定要针对某一个或者某几个目标，你们提出要培养国际化、有国际视野的卓越医学人才的目标，很符合精英教育的要求，而且符合你们学校的实际。国际化不是轻易可以提的，很多学校提国际化，目标提得很高，但具体实施却没有。但你们的国际化做得很详细很系统，2014年获得国家级教学成果奖一等奖。第二个是实施要素。改革光有顶层设计不够，光有目标不够，这个目标怎么落实，要有实施要素。第三个是制度要素，制度体现在教学管理上，体现了组织机制、组织保障，还有政策保障、体制机制政策，这些制度要素你们都有。第四个是评价要素。你们注重每个阶段的评价，而且有总体评价。任何一个改革一定要评价，而且要及时评价，通过评价才能发现问题，才能肯定你的优势，优势方面就继续发展，问题就及时解决，又有新的创新。你们的标志性成果很突出，很具体化，而且把这三大改革的关系理顺，新模式是一个顶层设计，在新模式下两大标志性成果，这中间有着内在的逻辑关系，并且紧密联系，所以改革是系统化的，改革不是单向的改革。

第二，明确了改革的主要抓手。改革抓什么，怎么抓，你们很明确，第一个抓手是理念更新。第二个抓手是抓改革的顶层设计。第三个抓手是我刚刚讲的循证研究，为改革提供理论基础。你们很多教学研究的结果都用到改革上，都作为改革的一种理论支撑。第四个抓手是科学评价，教学成果奖就是一种总体评价的方法。你们借鉴了国际先进的综合评价的方法，而且注重以结果为导向的评价。看一个改革的成效，主要看结果是否能推动教育，是否能提高质量，是否能促进师资建设等。

第三，注重改革的组织保障，这也很重要。改革凭热情，凭经费不行，还要有组织保障，因为改革是一个整体的系统工程，要动员各方面力量，如果保障措施不全，改革就不能顺利进行。学校建立了改革委员会，成立了专家指导委员会，还建立了若干个模块的整合教学团队，选聘的是教学水平高、有改革积极性、组织能力强的优秀教师担任团队负责人。另外，很注重团队的学科结构和教学能力，这都是很重要的组织保障。有了好的教学团队，改革才能顺利推进，遇到问题才能很好克服。

第四，注重整合式的评价。我觉得你们的评价有综合性评价，有这种项目性的评价，还有你们借鉴国际先进的综合性评价方法，也就是整合式的评价，如果课程整合了，你的评价考核还是以一门学科来做，那就冲淡了改革，而且影响改革的进程。所以你们采取的是综合性、先进性、科学性的评价方案。

与汕医相比，我个人认为全国的教学改革现在存在三大问题，其一是缺乏顶层设计，其二是缺乏循证研究，其三是缺乏科学评价，你们在循证研究上做了大量的工作，每一次教学改革成果的研究报告就是一个循证研究，对大家的启发很大。因为有循证研究，所以改革的推动比较顺利，而且结果比较满意。

（文历阳，华中科技大学教授、资深医学教育专家）

二

美国医师执照考试是世界公认的医学考试，是优化了多年的评价标准。它是由临床医生命题，考试的内容与临床问题结合得特别紧密，这个考试标准是得到世界承认的，考试的内容很丰富，难度也很大。这个要求对当时的汕医全英班学生来说确实是高了点，是个很大的挑战。因为我在美国当过多年的教授，知道美国学生的水平，也知道中国学生的潜力，参加这种高水平的考试可以挖掘出我们中国年轻人的潜力，难度虽然大，但一旦通过，就达到了国际公认的质量标准，所以我们下决心做了，还真的搞上去了。如果按照设想一直走下去，逐渐扩大招收优秀的国际学生，前景会相当乐观，汕医有可能走到国际医学教育的前列。到目前这种水平已经非常不容易，当然大家付出了非常大的努力和代价，这个成绩后来成为汕医很了不起的一个品牌。国内整个班级参加 USMLE 而且能考过的学校很少或者没有。

有一段时间，汕医在国内医学院校的排名很靠前，李嘉诚先生听了特别高兴，教育部也很重视。后来又做了临床医学专业认证、参加临床技能竞赛等各方面的工作，使汕头大学医学院的名声不断提升，确实很不容易。此外，在李嘉诚基金会的支持下，我们召开了"东西方联盟"会议，而且连续三年在汕头召开，每次都是以汕头大学医学院为主体，聚集了世界十一所一流大学，包括牛津大学、剑桥大学、斯坦福大学、MIT 等，每年一个国际会议，每年都有一个相同的议题，就是如何帮助和提升汕医的办学质量，关注度很高，促进了汕医与斯坦福大学、牛津大学等联盟内高校之间的学术和教育交流，受益很大。当时，每年汕医与这些国际一流大学同堂开会，也邀请国内知名的大学列席参加，大大提高了汕医在国内教育界的知名度。汕头大学医学院的本科医学教育在国内一直领先，医学教育本来就是没有国界的，汕医的本科和研究生教育的国际化做得很好，这也是汕大的一个特色。

（顾江，曾任汕头大学副校长、医学院院长）

三

香港的医学教育参照的是《弗莱克斯纳报告》的教学模式，前两年是基础科学教育，第三年是基础与临床混合，最后两年是临床教育。Abraham Flexner 特别注重基础学科的学习，学生通过基础学科教育之后才到临床。但问题是学生学完基础学科后,根本不知道这些学科在临床是怎么应用的,学生无法把基础与临床联系起来。而到了临床学习阶段,之前学的基础医学知识又都忘记了。所以这种教育模式,基础与临床是脱节的。基础学科与临床的结合,或者说整合,是很有问题的,基础学科学习阶段,学生读得很辛苦,很多是靠死记硬背的。

后来,世界医学教育开始了改革的浪潮。当时改革先驱比较"激进"的是 McMaster 大学,我在那里待了三年。他们很注重问题导向学习(problem-based learning),很"激进",比如说小组讨论,完全陌生的题目,由导师带着讨论。他们特别注重"非专家型"的导师带着学生讨论,因为他们认为,如果是专家引导学生讨论,就会很容易地变成专家自己主导,而学生就失去了讨论的机会。但我在那里上导修课时,曾采用较传统的讲课模式,学生很欢迎,学生觉得 PBL 学不到东西,而我教他们很多东西。并不是说我教得有多好,而是说,问题导向学习本身也有很多问题。

汕大的医学教育教学改革做得很好,不是照单全收,而是进行本土化改进。你们的临床技能教学与考试,改得很好,很多地方我觉得做得比我们还要好,我们要反过来跟你们学习了。

(霍泰辉,曾任香港中文大学副校长、医学院院长)

四

我们要建立一种开放办学的体系,学生必须流动起来,学生通过交流有更开阔的视野,对他的成长是有利的,老师也得交流起来。汕医到协和七转八学习的学生的表现很出乎我的意料,他们基本功扎实,英语能力好,积极参加社团活动,说明新教学模式改革是很有成效的。另外,他们的思维很活跃,学习动机强,努力地投入学习,适应能力强,老师的反映普遍很好。还有,汕医的学生到国外交流的机会多,视野比较开阔,学校率先引进 OSCE、SP,基于岗位胜任力的培养理念和教学改革开展得很踏实,所以学生在应对临床阶段的实习挑战是没问题的。但我也发现,汕医学生的临床思维能力还有待进一步加强,学生的记忆能力和学习能力很强,但怎么举一反三,怎么把知识转化成逻辑思辨的能力还要提高,建议学校强化师资培训,老师们这方面的能力要先提升。此外,学生跨学科的基础也要进一步加强,学生不能靠老师把知识"咀嚼"好了喂他,要自己有能力进行整合,所以我们在教学设计和教学改革时要注意激发学生学习的主观能动性和主动创造性。还有,协和特别强调文化熏陶,即隐性课程和软教学,比如"叙事医学"课程,有助于帮助学生领悟医学的灵魂和精髓,这方面汕医可以参考和借鉴。

(潘慧,曾任北京协和医院教育处处长)

第八节　整合模式的推广:以嘉应学院医学院为例

2014 年,嘉应学院医学院招收第一届 5 年制临床医学专业学生,标志着嘉应学院的医学教育进入了新的起点。如何办好这个专业?作为嘉医人,我们在思考。虽然学院有 63 年的办学历程,但本科(护理、药学)办学时间短,卫校的教学痕迹比较明显,而且直属附属医院医疗水平有限,临床教学力量薄弱。如何转变教育教学理念,走出专科、中专医学教育的固有模式,办好临床医学本科专业是我们必须认真思考的问题。当时我们了解到国内有不少医学院校都在实施整合课程的教学改革,但我们更知道汕头大学医学院是国内较早实施整合课程改革的院校,是2009年中国医学教育标准颁布后第一家进行临床医学专业认证的学校,汕医的办学模式得到了国内外专家的高度评价,它也是国内首家要求全英班学生参加USMLE并获得高通过率的医学院校。此外,汕头大学医学院的课程整合教学改革已经获得了多个国家级教学成果奖,特别是2014年获得国家级教学成果奖一等奖,学生参加全国大学生临床技能大赛获优异成绩,多年的教学实践证明汕头大学医学院临床医学专业的教学改革是非常成功的。

梅州和汕头同属粤东,有地域优势,嘉应学院医学院在长期办学的过程中,一直得到汕头大学医学院的大力支持和悉心帮助,联合培养的成人教育本、专科学生最多、双方合作时间最长、交流广泛,学院教师接受汕头大学医学院的师资培训和指导最为经常,因此借鉴汕头大学医学院的教学改革模式就成为我们全院上下一致的选择。

在借鉴学习的过程中,我们得到杨棉华教授带领的专家团队的具体指导,从教师教学理念转变、人才培养方案制定、教师听课、进修学习、实验室建设、参加各类学术会议等,给予我们全方位支持,使我们的教学改革能够平稳、有序进行,并逐渐成为一种模式坚持下来。

我们从2014级首届临床医学本科专业开始实施整合模块课程教学,共构建了19个整合课程模块,增设全科医学课程,实行"2.75+2.25"的整合课程教学模式。通过早接触、多接触、反复接触临床,学生第3学期进入课程临床见习,第6学期第10周进入附属医院和教学医院进行临床课程教学(理论教学和见习),开展床边教学等,培养学生良好的职业道德素养和临床基本技能。实施形成性评价、OSCE等考核评价方式;进行PBL、案例式、床旁式、小组讨论式、临床模拟教学、网络辅助教学等教学方法改革,顺利完成人才培养方案的各项要求。

从2014年开始,整合课程教学改革在我院已经实施8年,有三届毕业生,取得了一定成效:

1. 基础医学实验教学条件有较大改善。学院成立了基础医学实验教学中心,整合实验教学资源,改造实验室,基于实验教改项目购置实验设备,建设人体生命科学馆、数字解剖实验室,升级扩充了机能学实验室、分子生物实验室、形态数码互动实验室、虚拟仿真实验室等,达到专业建设标准,能满足教学需要。

2. 模块教学师资团队的能力和水平有明显提升。教师对整合课程模块教学更加理解、熟悉,模块内的教学衔接更加顺畅。

3. 临床教学基地建设取得一定成效。临床教学医院从之前的2个发展到目前的5个,均为综合性三甲医院,学生的临床学习和实践得到有效保证。

4. 学生基本知识、基本理论较为扎实。毕业生全国执业医师资格考试通过率高于全国平均水平。尤其是首届毕业生的执业医师资格考试通过率达到 85.25%，取得较好成绩。有58 位学生考取了硕士研究生，获得继续深造的机会，其中有一位毕业生在 2021 年考取北京协和医院的博士研究生。嘉应学院医学院的毕业生就业率高，2019—2021 届临床医学专业毕业生就业率分别为 100%、95.29%、98.48%，名列嘉应学院各专业之首。

5. 临床医学专业建设也取得一定成绩。2021 年 5 月顺利通过教育部临床医学专业认证，同年 11 月获得广东省一流专业建设立项。

6. 教师现代教育理念明显提升。以学生为中心的教学理念已经贯穿在教育教学过程中，教师教学研究能力明显提高，近年获得省级教改立项项目 21 项，发表教学改革论文67 篇。

（杨宇辉，嘉应学院医学院副院长）

第十八章　师　生　感　言

第一节　接受挑战　探索方法

教师是新模式改革的具体落实者。通过访谈，我们了解到他们经历了从不理解到接受，从接受到探索，从探索到成功的一系列心路历程，教学理念、教学大纲、教学内容和教学方式的改变对教师们来讲都是一次全新的挑战。

一

经过近 7 年来的不断探索尝试，我对于教学越来越感觉得心应手。探索过程大体可以分为 3 个阶段：

第一阶段，最初我试图将本学科的重要知识点全部讲通讲透，尝试如何能快速地满盘抓，但由于学时有限，常常因为时间不够，不得不在上课时带领学生走马观花，没办法引导学生深入学习，只能将详细的课件发给学生，请他们课后再学习，那段时间，我常常需要将课间 10 分钟用上，还会拖堂，甚至跟学生协商找时间加课，这样实际上使得课程整合的优点没有体现出来，缺点反而一览无遗。

反观细胞生物学的一些基本知识，很多学生已经在高中生物中学习了，走马观花式的学习，让同学们感觉新知识较少，内涵不够深，好像还停留在高中"了解大概"的状态，影响学习目标的达成，打击了学生的学习兴趣。在授课中我发现一个问题，课上学生回答问题的参与度不高，下课的时候却会有一帮同学围过来对上次课的内容进行提问。经了解才知道，同学们基本需要在课后将课件再重新学一遍才能理解和掌握新的知识点。所以，这个阶段我会特别关注同学们微信发来的问题，并尽快答复，也会参加复习阶段的答疑活动，希望能够通过自己更多时间的投入弥补同学们知识点上可能存在的漏洞。

第二阶段，随着主动学习理念的推广，我想尝试一下主动学习模式能不能帮助解决学时不足、重点难点不清晰的问题。首先，我将细胞生物学课本中的知识点进行分类，开始抓大放小，抓重点章节、抓重点知识点、抓体现学科系统性的知识点、抓与其他学科有密切联系的知识点，而将其他内容通过主动学习的方式，让学生自己学习，配合教研室教学网站中的教学资源，如课件、录像和阅读资料等，让学生能够通过自学掌握这些知识点。这样课堂的时间变得更加充裕了，能够将重点知识详细讲解，也有时间引导学生进行知识的前后联系，也可以更多地引入案例，运用学习的知识进行分析，学生运用知识的能力得到了加强。为了避免误导学生以为上课不讲的内容就是没有用的或不重要的、就是不会考察的内容、误以为自学就是不学，在布置自学任务时需要再三提醒同学们，自学的内容与临床疾病是有关联的，是有用的知识，也在考察范围内，并且在课后练习题中专门放置考察自学知识点的题目,体现出自学知识点的重要性,亦是要被考察的。最初我对同学们的自学能力比较担心,然而期末考试的结果却让我欣喜地发现,引入自主学习的效果反而比面面俱到的讲授更好,上课不再是争分夺秒高度紧张的事情,同学们上课有更多的反馈了,作为教师的我也有更多的时间,利用自己在生物化学与分子生物学教学中的经验积累,展开学科和知识点的联系,用于分析解释疾病的发病原理。

第三阶段,在解决了课堂教学时间问题的基础上,我也在思考一个问题,既然不同学科可以通过整合,以较少的时间学习到同样的知识,甚至有机会更多地运用所学知识分析问题解决问题,那么学科内是否可以通过某种调整让学生更容易理解和记忆这些知识?

细胞生物学是研究细胞结构组成和功能的一门学科,基于我们对事物认识的规律,开始调整章节的讲授顺序,对学科知识结构进行内部整合,不求面面俱到,但通过内在的逻辑关系将各章节的知识点进行重新编辑排列,经过探索,我发现可以以一个细胞时空旅行者的身份由外及里地带领同学们学习细胞学的知识,对于同一个细胞结构再由远及近、由静及动、由正常及异常的方式进行学习,让同学们在大脑绘制出一幅细胞的旅游指南图,既增加了学习的趣味性、逻辑性,还抓住了学科的重要知识点。一方面,整合调整后,学习的动线更加流畅,省去了一些冗长的背景介绍,上课的时间得到了进一步缓解,于是可以引入更多案例给同学们分析,学以致用。另一方面,因为教学过程中,并未按照课本的顺序进行,有时一次课2学时,可能讲解的内容涉及了2~3章的部分内容,所以学生在课前会相对比较紧张,普遍都会做好课前预习工作,也正是因为讲解本身不完全按照课本的顺序进行,这样也会让同学们不得不脱离课本好好听课,跟紧老师的节奏,课后也都会将上课内容进行复习。总体的教学效果较过往要好。

这种教学方式一方面能够给授课教师更大的空间进行创新,但老师的备课难度也更大,要求比较高,要求老师能够保持一份好奇心,能够以学生的视角进行换位思考,才能准备出有趣且符合同学们年龄特点和认知习惯的课。另外,如果老师的课堂驾驭能力不够,多学科知识结构不扎实,就比较难于进行学科间的联系。另一方面对同学的主动性要求也会比较高,因为学习比较被动的同学,就比较难跟上课程节奏,会表现为越不配合、越不主动,就越学不好的现象,有造成教学效果两极分化的危险。为了能够照顾到大多数同学,需要根据每个班学生的情况,适当调整授课重点。故而,这种形式比较适合中小班教学,而对于大班授课则可能不太合适。

(许彦鸣,汕医基础学习模块教师)

二

我是汕头大学医学院生理学教研室的一名年轻教师。历经九年漫漫教学路,从一个刚毕业的博士生,成长为汕头大学生理学教研室的一分子,参与基础学习、消化与营养、机体平衡、心血管与呼吸四个模块的教学。

九年间,我对教育教学的观念和看法发生了巨大的变化。从传统的单科教学,到课程整合的多样化，我能感受到教学的形式也在不断发生着变化。学科知识间整合的主要目的在于使学生能够从多重视角整合处理相关信息，重构知识，学生们需要成为知识的整合者，以便更全面、客观地理解知识并用于实践。整合式教学是一种理念，它不要求一定要打破学科知识的疆域，合成一种新的学科形式，而是需要教师在教学过程中对知识进行整合，学生在学习过程中对知识进行构建。它不一定是有形的课程，可以是各学科保持独立地位，课程内容分属于不同科目领域；也可以是以组织中心（如主题、问题、概念等）或课程标准的要求来连接不同学科；也可以是学科融入单元或主题中。

而学科知识与生活的整合，强调了课程内容与社会和科技发展，以及学生生活的适应性。将学科知识和学生生活整合，把人与自然、人与社会、人与文化、人与自我等作为选择和组织课程内容的主题，引导学生对自然、社会、自我进行深层次的反思。我们进行课程整合的原因之一就是学生"生活世界"的整体性。学生"生活世界"的整体性客观地要求课程的设计和实施要把学生从单一的书本世界和封闭的知识体系中解放出来，把他们对知识的习得与处理社会生活的各种复杂关系结合起来，使其在获得知识的过程中从容面对人与自然、人与社会、人与文化、人与自我，以及人与他人之间的复杂关系。因此，我们也要鼓励学生多下临床，多进行科研研究，设身处地地感受学习到的医学知识，并将其应用到实际中。作为老师，我们应适当引导学生主动学习、主动思考，学会分析、总结的方法，利用小组学习的机会增强记忆，加深知识点间的联系，不断形成更为缜密的临床思维和医学思维。

（刘静，汕医生理学教研室）

三

整合课程体系的建立是打破传统教学模式的改革性举措。我本人是中山大学 7 年制临床医学专业毕业的，是传统教学模式培养的。通常来说，人们会认可自己的成长轨迹，认为能够把自己培养好的体系是可取的、有益的。但我仍然觉得传统教学模式尽管讲授课程知识很系统、全面，但在帮助学生整合多学科知识、建立临床思维、全人观念等方面存在弱势。

作为教师的 20 年，我一直看到学生们尽管学科成绩优秀，但仍然可能在临床实践中，难以将不同学科的知识融会贯通、灵活应用。总体而言，整合课程体系培训的学生在建立跨学科思维方面更具优势，更能将平面的知识凝聚为立体的思维。

在加入新教学模式改革的早期，我印象最深刻的有两个方面，第一是不同学科教师之间的沟通和联系瞬间被加强，第二是学生对于临床的认识在第一学年就开始了，从基础到临床，不断得到强化。

1. 跨学科教学 传统教学模式的教师遵照自己的课程大纲进行教学，教学计划、教学实施、教学评估都可以"关起门"来做。教师之间的沟通限于本教研室内部，比如沟通的内容也是肺炎，是张老师教或是李老师教，是第一周讲还是第十周讲的问题。不同课程可能覆盖到的或者说交叉的知识，在不同的教学时空里被孤立地提及，张老师不知道李老师讲的血气分析效果如何、学生们还有什么薄弱环节？张老师甚至不知道学生以前曾经学习过哪些内容，也不知道学生们在后面还会在什么课程再进行多一次学习。新教学模式将类似这样的教学壁垒打破了，使学生学习的知识融会贯通成为可能。这样的磨合仍未臻完美，但一直在进行，今后还需要不断进行。

2. **早期接触临床**　传统模式的教学中，学生们在第四学年临床课程见习的时候才开始接触临床。新教学模式中学生们在第二学年开始接触临床技能、开始有见习活动。虽然这样的临床学习是"模拟飞行"，但学生们在一个又一个模块的学习中反复进行临床认知，逐渐进阶，在后续临床课程见习和临床实习中，成功的概率更大，成效更高。

（吴北燕，汕医儿科学模块负责人）

第二节　自南至北　无问西东

7 位从汕头大学医学院毕业的学生，他们在校期间接受了新教学模式的培养，有的毕业后到国内著名大学深造，有的成长为优秀的临床医生，他们都是新模式的受益者，对新模式也有着深刻的领悟。

一

作为 2008 级汕头大学医学院的学子，我很幸运地经历了新教学模式的培养，并参加了北京协和医学院的临床实习和选拔，以第一名的成绩进入协和，完成"七转八"项目及 PhD 项目的学习。

自南方至北方，从汕医到协和，两所学校虽然相隔甚远，却有着许多极为相近的教育和培养的理念及体系。这两所母校一体的教育，贯穿了我整个医学生生涯，对我有着深远的影响。

1. **优越的学习条件，先进的教学理念**　专业学习上，学校提供了原版的英文医学教材、双语教学的专业老师、永远开放的解剖室、完善的临床技能中心；生活上，我们可以尽情使用达到国际先进标准的图书馆、丰富的文献数据库、24 小时自习室；而小而精的结构，使汕医的人员结构、行政管理也更加合理，更加关注学生。这些优越的学习条件，让我如鱼得水，更加专注于医学学习。

不同于传统的临床医学教育教学体系，汕医将医学基础课程与相应的临床课程整合为一体，注重学科间的联系及教学内容的交叉渗透融合。比如在心血管与呼吸这个模块，前期有外教 Patrick Tan 老师为我们打下医学英语的基础，姜苏明和 Magppily Alberto 教授为我们讲授心血管系统的解剖，张忠芳老师讲授生理功能、苏敏教授讲授病理机制、附属医院的王欣医生和李吉林医生为我们讲授临床诊治。同时，还有边军辉教授这样的优秀教师，可以在教授基础医学课程的过程中，向我们提出并解释临床问题。从基础到临床的模块化教学，使我们从一开始就建立了系统性的医学思维。

此外，在教学过程中，汕医也坚持以学生为中心，鼓励我们自主学习，并采用了多元化考核。比如,自大一开始,我们就接受了 PBL 的教学方法。习惯了填鸭式的教学方式,PBL 的课堂让我一开始很不习惯,课堂结束了总觉得老师什么都没讲,一节课下来自己什么都没学。直到后来在一次年级的教学座谈会上,时任教务处处长的杨棉华老师,告诉我们 PBL 的意义,是让我们自己学习。我才逐渐意识到,self-directed learning 才是真正的学习形态。老师只是提出问题,而分析解决问题、总结知识点是我自己应该做的事情。学习不是每一节课堂"脉冲式"地提供信息,而是"持续性"的过程,课后的自主学习、查漏补缺,更是充实自我的重要途径。甚至在以后的学习中,我应该做自己的老师,要靠自己去不断发现问题、探索问题。

2. 多元且严格的考核制度,紧张而激烈的竞争　结束了理论知识的学习,每年的期末考试都是"龙门"一样的存在。且不论全英文试题对我们的鞭策,庞杂的医学知识本身就是甜蜜的负担,大二到大三的"十科联考"更是让人闻风丧胆的存在。除了经典的闭卷理论考试,我们还有"临床技能考核"和以"美国医师执照考试"为基础的上机考试。面对着"百般刁难"的标准化病人和"火眼金睛"的技能老师,我们穷尽各种沟通技能,抓紧时间进行问诊和体格检查,写出重点突出、格式规范的病历摘要。面对着跨学科跨疾病的计算机"题海",在一分一秒的倒计时中,我们不断训练和加强着医学诊治思维,而且真正的临床实习中,严格的要求有增无减。比如在儿科实习时,每天早上 6 点多我们就要自己查房,整理病人的化验结果和前一晚的病情变化,有时候还要给小朋友测黄疸、量血压,结合学过的临床知识,对病人的病情作出自己的判断。而每周三罗敏洁教授的查房,我们更是战战兢兢。比如刚入儿科见习,第一次面对川崎病的病人,背完了几条诊断标准和治疗原则,满以为就此结束。罗教授突然回过头问我们"为什么要给这类病人丙种球蛋白,作用是什么?什么时候让他复查,复查做哪些检查,为什么?"这些抽丝剥茧的提问,也让我养成了去探索"所以然"的习惯。

作为全英班的一员,动态淘汰制是每个学生都要承受的压力。在一轮一轮的考核中,我们不断发现自己的不足,努力在每个方面都进行查漏补缺。在这样沉重的负担和紧张的氛围中,我们逐渐意识到自身精力的局限性,为此组成了许多学习小组,发挥各自所长,弥补大家在不同学科中的短板。

从汕医到协和,实习过程中面对着的是来自全国的病情更为复杂的病人,教授的提问也更加深入,而对病人的病情和生命负责,让临床实战考核更加"如履薄冰";和来自北京协和医学院,以及其他几所国内顶尖医学高校的同学一起学习轮转,竞争更加激烈。而汕医多元化考核的基础,让我一直勇于面对各种挑战和竞争。在协和繁重的学习生活中,一直保持着平稳的心态,在不断完善自我的同时,也和周围的同学共同进步。

3. 医德医术兼优,科学济人道　无论在汕医还是在协和,关爱尊重生命的医学人文教育从未停止。

汕医的办学宗旨是培养"医德医术兼优"的高素质医学人才。从入学起我即参加了"宁养义工队""三下乡"及福利院等义工活动。在进入临床前的懵懂学生时期,下乡进入一家家晚期癌症病人的家庭,跟随着宁养院的曹伟华老师,看着她为病人问诊、记录、调整药量,并关注着这些病人家庭和家人的情况;在大学的暑假,看着老师们为山区的老人一遍遍不厌其烦地科普高血压、糖尿病的知识;在福利院做义工期间,看儿科的马廉老师为脑瘫患儿进行体格检查。我明白,医生这项工作的特殊性,因为"生命所系,健康所托",除了关注疾病,更应该关注病后的"人"。老协和的校训是科学济人道(Science for Humanity)。来到协和后,我看到带组的老师,义无反顾地接收了被其他机构所婉拒的疑难重症病人,在大查房时殚精竭虑、提出治疗方案,同时为病人想尽办法节约费用,我更加明白医生这项工作必须"如临深渊,如履薄冰",除了以扎实丰富的临床知识为病人祛除病痛,更应该怀有一颗"仁心"给病人以希望和温暖。

(徐晓璐,2008级7年制全英班学生)

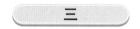

二

读万卷书不如行万里路,2012年我有幸到斯坦福大学医学院进行了两个月的临床实习,这段经历让我获益匪浅。斯坦福大学非常重视住院医师的教学与培养,不同的部门都会组织各种午餐会,大家边吃午餐边学习,内容可以是临床经验交流、诊疗技术发展、多学科交流、科研新进展等,会上大家各抒己见,医学生和住院医生们敢言能言的能力更让我大开眼界。有一次午餐会中,他们邀请到一家知名手术器械公司的顾问,他介绍自己是艺术专业和医学专业出身,讲述了他是如何融合应用艺术和医学专业的知识,构思出新的产品,同时也介绍了医学生就业更广阔的选择,展示了医学的广阔未来。短短两个月的实习,让我深刻地体会到真正的医学不仅是医学本身,做好医生,需要终身学习,需要多学科交流与融合,需要紧跟前沿科技的发展和科研的进步。除了注重临床能力的提高,还需要科研能力、交流能力及领导能力。这样的医生才能是未来医学界的生力军和领路人。正是这次出国交流,让我深深地理解到真正的医学,是医学和它以外更浩瀚的星河;也正是这次交流,奠定了我之后继续到国外进行博士深造的决心。

(黄晓华,2007级7年制全英班学生)

三

我们在汕医接受到的教育不是照本宣科,而是启发式教育,学院把以学科为基础的课程进行有机整合,形成模块教学,模块以临床疾病为先导,将解剖、组织与胚胎学、生理学、病理生理、药理学和临床紧密结合,让我们更好地认识疾病,而不是独立分开,让我们对疾病的来龙去脉了如指掌。我印象最深的应该是临床基本技能模块,负责临床技能模块的是许杰洲教授,他既是一名优秀的老师,也是一名德术兼优的临床大夫。他谦逊的性格,和蔼的教学态度,严谨的教学态度,让我们印象非常深刻,也非常喜欢上他的课。因为从他的课程中我们既能接受医学知识,也能领略到从医为师之道,领略到他的人格魅力,这让我们受益匪浅。从最基础的症状学,病史采集,体格检查开始,从模型到标准化病人进行严格的训练,再到临床见习等。一般来说,我们的临床技能课首先是由医学院的资深教师集中理论授课,接下来由附属医院的临床医生带教,分小组训练。所以我们从一开始就接受了认识-临床-实践的过程,而且医学院超越性地提出预见习这种教学理念,让我们在寒暑假期就到临床学院更早地接受临床熏陶,让我们学会如何与病人沟通,加深对疾病的理解与认识。

(吴召熙,2005级7年制学生)

四

在李嘉诚基金会的支持下,母校的教学环境和资源同样值得称赞,单单就我们解剖课8人一具人体标本的事实,就足以看到母校在教育资源上舍得"下重本"。除了一流的软硬件措施,其中,印象最深刻的还有我们的临床技能中心。2002年,母校在国内率先建立设备先进的临床技能培训中心,将模拟技术、虚拟技术、标准化病人、网络技术等手段与临床实践有机结合,搭建起医学生全程能力培养的重要桥梁。在临床技能中心,你可以模拟完成所有的临床操作,尝试进行腹腔镜手术基本操作训练,在临床情境下面对面完成对病史的系统收集,参观最先进的医疗设备等。至今还记得温文尔雅、谦逊可亲的许杰州老师,带领我们一群初出茅庐的医学生,在宽敞明亮的技能中心侃侃而谈。如今,新医学大楼更是引进了先进的人体数字化解剖人、组织标本库、医学模拟中心等,羡慕学弟学妹们在更好的环境中接受更好的医学教育。

(杨梓锋,2009级7年制学生)

五

得益于汕大做实验的机能、生化与分子生物学等教学比其他一些学校强,同是复旦的研究生,其他同学很少有超过我做实验的水平。包括解剖学,母校在试验器材与耗材上舍得投入,有专业老师高水平的指导,满足学生做研究的需要。与我同届的研究生,他们刚入学时大多从未接触过实验,需要从零开始慢慢上手。汕医对我的科研思维训练和早期科研能力的培养,使我在实验和论文撰写中能够游刃有余,研二即开始有论文发表,5年来以第一作者及共同第一作者发表SCI论文共8篇,累计影响因子37.34,成为课题组里为数不多能够按时获得学位的毕业生。

(严丁旻,2009级5年制临床医学专业学生)

六

我觉得我们的临床知识扎实,临床操作能力比其他医学院的毕业生强。学院给我们大量的时间训练临床技能,执业医师资格考试通过率高。到香港中文大学公共卫生学院参观学习,到曼尼托巴大学进行交换学习,开阔了我们的国际视野,也是我们个人简历里一个最大的亮点。

（黄锦焕，2004级临床医学专业学生）

七

我觉得最大的收获是新教学模式培养了我们自主学习、终身学习的能力，这在临床工作中非常重要，只有不断学习才能适应医学科学的飞速发展。新教学模式下临床教师全程参与本科学生的教学工作，课堂上，临床老师们用真实的临床案例引领我们学习临床知识，不仅提高了我们的学习兴趣和临床思维能力，也促使我养成了在临床工作中收集临床案例的习惯，这些案例在后期我参与临床教学工作后发挥了重要作用。

（张楚楚，2008级7年制全英班学生）

附录一

2005 年国家级教学
成果科学总结

01

创造医学教学新模式　培养高素质医学人才

新世纪对医生的培养有着更高的目标,医生不仅要有精湛的医术、高尚的医德,还要具备社会科学和行为科学的各种知识,是努力的终身学习者。传统医学教育由于忽视人文教育、重理论轻实践能力,在课程设置上基础与临床脱离等方面存在较大的弊端。我们围绕医学精品教育的目标,设计出全新的教学模式,努力提升英语教育,实施教育国际化等,进行全方位大胆的探索与实践,力争培养出高层次、高素质的医学人才,项目组从 1999 年以来长期不懈地进行改革与实践。

一、创新医学人才培养模式[#]

新教学模式不是一种简单的教学计划的改革与实践,而是从教育思想、教育概念、教学内容、教学方法、教学手段等方面进行全方位的改革与创新。既反映现代教育思想和教育改革的趋势,又有利于医学生形成合理的知识结构,提高自身基本素质,促进个性发展,同时注重课程内容上的衔接,交叉渗透,削减必修课学时数,增加学生自学时间,强化对基本技能的培养,增加对医学生人文关爱、沟通技巧、临床思维能力、实践能力的培养。

1. 以系统整合代替以学科为中心的课程模式。新模式将传统的人体解剖学、组织胚胎学、生理学、生物化学、细胞生物学、遗传学、微生物学、免疫学、人体寄生虫学、病理学、药理学等基础课程及临床相关课程系统整合为人体结构、基础学习、消化与营养、心血管与呼吸系统、血液 - 感染与免疫、肌肉与骨骼系统、神经学、疾病机制和治疗方法、机体平衡、生殖 - 性 - 发育生长等 12 个模块,各学科内容优化整合、基础与临床交叉渗透,真正体现基础教育中有临床,临床教育中有基础。

2. 培养医学生自我学习,摄取知识与批判性思维的动力,成为努力的终身学习者。

在新教学模式中,我们尊重学生的个性,因材施教,采用启发式、互动式、自学式教学,临床核心课程以床边教学为主,引入问题导向学习(PBL)的教学方法,压缩必修课学时数,增加自学时间。通过开设终身学习模块(含网络学习、文献检索、循证医学、统计学等内容),让学生学会通过各种途径获取知识,对知识进行分析、整理、应用等。通过建立丰富的网络教学资源,培养学生快乐学习的理念,实现了学生从要我学到我要学的根本转变,大大调动了学生学习的积极性。

3. 加强临床基本技能与思维能力训练,努力培养优秀的临床医师。

(1)构建临床方法技能模块,由诊断学基础(体格检查、症状学、实验室检查、心电图检

[#] 此项目为教育部新世纪教学改革立项课题,2003 年 10 月接受全国高等医学会专家组进行结题验收。

附录一　2005 年国家级教学成果科学总结

查)和内、外、妇、儿、精神病学等临床基本技能整合而成。

（2）早期临床实践，临床技能贯穿人才培养全过程：1、2年级的学生通过在临床技能中心培训(模型)和附属医院见习，3年级的学生通过标准化病人加临床见习；4、5年级的学生通过床边教学和实习，实现临床基本技能培训全程不断线。

（3）建立临床技能培训中心，设模拟诊室、模拟病房和ICU等，配备高级医学模型（全自动综合模拟人等）和标准化病人，对学生进行全面的临床基本技能与思维能力的培养。

（4）理论与实践教学紧密结合，将临床课程的理论教学、见习与床边教学等有机结合在一起，大大提高学生分析问题、解决问题的能力。不但调动了学生学习的积极性，更有利于知识的掌握、综合与应用。

4. 建立多元化的考核，如基本技能考核、基础综合考试、临床综合考试，促进学生对基本技能、基本理论的系统学习与掌握。

本模式系统已在2002级、2003级5年制、7年制学生中实施，临床课程改革在1998级、1999级、2000级、2001级学生中实施，受益学生达2 000人。

受中国高等教育学会委托，中国高等教育学会管理研究会理事长文历阳教授带领专家组对李玉光院长主持的新世纪教改工程"汕头大学医学院新教学模式的研究与实践"进行验收，一致认为"本项目是一项多环节、多项目的整体化、综合性研究，通过探索提出的新教学模式体现了现代教育思想和现代教管理念，既借鉴了国外经验，又符合我国国情，课题主题新颖、思路清晰、设计周密、方法科学、资料翔实、结论可靠；改革力度大、可操作性强，具有很好的推广应用价值，特别在课程整合及医学能力培养方面具有创新性。这一成果的实践不仅极大地推动了汕头大学医学院的教学工作，而且对我国的高等医学教育也将产生重要影响"。

二、将现代教育手段作为教学改革的突破口

1. 利用卫星直播和Internet-2技术与西澳大学、香港中文大学实施同步远程教学，实现教育国际化。

在充分研究论证的基础上，我院于1997年建设卫星远程教学系统，通过卫星频道与香港中文大学开展以临床病例讨论会（CPC）为主的远程教学交流（此为省级、国家级课题）。每周或两周一场，迄今为止开展了30多场，参加学生有1995级、1996级、1997级、1999级、2000级、2001级学生，2 000多人次参加。病例由两校轮流提供，师生围绕典型病例，用英文展开热烈讨论，通过交互式的远程教学，以病例为中心的多学科知识交叉渗透，增加国际国内学术交流、教学交流，使学生临床综合能力、临床应变能力及英语应用能力得到明显提高。

2002年全国高等医学教育学会第三次会员代表大会在汕头市召开，与会教育部林蕙青

创造医学教学新模式 培养高素质医学人才

司长、石鹏建处长及全体代表共 250 人现场参加我院与香港中文大学医学院现场 CPC 活动,得到代表们的充分肯定,王德炳会长对本模式给予高度赞同。近期我院又与西澳大学签约,两校将通过 Internet-2 技术同步进行教学活动。通过定期的教学活动,吸收国际优秀教学资源,实现教学方法、理念、资源的共享,大大提升了我院专业英语教学的层次,拓展了师生的国际视野。

2. 培养学生摄取知识、掌握自我学习、终身学习的能力。

我们大力进行网络教学资源的建设,学校先后投入 100 多万用于教学资源建设(CAI)。新教学模式、临床技能中心、生理学、病理学、外语学习、形态学、机能学等学习网站遍布各个学科,扩展学生学习空间,丰富网上教学资源。学院的电子阅览室、CAI 教室全天免费向学生开放,网络遍布教室、实验室、研究室、学生宿舍等,给予学生更宽松的学习空间,学生的评价是:"网上教学拓宽了知识面,增加了学习的主动性和探索问题的能力,让我们在宽松自由的环境中掌握了知识。"深受师生欢迎,汕大医学生不仅是网络资源的受益者,也是建设者,大多数网站,CAI 课件均是在教师指导下由学生来完成和维护。目前学院各学科聘请学生 100 多人参与网络的建设与维护。

三、全面提升英语水平与能力

英语应用能力的提高是我院实施精品教育的重点,学院十分重视,自 1999 年以来进行了大胆的改革。

1. 强化公共英语教学 大学英语是学习专业英语的基础,没有扎实的外语基础,就不可能提高医学专业英语水平。我们将大学英语与英语应用能力一起抓,强调学生阅读能力,也注重听、说、写能力的培养。教学上因材施教,小班教学(10 ~ 12 人/班),分快、中、慢三个层次。聘请外籍教师与中国教师共同承担教学任务。同时十分注重英语氛围,充分利用多媒体、电子阅览室、英语角等环境,创造英语学习的空间。

我院学生英语水平显著提高。六年来,全国大学英语四级考试通过率连续六年比全国重点大学平均通过率高出 40 ~ 50 个百分点。此外,鼓励学生参加托福、雅思两种国际公认的外语水平考试,对成绩优秀的学生给予奖励。

2. 加强专业英语教学 所有专业我们均采用"双语教学",即英文板书,中文讲授。1999 级、2000 级、2001 级实验班及 7 年制专业实施全英教育。教师板书、多媒体课件、讲义均采用英文,课堂提问回答均用英文,考试要求 30% 以上内容用英文考试。2000 年,中国高等教育学会会长王镭教授率专家考察我院办学水平,专门抽查了我院专业英语全英授课,课后王会长评价本次全英教学课是他所听到的全英教学课程中最好的。学生班级出版刊物积极采用英文。为加强英语教学,我们除严格筛选英语口语强、表达能力好的教师主讲外,每班配备从国外留学回来的教师担任班主任,全面指导学生英语学习。每年选拔优秀学生赴香港中文大学、爱媛大学、曼尼托巴大学进行教学交流和临床实习,全面提升学生英语水平。

四、坚持创造性教育的原则，培养学生创造性思维的能力

1. 1999 年开始设立"杰出医学生科研基金"，每年 20 万元专门用于资助本科生进行科研训练。学生参与教师的科研课题，在导师的指导下进行系统的科研训练。从收集资料→申报课题→预备实验→正式实验→撰写论文，均由学生完成，目前已立项课题 77 项，完成 48 项。撰写学术论文 125 篇，国内外刊物发表 45 篇。参加第六届"挑战杯"广东省大学生课外学术科技作品竞赛获一等奖 4 项、二等奖 3 项、三等奖 4 项、团体总分金奖和优秀组织奖等；第七届获优秀组织奖、特等奖 1 项、二等奖 3 项、三等奖 14 项，第七、八届"挑战杯"全国大学生课外学术科技作品竞赛分别获二等奖各 1 项。

2. 丰富的学术氛围，不但激发青年学生积极向上，更重要的是培养学生的创新意识、创新精神。汕头大学医学院十分注重对青年学生创新能力的培养，定期开设名师讲座，聘请袁隆平院士、巴德年院士、樊代明院士、曾毅院士、王德炳教授、梁国栋教授、长江学者何绍衡教授等大师专门为学生开设专题讲座，聘请学有所成的校友回校作报告，每年长江学者论坛、博士后学术报告会、文化艺术节、英语科技节，丰富多彩的学术氛围激励医学生积极向上、努力学习。

3. 组织大学生宁养义工队，医疗扶贫体检活动。1998 年以来，先后与国内外多所大学共同组成宁养义工队，开展暑假医学生医疗扶贫体检计划，医学生和教师已为超过 12 万位病人送医送药上门，参与各种免费手术 2 000 多例，其中白内障复明手术 1 000 例，美唇手术 350 例，使医学生既生动地接受了扶贫济世、奉献爱心的高尚医德教育，又锻炼了社会实践和医疗实践的能力。

全国高等医学教育学会专家组及广东省名牌专业评审专家组专家对我院学生的科研活动、学生综合素质、综合能力给予了高度评价。评估组组长周殿元教授说："汕头大学医学院实施的新教学模式，以及所采取的各种政策，真正实施了精品教育，相信一定能培养出高素质的医学人才"。

五、成果的创新点及推广应用情况

（一）效果评价

1. **新教学模块的评价**　新教学模式实施以来，取得明显效果。我们于 2004 年初对新模式的教学情况进行问卷调查，80% 以上的学生对新模式持肯定态度，评估结果见附表 1-1，其中对临床方法课程的满意率达 90%～100%。对教学手段如多媒体教学、模型教学、模拟人演示、利用 SP（标准化病人）进行训练、早期临床实践，满意度高达 97%～99%。

部分进行过临床技能培训的学生（1998 级、1999 级），他们的毕业临床技能考核成绩明显提高（附表 1-2），相信随着新教学模式不断深入，将会产生显著的效果。

附表1-1 汕头大学医学院新教学模式教学效果评估结果

评估指标

课程名称	本模块与相关学科整合满意程度			本模块与相关模块的联系			对本模块组织教学的方式			本模块各教学内容的衔接			总体教学效果		
	满意	一般	不满意	满意	一般	不满意	满意	一般	不满意	满意	一般	不满意	满意	一般	不满意
人体结构学	121 46%	126 48%	17 6%	135 47%	141 49%	11 4%	123 44%	129 46%	29 10%	126 48%	101 39%	34 13%	144 56%	101 39%	12 5%
基础学习	37 23%	99 61%	26 16%	37 26%	86 61%	18 13%	36 22%	100 62%	26 16%	30 19%	96 60%	35 22%	26 16%	115 71%	21 13%
消化与营养	42 31%	89 65%	6 4%	43 31%	88 64%	6 4%	39 28%	91 65%	11 8%	42 31%	86 63%	8 6%	42 30%	94 67%	4 3%
临床方法	96 70%	37 27%	4 3%	78 58%	50 37%	7 5%	81 59%	49 36%	7 5%	71 50%	65 45%	7 5%	87 65%	42 31%	5 4%
沟通技巧	52 38%	72 53%	12 9%	46 34%	77 56%	14 10%	67 50%	52 39%	15 11%	53 38%	73 53%	13 9%	55 41%	69 51%	10 7%
健康与社会	101 42%	123 52%	14 6%	30 19%	117 73%	14 9%	36 22%	109 67%	17 10%	17 11%	120 76%	20 13%	25 16%	118 74%	16 10%
终身学习	3 3%	66 65%	32 32%	5 5%	64 64%	31 31%	5 5%	61 62%	32 33%	5 5%	63 61%	35 34%	14 13%	71 65%	24 22%

附表1-2 1998级、1999级学生毕业考试结果

	内科技能考核		外科技能考核		内科理论考核		外科理论考核	
	优秀率/%	合格率/%	优秀率/%	合格率/%	优秀率/%	合格率/%	优秀率/%	合格率/%
1999级	35.19	100.00	14.35	99.54	4.60	98.61	6.48	100.00
1998级	30.76	100.00	9.76	92.51	0.00	71.95	3.66	97.56

学生对沟通技能课程的设置与组织教学方式的满意度为 88%,该模块与临床相关性作用满意度达 90%。新教学模式十分注重培养学生自我学习、摄取知识和批判性学习的能力。在教学方法上,采用互动式教学,如小组讨论、问题导向学习(PBL)等,我们对部分 PBL 教学的课程进行问卷调查(附图 1-1 ~ 附图 1-3),得到学生的认可,得到较好的评价。

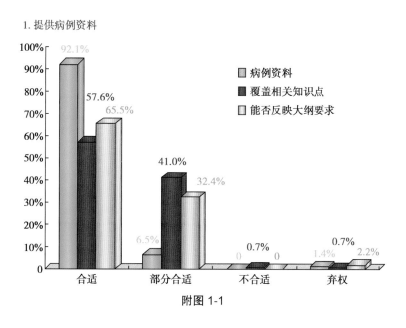

附图 1-1

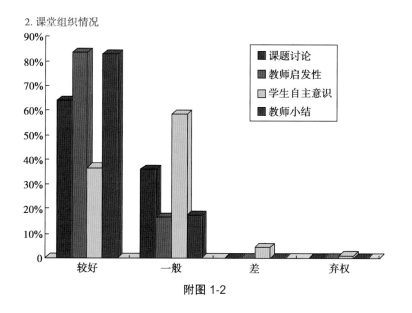

附图 1-2

3. 收获

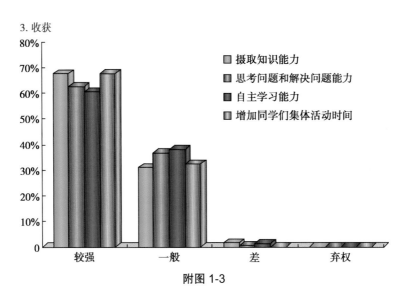

附图 1-3

2. 教学水平明显提高,学校办学层次、综合实力不断加强。从 1997—2003 年参加全国大学英语四、六级考试连续六年均超过重点院校平均通过率(附图 1-4),考研率和就业形势喜人(附图 1-5),毕业生一次性就业率 2001 年达 99.12%,2002 年达 99.66%,2003 年达 99.53%,连续三年居广东省高校榜首。

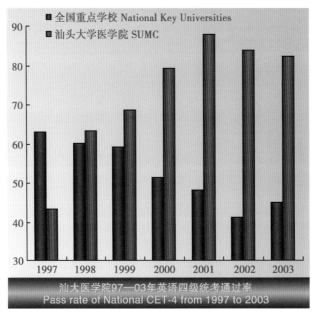

附图 1-4

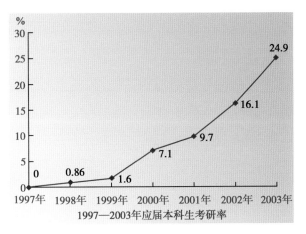

附图1-5

（二）应用情况

1. **会议交流**　2002年11月，在全国高等医学教育学会第三次会员代表大会上，我院杨棉华处长在大会上全面介绍我院新教学模式改革；2003年，在加拿大国际医学教育研讨会议上，我院罗敏洁博士在会上进行介绍；2003年11月，在上海召开全球医学教育高峰会议，来自哈佛大学、耶鲁大学、约翰斯·霍普金斯大学等30多名国际专家和国内50多所大学校长参加了大会，我院李玉光院长、罗敏洁博士分别用中、英文向大会作了主题报告，引起国内外同行专家的关注。2004年7月，全国高等医学教育学会教学管理研究会学术年会上，杨棉华处长作了"探索临床教学新模式、培养高素质学生"的发言。2004年7月，高教司在武汉召开的全国教学改革会上，我院"PBL在医学教育中的探索与实践"的报告得到与会者的肯定。

2. **接受参观学习**　从2002年"全国高等医学教育学会第三次会员代表大会"与会250名来自全国150多所学校的代表参加我院与香港中文大学远程教学的全过程并参观临床技能培训中心以来，教育部、卫生部、广东省教育厅领导，北京协和医学院、华中科技大学同济医学院、浙江大学医学院、复旦大学医学院、上海第二医科大学、香港大学医学院、香港中文大学医学院、西澳大学、曼尼托巴大学等60多所大学先后专门组队来我院现场考察，了解新教学模式及参观临床技能中心，达2 000多人次。临床技能中心模式已在华中科技大学同济医学院、浙江大学医学院、上海第二医科大学、复旦大学医学院等学校中推广。

3. **报刊、杂志上介绍**　《中国高等医学教育》《医学教育》《西北医学》等杂志先后发表相关论文8篇，《大公报》《健康报》《羊城晚报》《汕头都市报》等各大报刊媒体多次报道我院教学改革新教学模式及临床技能中心。

4. 我院新教学模式网站、临床技能中心教学网站全部对外开放，近两年来，校内外点击本网站已超过18万人次，实施教学资源共享，不少校外专家在我院教改网站上展开讨论。

5. **教师培训**　为规范临床教师的基本技能，我院举办四期临床教师技能培训班，现有包括汕大第一临床学院等20多所教学医院的200多名教师参加培训。

附录二

2009 年国家级教学
成果科学总结

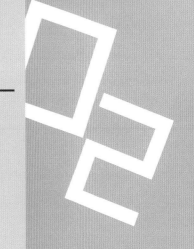

以系统整合为基础　构建新型临床医学本科课程体系

顾江　杨棉华　何萍　黄东阳　许杰州

第一部分　改 革 背 景

随着医学科学的发展,以及全球对医疗保健质量要求的提高,医学教育面临巨大的挑战。为此,国际医学教育界先后制定出医学教育的国际标准,用以衡量医学教育目标和成效,保障培养出高质量的医学生。这些标准共同强调了医学生的知识、能力和态度的培养,尤其是临床能力。

2002 年以来,我国高等医学教育专家研究和制定出"中国医学本科生标准",为提高医学教育质量、建立健全与国际接轨的医学教育质量认证和保障体系奠定了重要基础。

汕头大学医学院近年来积极进行教学改革,其中"新教学模式的研究与实践"于 2002 年获教育部"新世纪高等教育教学改革工程"批准立项。我们在人才培养模式、课程体系、教学方法和教育评价等方面进行了大胆改革与实践,以系统整合为基础,构建临床医学本科新型课程体系,既符合国际医学教育标准和我国的要求,也突出了我院"精品教育"的准则及李嘉诚先生"医德医术兼优,爱心奉献济世"的精神(附图2-1)。经过七年探索与实践,取得令人瞩目的成果,在医学教育领域产生了深远的影响。

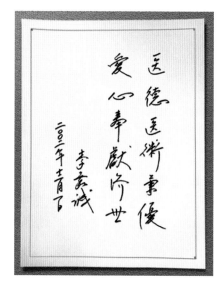

附图 2-1　李嘉诚先生题词

第二部分　改 革 内 容

一、以系统整合为基础,构建新型课程体系

(一)培养目标

临床医学专业的培养目标是:德、智、体全面发展,基础知识扎实,熟练掌握基本技能,有较强思维和实践能力的高素质医学人才。以病人为中心,尊重病人,能与病人及家属良好沟通;强调医学科学与社会人文教育并重,增强法律意识及伦理道德观念,加强综合素质。

（二）新课程体系的框架

以器官系统为基础重整教学内容，以新进展更新教学内容，以临床问题带动专业知识、人文社科和基础医学知识的衔接与渗透。新课程体系组成见附图2-2。

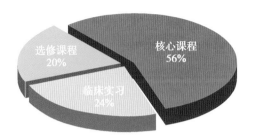

附图2-2　新课程体系基本结构

1. **核心课程**　在第1～7学期，含公共基础、人文社科、系统整合、技能及临床核心课程5大类；总学时数为2 850学时，让学生有更大的自主学习空间。

2. **选修课程**　早期选修在第1～6学期，含社会科学、语言文学、艺术、自然科学、专业选修等5个课程组；后期选修在第10学期，包括预防医学实践、临床强化实习、回归基础。

3. **临床实习**　在第8～9学期，既为后期选修留出空间，也缓解就业对实习的冲击。

新课程体系以系统整合为基础，打破传统老三段（基础、临床、实习）教学模式及学科完整性，充分体现基础学科间、基础课程与临床课程间的渗透与重组，学生早期接触临床，后期回归基础，形成楔形课程结构模式（附图2-3）。

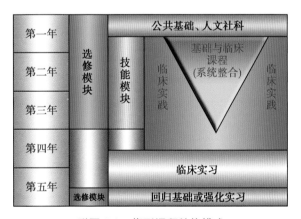

附图2-3　楔形课程结构模式

（三）新课程体系的核心是模块教学

创建了系统整合模块、人文社科和技能模块等新型综合课程，这是新课程体系的核心，也是与传统课程体系最大的区别。

1. **系统整合模块的构建**　以系统为基础，将传统15门医学基础课程与相应临床课程整合为12个模块（附图2-4），各模块均有明确的课程内容及安排（附表2-1）。

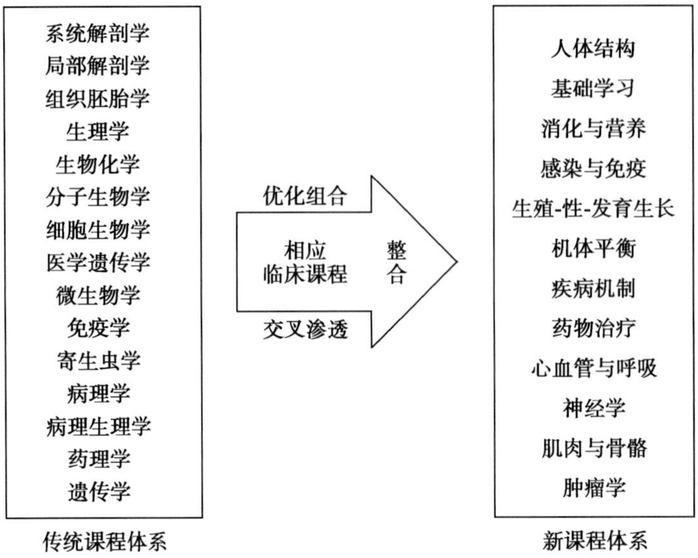

传统课程体系 → 新课程体系

传统课程体系：系统解剖学、局部解剖学、组织胚胎学、生理学、生物化学、分子生物学、细胞生物学、医学遗传学、微生物学、免疫学、寄生虫学、病理学、病理生理学、药理学、遗传学

优化组合　相应临床课程　整合　交叉渗透

新课程体系：人体结构、基础学习、消化与营养、感染与免疫、生殖-性-发育生长、机体平衡、疾病机制、药物治疗、心血管与呼吸、神经学、肌肉与骨骼、肿瘤学

附图 2-4　系统整合模块的构建

附表 2-1　系统整合模块内容及安排

模块名称	授课学期与学时数	覆盖学科与内容
人体结构	第 1～2 学期 204 学时	解剖、影像、内科、外科、耳鼻咽喉科
基础学习	第 2～3 学期 180 学时	细胞生物、组织、生理、生化与分子生物学、遗传、药理
消化与营养	第 3～4 学期 74 学时	消化系统的组织、生理、肝胆生化、食物营养、病理、药理、临床及影像内镜检查等
感染与免疫	第 3～4 学期 138 学时	微生物、寄生虫、免疫、药理、传染病
生殖-性-发育生长	第 4～5 学期 68 学时	人类生殖基础与临床、小儿生长发育与性学概论等
机体平衡	第 4～5 学期 85 学时	肾脏和内分泌系统的组织、生理、病理、病生、药理及肾脏内分泌等疾病
疾病机制	第 4 学期 64 学时	疾病的基础知识、研究进展，涉及病理、病生
药物治疗	第 5 学期 28 学时	特殊疾病的药物治疗
心血管与呼吸	第 4 学期 91 学时	心血管—呼吸系统的基础与临床，涉及生理、解剖、病理、微生物、组织、内科等
神经学	第 6 学期 97 学时	解剖、组织、生理、药理、影像、神经内外科等
肌肉与骨骼	第 5 学期 57 学时	肌肉—骨骼系统有关的生物医学科学及临床，涉及解剖、生物、影像、外科等
肿瘤学	第 5 学期 26 学时	涉及肿瘤内外妇科、影像、病理、药理

2. **技能模块的构建**　以能力培养为主线创建了新型综合性技能模块。

（1）临床基本技能：182 学时（7 年制 220 学时），覆盖第 3～6 学期。

将早期临床实践作为教学改革的突破口，通过创建临床基本技能模块，构建起医学生全程能力培养平台。2005 年成为国家级精品课程。

（2）沟通技能：40 学时，含普通沟通和医学沟通技能。

训练学生准确表达自己的想法并与病人沟通，学会处理医患关系和医护关系，以减少临床纠纷，提高服务质量。

（3）终身学习：89 学时（7 年制 130 学时）。

学习信息网络技术、文献检索、循证医学、医学统计学等内容，使学生能独立获取知识并培养分析、解决问题及批评性学习的能力，为终身学习奠定基础。

（4）机能学实验：56 学时（7 年制 90 学时）。

由生理学、药理学、病理生理学整合的综合性实验课程，基本实验 30%，训练基本技能；综合性实验 30%，让学生全面了解动物从正常到异常到恢复正常的疾病发生发展过程；探索性实验 40%，培养学生创新能力。

3. 人文社科模块的构建　全面体现医学模式的转变，强调非智力因素的培养，使学生具备健全的人格和心理品质，新课程体系设立了人文社科模块，最具特色的是健康与社会模块，共 104 学时，涵盖医学哲学、伦理学、心理学、法学、公共卫生学，让学生从生物、心理、社会、环境等综合因素来认识人类健康与疾病的关系，关爱病人，增强法律意识，保证安全的医疗活动。

（四）模块教学的组织与实施

1. 教学组织及教师参与　新模式实行模块负责人负责制（附图 2-5）。为确保教学质量，各环节由新模式专家指导委员会审定、把关。基础与临床 46 个教研室 200 多名教师参与新教学计划的筹备实施工作，成立 21 个课题组，完成各模块教学进度、大纲、课件、教案及题库等的建设（附图 6~附图 8）。

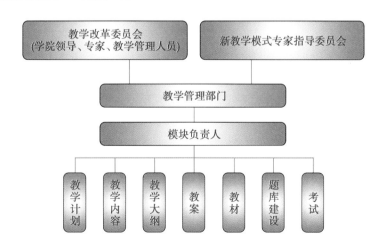

附图 2-5　新课程体系机构保障

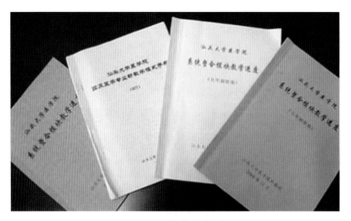

附图 2-6　模块教学计划

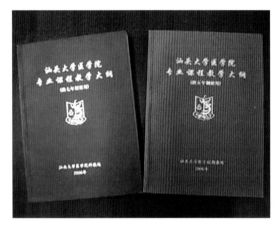

附图 2-7　模块教学大纲

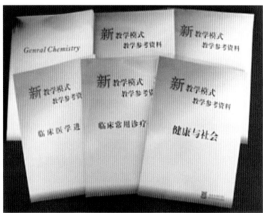

附图 2-8　教学参考资料

2. **学生参与**　新课程体系从 2002 级开始在临床医学专业本科生中全面实施,已经七年,有两届5年制学生毕业,覆盖学生数共2 500人。

二、更新教学理念,改革教学内容、教学方法及教学手段

(一)教学理念的转变

医学教育的改革与发展,须以现代教育思想为先导,我们从教学组织模式、内容及方法的改革上实现以下转变:

1. **从以教师为中心到以学生为中心**　公共课程30%的学时作为学生自学或教师辅导,临床核心模块以 PBL、床边教学、小组讨论等互动教学为主,大班授课占30%,实现以学生自学为主教师引导为辅的新模式。

2. **从以学科为中心到系统整合**　旧的三段式教学模式,学生学到的知识相对独立和分散,已不能适应现代人才培养的要求。以系统整合为基础的多学科融合及基础与临床交叉渗透,是更有效的教学模式。

3. 从以授课为主到以自我学习为主 在信息爆炸的年代,主动学习、学会获取有用信息并对信息进行分析加工的能力尤为重要,学会学习也为终身学习奠定了基础。新教学模式体现了这些思想。

4. 从单一理论考核到多元化考核 长期以来,对学生学习评价的最大弊端是太重视终结性评价,不重视过程性评价,更鲜有诊断性评价,大大削弱了学生创造性思维和能力的培养。我们引入过程性评价,加大对知识综合应用能力及技能的考核力度,采用笔试、口试、基本技能操作、答辩等多元化的考核方案。

（二）教学方法、手段的改革与创新

1. 开展以 PBL 为主体的互动式教学 自 1999 年在微生物学、外科学等实施问题导向学习(problem-based learning,PBL)以来,目前已逐渐扩展到各个模块,从 10% 增至 30%。PBL 激发了学生的学习兴趣,增强竞争意识和团队精神,培养分析解决问题的能力,受到师生欢迎。此外,多次派教师到香港大学观摩学习,邀请台湾中山医学大学的专家现场示范,制定激励政策调动广大师生的积极性,严格审核案例,坚持集体备课,保证 PBL 实施的效果。

2. 应用现代教育技术 2002 年在国内率先建设先进的临床技能培训中心。中心按模拟医院进行建设,将模拟技术、虚拟技术、标准化病人、网络技术等教学手段与临床实践有机结合,搭建起医学生早期进入临床的桥梁。该中心在 2007 年成为国家人才培养模式创新实验区,其教学网站点击数已超 105 万人次,并最先出现在知名搜索引擎 Google、Baidu 网站上,成为搜索的关键词。

建立新教学模式、健康与社会、英语自主学习等 20 多个教学网站,为学生提供了丰富的学习资源和自我评估手段。

3. 理论与实践并重 注重理论与临床紧密结合,加大临床实践比例。临床基本技能、沟通技能等课程理论与实践比例为 1:2,小班授课为主,让学生在不断的实践中掌握技能。4 个学期的临床实践(见习、通科实习和选择实习)使学生有足够的时间得到临床训练。

4. 建立多元化考核体系 以能力考核为导向进行考试方法改革、建立多元化考评体系,是保证教学改革效果的重要环节。

（1）实施基础综合和临床综合考评,既强化学生的理论知识,又注重对学生综合分析、解决问题能力的考核。

（2）坚持四种技能考试

1）含实验的课程,在理论考核前均要求考基本操作,占 10%～15%。

2）技能模块以技能考核为主,占 50%～70%。

3）临床实习坚持转科技能考,占 50%。

4）毕业技能考核占 60%,并实施客观结构化临床考试(OSCE),不合格者不能参加理论考试,延期一年毕业(附图 2-9)。

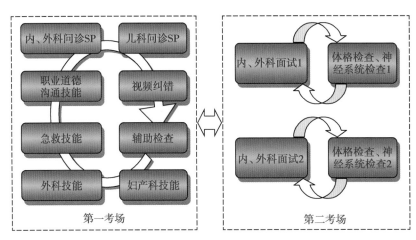

附图 2-9　OSCE 考站设置

（3）引入美国医师执照考试（United States Medical Licensing Examination，USMLE）。已建立试题库（1万多英文题目），涉及 Step 1、Step 2 所有基础和临床学科题目，开发建立计算机考试系统（附图 2-10、附图 2-11）。全英班考核的 30% 来自 USMLE 题库，基础综合考采用 USMLE Step 1，临床综合考采用 USMLE Step 2。此项目的实施，对改革传统考试内容，科学评估学生的知识、能力起着重要作用。

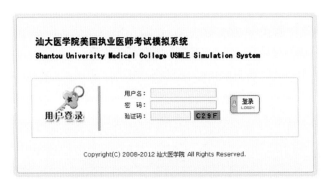

附图 2-10　USMLE 在线考试系统

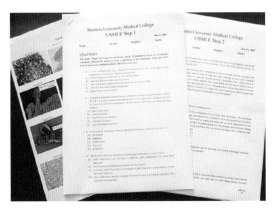

附图 2-11　USMLE 试题

（三）加强人文关爱和医德教育

提高学生的道德水平和职业素养,培养人文关爱精神。将医德教育纳入必修课,也纳入 OSCE,除健康与社会课程外,利用宁养院、医疗扶贫体验和大学生医德医风宣传队等主题活动,有目的、有计划地安排学生参与社会实践,提升医德教育内涵。

（四）实施英语提升计划,增强国际交流与竞争能力

自 2004 年起对 7 年制学生坚持英语教学全程不断线。第 1 学期全浸入式英语教学（English immersion program, EIP）,快速提高英语水平;第 2 学期医学英语课程,帮助适应专业英语;第 3 ~ 8 学期专业课全英教学或双语教学,培养学生专业英语能力;第 9 ~ 14 学期英语教学查房、病历书写和论文写作。每年选拔优秀学生赴日本、加拿大、英国、美国等地交流,极大激发了学生英语学习的积极性。

（五）培养大学生创新能力

自 1999 年开始设立大学生科研基金,鼓励科研团队指导大学生科研。建立大学生科研平台（附图 2-12）,科研实验室向本科生开放,制定大学生科研奖励条例,对以本科生为第一作者发表的 SCI 论文和获国家级奖的项目予以重奖。30% 的学生参加了专项科研活动,通过以实验改革为载体,加大综合性、探索性实验比例,全面培养学生的创新能力。

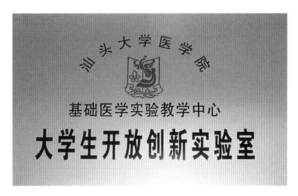

附图 2-12　大学生科研平台

第三部分　实践效果及评价

一、实践效果

经过七年不懈的努力,改革取得较为满意的效果。

（一）学生基本理论知识扎实

1. 2002 级实施新、老模式教学学生进行基础、临床综合考试,平均成绩没有显著差别（$p > 0.05$）(附表 2-2、附表 2-3),说明模块教学不影响学生对学科知识的系统掌握。

附表 2-2　基础综合考试平均成绩比较

教学模式	解剖	生理	病理	生化	药理	微免	总平均分
新模式	14.26	12.66	12.38	13.25	11.25	15.40	66.20
传统模式	14.34	13.10	15.26	14.85	13.05	16.78	68.90

附表 2-3　临床综合考试平均成绩比较

教学模式	儿科学	妇产科学	神经病学	传染病学	内科学	外科学	总平均分
新模式	10.98	9.55	3.43	4.84	19.27	18.80	66.87
传统模式	10.88	8.80	2.83	4.29	21.08	18.19	60.07

2. 毕业生参加全国执业医师资格考试，2003—2008 年通过率均列全国前列（附表 2-4），特别是 2008 年，在我院首届 7 年制学生不能参考的情况下也不影响统考通过率，充分肯定了我院新教学模式教学质量。

附表 2-4　汕头大学医学院 2003—2008 年执业医师资格考试通过率与全国通过率比较

	2003 年	2004 年	2005 年	2006 年	2007 年	2008 年
全国	83.67%	77.91%	71.19%	67.55%	62.42%	62.33%
汕头大学医学院	94.70%	91.61%	93.94%	91.67%	88.19%	87.76%
全国排名	第 15 名	第 12 名	第 3 名	第 4 名	第 5 名	第 8 名

（二）学生临床技能及临床思维能力明显提高

分析学生毕业技能考核（OSCE）结果，发现实施新模式的 2002 级、2003 级学生的技能考核平均成绩明显高于传统模式（2001 级）的学生（附表 2-5）。

附表 2-5　新旧模式毕业生 OSCE 平均成绩比较

年级	教学模式	考试人数	平均分
2001 级	传统模式	268	74.11
2002 级	新模式	204	78.48
2003 级	新模式	192	78.23

（三）英语水平显著提高

实施 EIP 教学的 2004 级以后的学生全国大学英语四级考试通过率、优秀率明显高于传统模式的学生（附表 2-6）。

附表 2-6　2003—2006 级学生第一年全国大学英语四级考试一次性通过率比较

年级	教学模式	报考人数	通过人数	通过率 /%	优秀人数	优秀率 /%
2003 级	传统模式	150	107	71.3	20	13.3
2004 级	EIP	175	168	96	32	18.2
2005 级	EIP	180	173	96.1	68	37.8
2006 级	EIP	181	167	92.27	30	16.5
2007 级	EIP	178	170	95.5	53	29.77

（四）综合素质提高

教学改革使学生的综合素质不断提高，2007 年应届毕业生（首届新教学模式毕业生）考研率达到 27%，本科生一次就业率 99.35%，名列广东省医学院校前茅；学生创新能力不断增强，参加第六、七、八届"挑战杯"广东省大学生课外学术科技作品竞赛获特等奖 1 项、一等奖 4 项、二等奖 6 项、三等奖 18 项；第七、八届"挑战杯"全国大学生课外学术科技作品竞赛分别获二等奖 1 项。

二、新课程体系的评价

通过各种途径对效果进行评价，及时了解和解决教学中遇到的问题。

（一）学生问卷调查

85% 以上的学生对新课程体系持肯定态度，对临床基本技能模块最为满意。针对 PBL 教学，分别从摄取知识、分析解决问题、自主学习和团队精神等方面进行调查，满意度均在 90% 以上。

（二）教师问卷调查

2007 年请临床教师对新课程体系首届毕业生进行评价，发出问卷 200 份，收回 175 份。80% 的教师认为新课程体系下学生的基本理论扎实，学习主动，对知识的综合应用能力及基本技能的掌握情况明显优于传统模式下的学生。

（三）专家评价

巴德年院士、广东省名牌专业评审专家组组长周殿元教授、全国高等医学教育学会会长王德炳教授、中华医学会医学教育分会主任委员金铮教授、哈尔滨医科大学教务处处长赵士斌教授等专家学者，均对我院的新教学模式给予了高度肯定和评价（附图 2-13）。

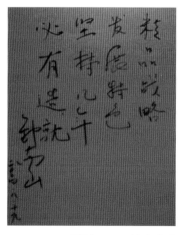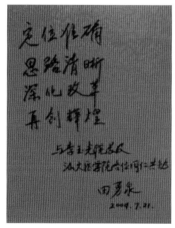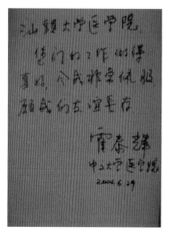

附图 2-13　钟南山院士、田勇泉原副司长及香港中文大学霍泰辉院长的评价

（四）社会评价：毕业生得到广泛认可

对近三届毕业生的用人单位进行问卷调查，共调查 27 所医院，185 名毕业生（附表

2-7), 结果表明我院毕业生受到社会广泛认可。

附表 2-7　2004—2006 届毕业生的调查结果

项目	强 /%	较强 /%	一般 /%	较低 /%	低 /%
技术能力	34.1	50.3	13.5	1.6	0.5
职业道德及规范	53.5	40.0	5.4	1.1	
探索(创新)能力	42.2	42.2	14.6	1.1	
合作精神	35.1	48.1	13.5	3.2	0.5
组织管理	30.3	43.8	23.8	1.6	1.5
工作效率	29.7	53.5	13.5	3.2	
分析、解决问题能力	29.2	52.4	15.1	3.2	

第四部分　特色、重要创新及推广应用

一、特色与重要创新

1. 率先在国内建立"以系统整合为基础"的临床医学专业人才培养方案,打破老三段传统医学教学模式,注重多学科融合,优化了学生的知识、能力、素质结构。

2. 率先在国内引入并实施国际医学教育考核标准,如 USMLE、OSCE 等,以强化能力考核为导向,探索和实践了考试方法的改革。

3. 形成了以系统整合为基础的课程体系,包括人体结构、消化与营养、肌肉与骨骼等12 大模块和新型综合课程,如终身学习、临床基本技能、沟通技能、健康与社会等。

二、推广应用

我院实施的新课程体系改革影响大、辐射面广,七年来,教育部、全国高等医学教育学会领导、全国 170 多所医学院校领导、专家 4 000 多人莅临参观考察,对我院新课程体系给予高度评价。我们在国内外医学教育会议上专题报告 20 多场;在《中国大学教育》等学术刊物发表论文 80 余篇;香港《大公报》等各大报刊媒体也多次报道。我们的改革成果已在国内许多医学院校推广应用,尤其是临床技能中心的建设和发展起到了很好的示范效应。

第五部分　努　力　方　向

在实施新课程体系的过程中,遇到了很多困难与阻力。我们坚定信念,攻克一个个难关,经过七年不懈的努力,取得了今天的成果。

我们更加坚定信心,将与时俱进,根据高等医学教育现代化的目标和要求,在实践中提高,不断完善具有自身特色的高素质医学人才培养新模式,以推动国内医学教育的发展。

附录三

2014 年国家级教学
成果科学总结

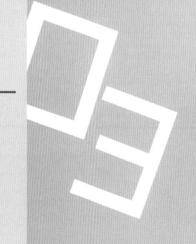

国际化视野下卓越医生培养的综合改革与实践

杨棉华　何萍　郑少燕　顾江　邱秀华　张忠芳　田东萍　罗添荣　林常敏

随着全球经济、文化、教育一体化,教育国际化已成为当今世界高等教育改革与发展的必然趋势。中国本科医学教育标准的实施和医学教育改革不断深入开展,必将推动我国医学教育的国际化。医学教育国际化的核心在于培养能满足我国社会快速发展需求的、具备国际视野和较强竞争力的高素质医生。审视我国传统医学教育,在教育理念、课程体系、教学方法与手段、评价标准等方面,与国际医学教育均有较大差距。因此,借鉴国际教育先进理念和经验,深化医学教育改革,促进我国医学教育国际化势在必行。

我院一直将"培养具备国际视野的卓越医师"作为办学宗旨与目标。从 2002 年开始,以国际医学教育标准和中国本科医学教育标准为依据,进行"国际化视野下卓越医生培养的探索与实践",经过 12 年的不懈努力,教学改革得到国内外同行的认可(附图 3-1)。

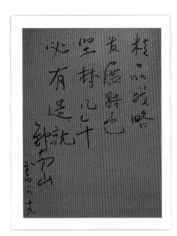 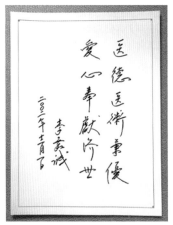 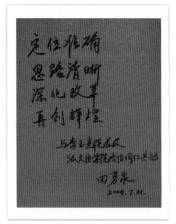

附图 3-1　钟南山院士、李嘉诚先生、田勇泉副司长对汕头大学医学院教学改革的高度评价

一、借鉴国际医学教育标准,以岗位胜任力为导向设计全新人才培养模式,全面提升学生的知识、能力和水平

1. 先进的教育体系,是卓越医生培养的前提　创新人才培养模式和课程体系是迎接全球化挑战的重要举措,受到各国高等教育的高度重视。2002 年,我院在全面考察学习和充分论证的基础上,实施全方位人才培养模式的改革,简称"新教学模式"。新模式以医学生岗位胜任力培养为核心,构建以"课程整合为基础、以能力培养为主线、问题导向学习(PBL)等师生互动、启发式教学为主要教学方法和手段"的人才培养体系,彻底改变"以学科为中心"和"老三段"的传统医学教学模式(附图 3-2)。以学科为中心的课程体系,各门学

科知识长期处于相互分割和备用状态,时间长了就会逐渐遗忘和失效;以系统整合的体系,遵循临床疾病发生发展规律,注重多学科知识的交叉渗透与融合,更加贴近临床,而且将多学科知识有机融合于整体,运用小组讨论、床边教学、PBL、CBL 等手段进行教学,理论与实践结合,使学生从被动学习转变为自主学习,积极思考,提升分析问题和解决问题的能力,激活各学科知识的储备,尝试相关知识的综合运用,有助于知识的"活化"(附图 3-3)。

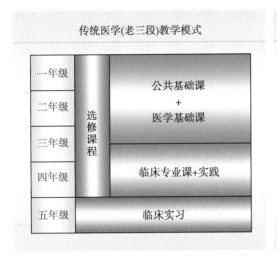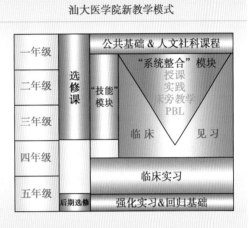

附图 3-2　传统医学教学模式与汕头大学医学院新教学模式比较
新教学模式强调医学基础与临床学科的整合,强调临床技能训练和早期接触临床,大量采用讨论式和启发式的教学方法

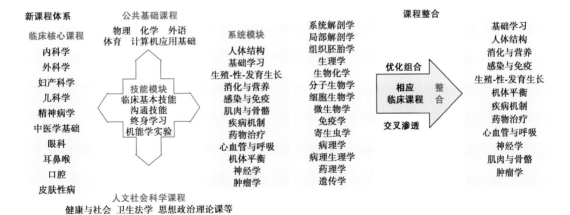

附图 3-3　课程整合:根据疾病发生发展规律,以系统为基础,将 14 门医学基础与临床课程有机整合为 12 个模块,将多学科知识整合为一个整体
　　　　　新课程体系:重视医学生临床综合能力、沟通技能、终身学习能力、创新思维能力的培养

2. 以强化岗位胜任力的培养为核心,为卓越医生培养奠定基础　岗位胜任力是指医学生毕业后能胜任临床医疗工作的知识、能力、素质和品质的综合,新模式中,我们通过四个"坚持全程不断线",实现卓越医生以岗位胜任力为导向的能力培养。

　　(1)坚持临床能力培养全程不断线,让医学生早期接触临床、多接触临床和强化临床训练,全面提升临床基本技能与思维能力。

首先,通过课程整合实现基础与临床的整合,第一年各模块就涉及临床内容。其次,1年级学生在暑期安排预见习(2~3周),以熟悉医院环境和医疗流程,了解基础护理工作,增强临床感性认识,激发专业学习的动力和体会医学职业精神的内涵。围绕内、外、妇、儿、眼科、五官、精神病学等学科的临床技能构建临床基本技能课程,授课从第3学期延续至第6学期,采用小班(30人)授课、小组(5~7人)训练,将模拟技术、虚拟技术、网络技术、标准化病人等现代教育技术与临床见习紧密结合,对学生临床基本技能进行"精雕细刻"的培养;通过第7~10学期的全科医学社区实践、系统的临床见习和实习,构建医学生全程临床能力培养体系。

该模式被同行誉为"汕医技能培养模式",得到广泛认可。我院临床基本技能课程成为第一门以此命名的国家级精品课程,临床技能中心成为国家级人才培养模式创新实验区、实验教学示范中心,以及国家执业医师资格考试实践技能考试基地和考官培训基地(附图3-4)。

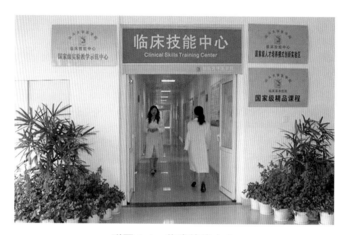

附图3-4　临床技能中心

(2)坚持英语教学全程不断线,是学生国际交流和终身学习的基石。

目前全球通用语为英语,具有国际影响力的期刊、会议官方语言几乎都是英语,因此提升英语能力是医学生国际交流的前提。我院在新生入学第1学期,实施EIP(English immersion program)教学,采用面授、基于网络的自主学习和课外活动等方式,营造良好的英语语言学习环境,使学生的英语能力在短期内得到快速提高,为专业课程的全英或双语教学打下坚实基础;第2学期开设医学英语课程,由具备全英教学资格的医学专业教师讲授,通过案例式、学生角色扮演等教学方式,帮助学生从公共英语向专业英语过渡;第3~10学期专业课采用全英或双语教学;实习阶段通过英语教学查房、英语病历书写训练等方式,确保医学生英语学习的持续性,以全面提升学生专业英语水平和能力。

2007年我院启动全英教学班。每年在1年级学生中经过自愿报名,英语能力、潜能笔试,面试等,选拔30名学生组成,采用全程英语教学,由资深外教和全英授课资格的教师担任主讲教师,英文考试。李嘉诚基金会提供全额奖学金(含学费、全英教材费、住宿费和出国学习交流等费用）。对全英班实施末位淘汰的滚动式管理，形成公平竞争的氛围。

2011 年开始，增设汕头大学 - 香港中文大学联合培养班，学生第二学年到香港中文大学与该校学生一起上课，学分成绩互认，开拓医学生的国际化教育视野。

（3）坚持医德教育全程不断线，培养医学生崇高的职业精神。

"医德医术兼优，爱心奉献济世"是李嘉诚先生对医学生的期望，也是我院职业精神培养的重要内涵并贯穿于培养全过程。新生入学医德教育第一课，旨在使医学生树立良好的医德意识。借助综合大学雄厚的人文环境及全校 100 门人文选修课程，构建融医德与专业教育为一体的综合体系，"医者之心"（简称"HEART"体系）通过显性课程与隐性课程、理论教学与设计丰富的医德实践活动紧密结合。通过宁养（临终关怀）服务、医疗扶贫体验等活动，让学生参与实践活动，在服务与实践中通过与病人心灵的碰撞和有效沟通，体会医学人文关爱的重要性，净化心灵，增强医德修养和社会责任感。着力培养医学生具备扎实的专业知识和临床技能的同时，也具有宽厚的人文情怀、连理心、团队合作、沟通技能和为病人提供艺术服务的精神（附图 3-5）。六年来，有 2 417 名学生参加宁养义工队，6 000 人次参加医疗扶贫项目，效果显著。

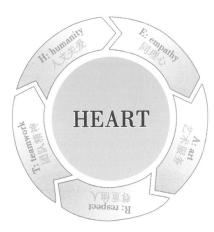

附图 3-5　医者之心（HEART）体系内涵

建立对医学生人文医德教育效果的有效评价。在 OSCE 中设立职业道德与沟通考站，通过典型案例和角色扮演等评价学生医德、职业道德和沟通能力等。2012 年 10 月，在北京召开的国际医师专业精神论坛上，我院应邀作了"医学职业精神培养与评价"的报告，得到与会代表的认可。

（4）坚持科研能力培养，提升医学生的创新精神和严谨的思维能力。

坚持大学生科研能力培养是我院提升学生综合素质的重要举措，通过科研实验室向大学生开放，建立国家级、省级大学生创新基金，校内"杰出大学生科研基金"和建立大学生创新实验平台，引入美国 Dreyfus 健康基金会"解决问题、促进健康"等项目，近 3 年各类课题立项共 202 项。鼓励学生自主参加科研活动，我院有 30% 左右的学生寒、暑假选择在研究室度过，在教师的指导下，在研究室的熏陶下，对学生进行严格的科研训练，习得严谨的科研方法、态度和思维方式，提高科学素养和能力。

二、引入先进的评价标准，全面推进卓越医生培养

我们致力研究开发国际公认的、适合我院新教学模式的评价方法。

1. **建立和实施美国医师执照考试（United States Medical Licensing Examination，USMLE）方法**　USMLE 通过典型的临床案例和基础临床知识紧密联系的考核方式，客观地评价学生对知识掌握、综合解决问题、知识综合应用和专业英语的能力，得到国际公认。

2007年，我院成立USMLE课题组，研制开发模拟USMLE计算机考试系统，已建成有2万多道题目的试题库（附图3-6），命题、考试、成绩分析等均可在计算机完成。全英班各模块课程期末考试中10%的题目来自USMLE试题库，基础综合考试采用模拟USMLE Step 1，临床综合考试采用模拟USMLE Step 2。从2012年开始，汕医要求全英班学生正式注册参加美国USMLE Step 1考试，旨在用国际标准更加全面客观地评价学生英语、专业知识和对知识的综合运用能力。作为中国大陆第一家组织在校学生参加USMLE的学校，《健康报》等国内多家媒体作了专题报道。

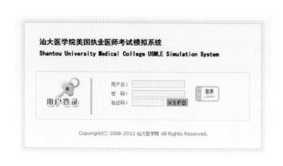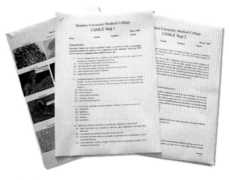

附图3-6　USMLE模拟考试系统和模拟考试试卷

2. **实施客观结构化临床考试（objective structured clinical examination，OSCE）**　2004年我院引入OSCE，以考评学生本科阶段所掌握的临床技能和临床思维能力。OSCE涉及内、外、妇、儿、急救、护理等所有临床技能、临床思维能力、沟通能力、体格检查、医学伦理、卫生保健等内容。设置10个考站，考试时间108分钟（附图3-7）。长期聘请北京大学、四川大学和山东大学等国内知名专家为考官，以确保高水准的考评结果。同时，每次考试后，考官对学生进行全面系统的点评，以促进学生反思，学习最有效的方法。国家医学考试中心于2006、2008、2009年三次莅汕考察我院OSCE，给予高度评价。

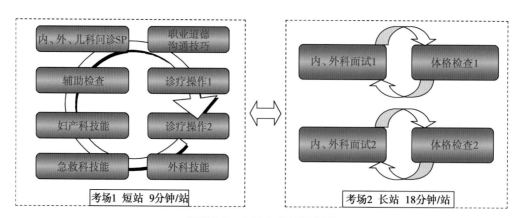

附图3-7　OSCE考站示意图

3. **全面实施形成性评价，使之与终结性评价有机结合，彰显以学生为中心的教育理念**　我院不仅举办多场专题讲座，还通过形成性评价的专题立项研究，对形成性评价进行深入研究并广泛应用于教学实践中,让学生和教师及时了解教学效果,及时调整教学策略,提高教学效果。

三、建设具备国际化视野的高素质师资队伍,为卓越医生培养提供强有力的保障

1. **全球招聘优秀教师,实现教师队伍国际化**　我们通过 *Science*、*Nature* 等杂志全球公开招聘教师,吸引了一大批来自美国、英国、德国、日本、加拿大等国家的优秀学者。他们受过国际化的良好教育,富有国际医学教育的实践经验。目前我院具有留学背景(一年以上)的教师达到40%以上,长期聘请国内外一流大学知名教授和教育家参与教学。

2. **选拔教师赴国(境)外学习,提高师资队伍的整体水平**　近年来,各模块负责人和骨干教师300多人次赴国(境)外学习、考察与交流。2002年3月,基础、临床教研室主任和教学管理人员共22人专程赴香港中文大学医学院和香港大学观摩学习;2008年,所有临床学科主任100多人分批到香港威尔斯亲王医院接受两个月的教学培训;2009年,教学管理人员专程赴阿伯塔大学(Alberta)和曼尼托巴大学(Manitoba)考察;2010年、2011年,各模块负责人共46人分两批专程赴中国台湾中山医学大学、高雄医学大学和阳明大学医学院考察,观摩教学活动;2011年,临床学院老师赴斯坦福大学、阿伯塔大学等地考察学习;2012年,全英授课教师60多人分期分批到香港中文大学听课学习;每年卓越教学奖获得者或全英授课资格教师均可选择到国外著名大学考察学习一周。

3. **建立教师成长中心,为我院教师专业化发展加油**　2009年我院率先建立教师成长中心,聘请具备国际背景、深谙以学生为中心的现代教育理念、熟悉教师培训工作的教授担任中心主任。中心借鉴国际教师成长中心的成功经验,围绕我院教学改革,为教师提供全方位的帮助,如改善教学方法和教学手段、教学评价、SCI论文撰写等。中心与美国、加拿大、澳大利亚、英国等多个教师成长中心合作,先后举办专家专题报告和工作坊,包括教师如何赢得听课学生及教学督导人员的高度评价、循证医学和形成性评价的应用、USMLE命题等专题,开展全英教学、PBL教学、留学生教学、全科医学等示范教学活动。与斯坦福大学等知名大学联合举办全国临床骨干教师培训班,北京大学等40所知名高校的教师,共4 000多人次参加培训(附图3-8、附图3-9)。

四、营造浓厚的国际化氛围,为卓越医生培养提供优良条件

浓厚的国际化氛围,是教育国际化的重要条件。在李嘉诚先生的大力支持下,我院致力于创造国际化教育的氛围。

1. **建立国际交流制度,选拔师生出国学习**　我院与牛津大学、斯坦福大学、加州大学、多伦多大学、阿伯塔大学、曼尼托巴大学、爱媛大学、西澳大学、香港大学、香港中文大学、香港理工大学等著名学校建立合作关系。每届均选拔30~40名学生(占学生总数的15%~20%),赴上述大学进行交流与临床实习,不断拓展学生的国际视野和综合素质;近

五年共有 260 名青年教师接受外籍教师培训，300 多名教师前往上述大学教学交流与培训（附图 3-10）。

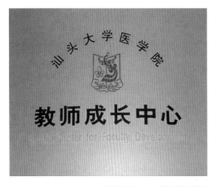
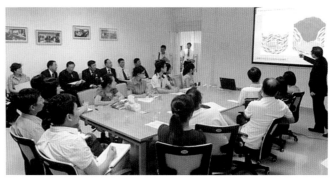

附图 3-8　教育部郝平副部长参观教师成长中心并观摩全英教师培训

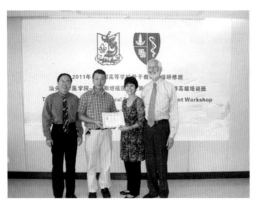
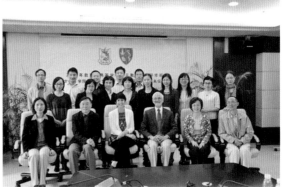

附图 3-9　汕头大学 - 斯坦福大学教师成长中心联合全国骨干教师培训班

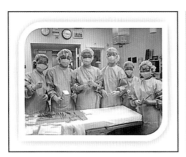
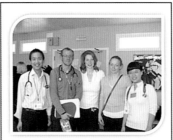
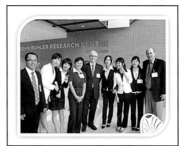

附图 3-10　全英班赴斯坦福大学、牛津大学、曼尼托巴大学临床实习

2. **教材是专业知识的重要载体**　引进和使用国际最新原版英文教材，让学生掌握经典的英语环境和先进的教学思想、教学理念和学科新理论、新知识，以提升国际化教育的内涵（附图 3-11）。

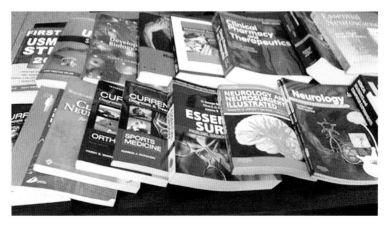
附图 3-11　汕头大学医学院使用的部分外文教材

3. **招收高素质留学生, 也是我院国际化教育的重要内容**　2008 年, 经教育部批准, 我院开始招收来自北美获得学士学位的留学生, 学生在自愿报名、提交本科学习成绩单(成绩优良)、教授推荐的基础上, 再由我院组织专家进行面试(网络视频或现场)。我院留学生课程按北美医学认证标准制定, 也是中国大陆首个通过加拿大官方认证的课程(附图 3-12)。学生入学后与我院 2 年级全英班合班上课, 在校期间通过 USMLE Step 1 和 Step 2, 毕业后回北美工作。项目旨在为国内学生营造良好的英语语境和国际化氛围, 加强中西方文化交流, 活跃思维, 养成积极主动学习和思考的习惯, 也挑战我院全英教师的实际教学能力, 促进了整体教学效果的提升。

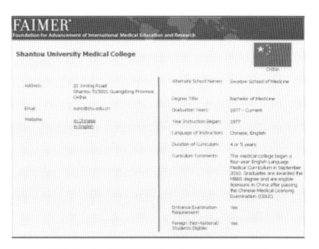
附图 3-12　留学生课程加拿大官方认证证书

教育部 MBBS 检查组充分肯定我院先进的教学理念、高标准的留学生质量, 对我院坚持以学生为中心、保证人才培养质量予以高度评价。

4. **接受国(境)内外师生来我院访问和交流**　香港中文大学、香港理工大学、阿伯塔大学、曼尼托巴大学、斯坦福大学等每年均派学生到我院进行交流(附图 3-13); 我院还接受美国助理医师进行中医课程的学习与临床实践; 2006 年开始, 北京大学医学部八年制(基础医学和口腔医学专业)学生,每年 30 多名来我院参观交流,了解我院新教学模式,参观临床技能中心,并与我院学生一起进行教学活动,用英语相互交流教学、文化等,共享体会与收获。我院优良的教学条件和学生流利的英语得到北大学子的赞赏。

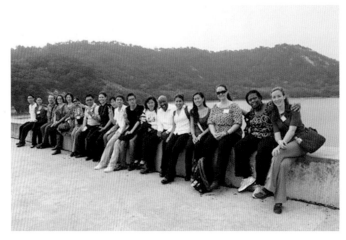

附图 3-13　国外学生到我院进行交流学习

5. 主办或承办国际研讨会,营造浓厚的学术氛围,拓展师生国际化视野　1998 年开始,我院先后与斯坦福大学、耶鲁大学、约翰斯·霍普金斯大学、剑桥大学、隆德大学、多伦多大学等著名大学联合举办了 17 届全国远程医疗教育研讨会,通过卫星和互联网进行现场直播。1998 年开始与香港中文大学定期通过卫星传输进行远程 CPC 教学活动,师生用英语对病例展开激烈的讨论(该项目 2001 年获得国家级教学成果奖二等奖)。2008 年由北京大学、汕头大学共同举办的北京国际医学教育论坛,来自美国、英国、德国、荷兰、中国等国家的 460 位专家共同探讨医学教育的改革与发展问题。2010 年,我院主办"现代临床技能中心发展与建设国际论坛",来自美国、加拿大、中国等国家的专家和代表共 260 人参加会议。2011、2012、2013 年由我院主办的东西方联盟国际论坛和承办的第十四届海峡两岸暨香港地区医学教育研讨会,来自美国、英国、加拿大、澳大利亚、中国的近 600 名代表参加(附图3-14)。

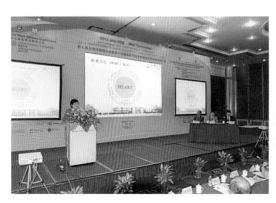
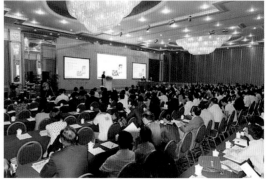

附图 3-14　东西方联盟会议现场

五、取得的成效

12 年来,我院在国际化视野下进行卓越医生培养的探索与实践,可以说"十年磨一剑",我们凭着坚强的毅力,克服各种困难与阻力,不断完善与提高,使改革得以顺利实施,取得明显成效。

1. **"以系统为基础"的课程体系得到国内外专家的高度肯定** 我院的课程体系被认为是目前国内整合最完整、成效最显著的改革;2009 年作为中国医学教育标准颁布后第一个进行临床医学专业认证的学校,我们的人才培养模式、国际化教育改革等得到国内外专家的高度认可。

2. **有效地提高医学生的知识、能力和水平** 学生基本理论扎实、基本技能强。全国执业医师资格考试通过率连续保持在 90% 左右,名列全国第 3~8 名(附图 3-15);1 年级学生参加全国大学英语四级考试一次性通过率连续 8 年稳定在 92%~97%;在第一届、第三届和第四届全国高等医学院校大学生临床技能竞赛中分别获得第四名和二等奖;毕业生综合素质高,得到用人单位的高度认可,就业率连续 10 年保持广东省第一名。

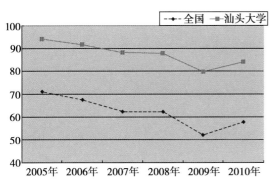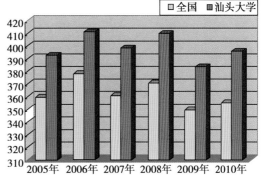

附图 3-15 汕医传统教学模式与新模式三届毕业生执业医师资格考试总通过率、平均分与全国比较

3. **获得一批国家级、省级质量工程项目** 临床医学专业为国家级特色专业、广东省重点建设专业;国家级精品课程 4 门、广东省精品课程 12 门;国家级双语教学示范课程 2 门;国家级精品资源共享课程 2 门;国家级人才培养模式创新实验区、国家级教学团队、国家级实验教学示范中心各 1 个;2013 年成为国家执业医师实践技能考试基地与考官培训基地。

4. **成为教育部、广东省试点学校** 我院是教育部"卓越医生培养"第一批试点学校;"国际化综合改革与实践"列入广东省"高校综合改革试点",并成为"广东省试点学院"。

5. **教师成长中心得到教育部、国内外同行的高度认可** 郝平副部长专程考察我院教师成长中心,观摩教师培训活动。中心立足汕医,服务全国,已举办五期全国临床青年骨干教师培训班,北京大学等 40 多所高校 4 000 多人次的教师参加培训。

6. **是中国大陆第一所组织在校学生参加 USMLE 的学校** 首批 2008 级全英班 11 名学

生 2012 年 8 月参加考试,全部通过。2009 级全英班学生 2013 年 7 月考试,全班 32 名学生中有 23 名(占学生总数 71.8%)参加,结果 22 人通过,通过率为 95.6%,最高分 255 分,最低分 189 分,78% 的学生超过 200 分(180 分通过),学生考试平均成绩与美国、加拿大同级学生成绩持平。我院考试改革的理念受到国家医学考试中心的关注,2011 年应邀作"执业医师资格考试与医学教育改革"专题报告,旨在推动我国医学考试改革,客观评价医学生的知识、能力水平。

7. 改革得到广泛的关注,成果在众多院校推广应用 12 年来,全国有 200 多所医学院和附属医院,近万人次专程莅汕考察,学习我院的课程整合、临床技能教学、OSCE 和 USMLE 等改革经验,我们也应邀在上海同济大学、南京医科大学、天津医科大学等 60 多家医学院校作专题报告,全面推广我院新教学模式改革。

六、改革的进一步设想

教学改革是一个永恒的主题。我们的改革成效显著,也还存在待完善之处,需要不懈努力,才能培养更多的卓越医生。

1. 扩大联合办学规模 扩大与香港中文大学联合培养学生的规模,赴美国、英国等教学交流的学生数逐步扩展至 30% 以上。

2. 逐步扩大留学生招收人数 通过设置优秀留学生高额奖学金等,吸引更多优秀生源,提升中国高等医学教育水平和国际影响力。

3. 完善网络自主学习平台建设,全面推进学生自主学习,提升终身学习能力 改善数字化学习环境,全力推进信息技术与高等教育的深度融合,促进教育内容、教学手段和方法的现代化。一是继续丰富数字化教学资源库的建设,包括不断更新 USMLE 模拟题库;鼓励更多教师开展网络视频公开课,建立优质视频教学资源库;组织临床教师建立临床病例库等。二是构建一个统一认证的、集数字资源建设与管理、教师授课、学生学习、技能训练与考试评价、统计分析与教务管理为一体的,具有现代医学教育特点并支持移动学习的数字化平台。

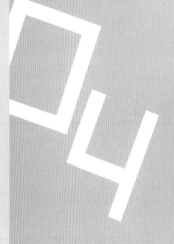

附录四

2018 年国家级教学
成果科学总结

医学人文教育的实践与创新
——HEART 培养模式的探索

一、研究背景

1. 现代社会发展对于"医学人文素养培育"的迫切要求　医学的人文属性决定了医学人文精神培养是医学教育的重要组成部分。从祖国传统医学中医学理论体系到以循证为核心的现代西方医学体系,无不强调以人为本的医学本质。"有时去治愈,常常去帮助,总是去安慰",对医生和医学生来说不仅仅是一份工作和职业,更是沉沉甸甸的誓言和责任。这其中体现和要求的不单单是医术,更包含了医学人文思想。

随着现代医学飞速发展,医学教育理念和教育方法在不断更新,医学人文精神教育也日益受到重视。2001 年,教育部提出"推动思政课教学方法改革",促进我国医学人文精神培育快速发展。各医学院校从恢复传统医学人文课程入手,设立医学人文教育课程。然而,与国外医学人文教育相比,我国在医学人文精神培养理念和方法上还存在比较大的差距。初步统计,目前国内人文课程平均学时与总课时占比约为 5%,而美国和德国的占比高达 20%～30%,英国、日本占 10%～15%。从教学内容来看,国内开设的医学人文课程多集中在医学心理学、医学伦理学、卫生法学等通识科目上,且以必修课为授课形式的课程设置仍占据主导地位,考核模式注重知识记忆,使我国医学人文课程绝大多数停留在理论层面,学生缺少实践应用与深层次内化过程,并且该类课程是建立在被动、机械性补阙拾遗的基础上,既缺少与其他课程的横向整合以丰富内容,又匮乏纵向联系以贯穿教育全程的系统化课程体系。

2016 年 8 月 19 日,习近平总书记在全国卫生与健康大会上提出,"我国广大卫生与健康工作者应该弘扬敬佑生命、救死扶伤、甘于奉献、大爱无疆的精神",纵观我国医学人文教育现状,与党中央提出的要求仍有一定差距。

为了解决上述问题,汕头大学医学院一直推行全人教育理念,在医学教育中大力创新医学人文教育。经过多年摸索,2012 年建立了"HEART"人文精神培养课程体系。该体系主要解决传统人文课程缺乏纵向体系和横向整合,以及重理论轻实践的难题,同时利用已有的服务性学习平台,形成行之有效的培养和评价模式,同时致力于将该模式推广到全国。2015 年,受教育部委托建立了全国性职业精神协同育人平台,2018 年被教育部高等学校医学人文素养与全科医学教学指导委员会授予"高等学校医学人文教育基地"称号,进一步深化医学人文教育发展。国务院办公厅在《关于深化医教协同进一步推进医学教育改革与发展的意见》(国办发〔2017〕63 号)提出:"深化院校医学教育改革,把思想政治教育和医德培养贯穿教育教学全过程,推动人文教育和专业教育有机结合,引导医学生将预防疾病、解除病痛和维护群众健康权益作为自己的职业责任"。文件精神为汕医"HEART"人文精神培养体系提供了最有力的政策支持和方向指引。

2. 汕医素有医学人文精神培育的传统 汕医人文精神培育经历了以下几个主要阶段:

(1)人文精神培养探索阶段:1998—2001 年,人文精神教育依托医疗扶贫等社会实践活动起步,学生自愿参加,但仍缺乏系统的医学人文精神培养体系与评价体系。

(2)"HEART"模式萌芽阶段:2002—2012 年,围绕全球医学教育标准,设计了新教学模式,将职业精神培养贯穿人才培养全过程。开设健康与社会、沟通技能、医学美学、纾缓医学等课程,将医学人文纳入必修课程中;2004 年开始在 OSCE 中设计"人文关爱与沟通技能"考站,引入医学人文精神评价。

(3)"HEART"模式发展阶段:2012 年 7 月,在我院新教学模式实践 10 年取得显著成效的基础上,建立了"医者之心(HEART)"培养模式。课程以 10 余个国家级和省级立项项目为依托,建立贯穿医学生前临床教育阶段与临床阶段的人文精神培养方式、节点、内容、考核和评价体系,并与北京大学、北京协和医学院、复旦大学和香港中文大学等多所高校、多领域专家进行全方位合作,从理论到实践,以资源整合、优势互补和协同创新的方式,创立适合国情的中国医学生职业素质培养的新机制。

经过 15 年的积累与实践,目前形成了以"HEART"为核心的、系统的医学人文培养模式。该体系围绕"HEART"的内涵进行顶层设计,实现人文精神培养纵向贯穿医学生培养全程,横向与各公共及专业课程整合,同时设计形成性评价体系。项目至今已培养 15 届共4 250 名学生,对新教学模式毕业后 5 年的毕业生岗位胜任力进行质量跟踪评价,结果显示,毕业生的职业素养能力优良率达到 91.54%。

二、研究思路

1. 医学人文精神培育目标及教育思路 医学人文教育的核心是培养"高尚医德、精湛医术和为病人提供艺术服务"的医学人才。汕医在医学教育上回归人文,传承创新,构建多学科、多视野、多角度的医科教育与人文教育融合的培养模式——"医者之心"(简称HEART,附图 4-1)。通过显性课程与隐性课程、理论教学与服务学习的紧密整合,将传统文化与现代文明进行有机结合,构建立体化中国医学生人文精神培养的新模式。

2. "HEART"模式构建思路

(1)"HEART"的内涵开发:根据成果导向教育的理念,汕医把医学人文精神教育培养目标的内涵与外延,定义为 HEART:人文关爱(humanity)、同理心(empathy)、医学艺术和艺术的服务(art of medicine)、尊重他人或责任感(respect/responsibility)、团队合作精神(teamwork)。这五个要素包含了医学人文精神的核心。(附图 4-1)

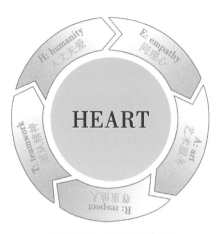

附图 4-1　HEART 内涵

（2）"HEART"教育思想与立意：针对不同的学习层次、不同的学习目标，汕医将"HEART"分为显性课程、隐性课程、服务性学习三种形式，三者相互结合，从理论到实践，螺旋上升（附图 4-2），辅以不同的、匹配的评价模式，形成完整的人文精神培养体系。

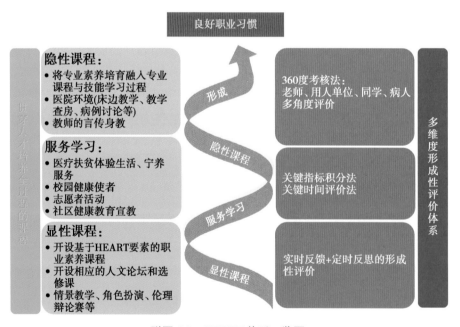

附图 4-2　HEART 体系一览图

三、实施与成效

1. **显性课程**　医学人文与医学课程的整合。

长期以来，国内人文素养与专业教育互相割离。汕医按照岗位胜任力的要求，将人文精神的学习目标和内容分解、落实到各门课程,由相关学科专业教师授课,实现知识、技能、态度的同步习得,使得"人文精神"这个抽象的概念具体化,变成"可意会也可言传"、可操作、可观察、可评价,解决难以量化和评价人文精神的难题。

(1)以大学英语课程为核心的"人文‑语言‑专业课程"整合模式:将培养学生的沟通技能、信息管理能力和批判性思维能力作为大学英语‑医学英语整合课程(附图4-3)的培养目标。教学活动以医学人文题材为依托,将语言学习意识带入英语课堂,将英语语言知识和技能置于真实的医学情境脉络之中使用,帮助学生提高英语的综合应用能力和专业学习能力。

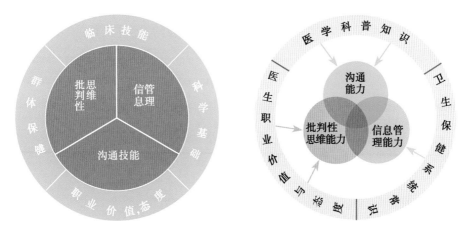

附图4-3 大学英语‑医学英语核心模块的培养能力目标体系

对参与新课程的学生进行课程前、后测试,同时与没有学习过新课程的学生进行对比,数据分析结果显示,该课程能显著提高学生的批判性思维能力和文献检索能力。

(2)以医学人文精神为核心的大学体育、艺术课程的整合模式:体、艺教育将艺术与形体、美学、艺术等内容有机结合,如健美操、艺术体操、瑜伽、武术、合唱、舞蹈、古典音乐欣赏等,不仅增强学生体质、培养团队精神和顽强的品德,同时使学生认识美、懂得美、感受美和创造美,建立正确健康的审美观及审美情趣。数据显示,学生在人格塑造、美术音乐欣赏、心理健康方面都有显著的进步。

(3)以医学人文精神为载体的哲学、社科课程的整合模式:此整合模式体现医学模式的转变,帮助学生形成健全的人格和心理品质。健康与社会课程涵盖了医学哲学、社会学、伦理学、心理学、法学、公共卫生学多学科的内容;沟通技能课程是医学与行为学、语言学、心理学的整合课程,主要训练学生准确表达并与病人沟通,学会处理医患关系等;医学美学课程从人体美、环境美、服务美和审美修养等多个角度,引导学生将医学和美学结合,营造医院美的就医氛围和环境,实现关爱病人和艺术服务的理念。

(4)医学人文精神培育与专业课程的融合模式:将人文社科知识整合到医学专业教育中,不是为医学增加"文化外衣",而是使学生加深对生命、死亡、生存意义等的理解。将人文精神培养目标融入专业课程中,在肿瘤学、生殖-性-发育生长、疾病机制等模块加入伦理讨论,在内、外、妇、儿等临床课程的理论教学和临床见习的所有教学环节中都体现出人文精神的内容。

目前学院已有100名教师获得教师成长中心"小组带教老师"资格,能够胜任综合专业和人文知识的案例讨论,并为学生提供实时反馈,最后在师生互动平台为学生提供个性化反馈;该平台同时实现学生互评和团队评价功能,为学生人文精神培养提供最有意义的形成性评价。

2. 传统医学人文精神与现代服务性学习模式的融合 让学生在学习中服务,在服务中学习(附图4-4)。通过有计划的服务学习活动和活动后的反思总结,既提高学生的基本技能,又培养学生无私奉献和团队合作的精神,加深对生命的关爱,提高医学道德修养,达到做事与做人的双重学习效果。

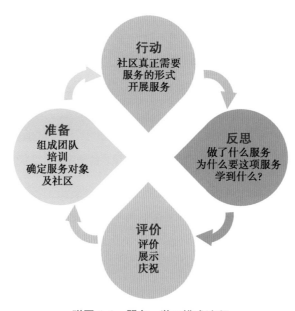

附图4-4 服务-学习模式流程

(1)宁养义工服务:1998年启动,是李嘉诚基金会建立的一个晚期癌症病人的临终关怀慈善机构,目前在全国共建立了32所宁养院,均为医学院校的附属医院,后来逐渐发展成为这些高校医学生医德教育实践基地。汕头大学医学院的活动模式分为必修课和选修课,必修课安排在大三,学生有一定专业基础后,由老生和老师带领上门为病人提供服务,每位学生必须参与一次。之后,近30%的学生会自愿选择加入宁养义工协会,在更多实践中学会去关爱这个特殊群体,与病人和家属沟通。

(2)全国医疗扶贫项目:1998年启动,每年暑假组织全国15所高校的学生,选择一个医学院校为据点,开展为期5天的医疗扶贫体验活动。在短期培训后,不同医学院校的学生组成小组,分别参与健康体检和送医送药、入户访谈等活动,同时感受经济落后地区群众的健康状况和医疗现状。每天晚上带教老师带领学生进行反思和反馈，使学生在实践和团队活动中感悟人文精神。

（3）广东省医学生公益种子培育计划：2013 年启动，旨在推动医学生运用专业特长服务有需要的群体。公益种子在培育中运用专业特长服务于有需要的群体，同时增强自身的社会责任感与医德教育，推进"医疗扶贫与医德教育"相结合的模式，壮大医疗公益队伍。医疗团队为村民提供义诊服务、送医送药、家庭访问医疗并赠送物资一批，同时进行健康教育宣传服务。

3. **隐性课程**　潜移默化与言传身教。

（1）熏陶式学习：营造浓郁的校园人文环境。

汕头大学医学院新医学教学中心从建筑设计、建筑功能到内涵建设，始终贯穿医学人文精神的内涵，浓郁的人文氛围让学生在不知不觉中接受尊重生命、医的艺术等熏陶。

人体生命科学馆内营造的和谐的医学人文环境，将人文与科学、传统与现代有机结合起来。

"授白大衣与医学生从医宣誓仪式"和"大体老师（尸体）"的致谢礼，培养学生尊重他人、学会感恩；校园健康使者计划、HEART 志愿者、校园文化艺术节和英语科技节等校园文化建设，提升校园人文教育的氛围，实现"知、情、意、行"的结合。

（2）临床环境是学生学习、感悟、体验人文关爱、人文精神的基地。

针对职业素养的培养，医学教育专家 Wass 和 Barnard 指出：教育者不仅要关注学习者的态度和行为，而且要将职业价值观融入实际的临床实践中。依据学习金字塔理论，学生在主动学习的状态下，学习的效果远超传统的方法。在"工作环境中"提升学生的人文精神，是 HEART 体系又一举措。

第 1 学期人文精神与公共课程融合：医学导读安排 1 次临床见习和问病史体验，使学生对医院环境及病人有直观感受，之后的公共课程如大学英语的讨论，均基于临床情境的人文案例。

第 2 学期暑假两周预见习：学生在汕医 5 所直属附属医院进行为期两周的预见习，参与交班、查房、门诊等过程，选择高年资、教学经验丰富的带教老师，给学生提供好榜样。

第 3～7 学期横贯的临床技能课程：课程中根据学生的学习进度安排临床见习，让学生学以致用，丰富基础与临床课程的整合。

第 8 学期临床核心模块学习：在内、外、妇、儿等每个临床核心模块的学习过程中都安排了床边教学环节。

由此，汕医构建了全程临床能力培养体系，实现学生早期接触临床、多接触临床（2005年获得国家级教学成果奖二等奖）。新教学模式临床医学毕业生岗位胜任力调查显示，学生在临床思维、沟通技能、人文素养等方面的进步显著（附图 4-5、附图 4-6），其中，人文精神能力的评价优良率为91.54%，可见医学人文精神排在学生对其所有能力评价的第一位。汕医的毕业生参加全国执业医师资格考试，连续11年通过率列全国前3~8。

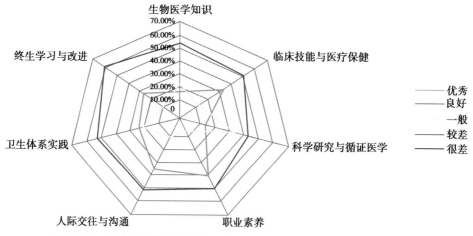

附图4-5　临床医学毕业生在岗位胜任能力的七大领域的自我评价情况图

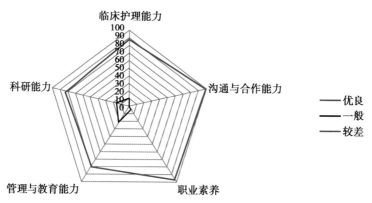

附图4-6　2013级护理专业毕业生在岗位胜任能力的自我评价情况图

临床实践和教师的言传身教让学生用心去感悟与体会医学人文精神。为此，汕医做到四个"形成"：形成良好教学意识，树立教学荣誉感；形成良性教学氛围，展示教师榜样；形成国际教育氛围，培育具备现代教育理念教师；形成基础-临床教学团队，理论与实践相互促进。

4. 以"育人"为目标的评价——贯穿始终的形成性评价体系。

逐步构建360°的医学职业素养评价体系，从传统的考核学生知识点掌握转变为通过自评、他评相结合、工作环境的观察表等方式全面评价学生的能力。

（1）基于IT技术的职业素养能力评价方法：从师评生、生评师、学生互评、学生评价团队四个方面进行评价，重点观察学生的专业学习能力、沟通能力、信息管理能力、批判性思维能力、团队合作能力等，除了课堂的口头反馈，还形成学生学习档案，并给予学生个人书面反馈（附图4-7、附图4-8）。

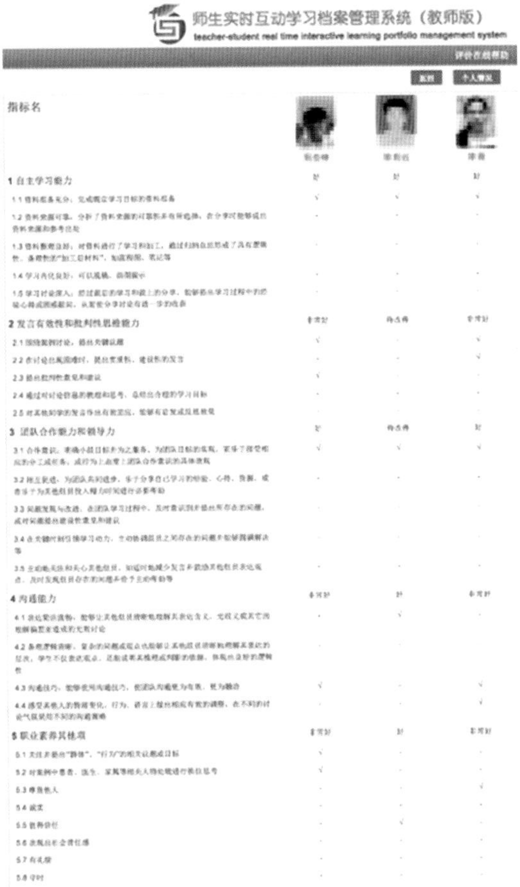

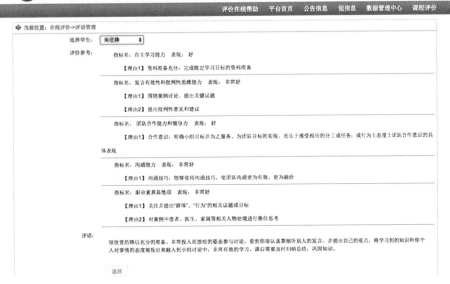

附图 4-7　基于 IT 系统的职业素养评价学生档案系统

附图 4-8　小组讨论课后学生收到的书面反馈

（2）整合课程中对职业素养的多维、动态评价：参照时间序列设计方法，采用单组前测、多次后测的课程评估模式，对课程进行多维、动态的评估（附图4-9）。

（3）工作场景中的职业素养评价模式：2004年起，我院在OSCE中加入了"人文与沟通技能"考站，考站通过模拟临床情境，生动再现临床典型案例，加大对医德、人文、沟通能力等职业素养的评价。近年又加入了Mini-CEX、Triple jump等基于工作场景的形成性评价模式。

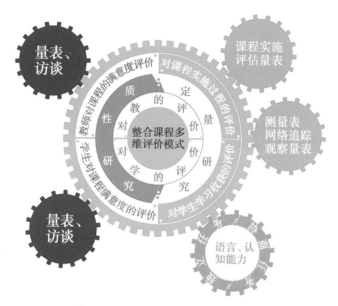

附图4-9 课程的多维、动态评价模式

四、成果创新点

1. **教育理念创新** 本教学成果为"全过程贯穿式职业素养培养模式"。它实现了医学科学精神与人文精神的融合，一方面回归人文，另一方面人文教育以应用性为主，把人文社会科学知识和方法整合到专业教育与医疗实践中，达到医学与人文教育一体化。

2. **教育模式创新** 以教育理念指导教育实践，引进"隐性课程""服务性学习"两种人文精神培养模式，在实践和研究中证实其在医学人文精神培养中的重要意义。

3. **教育方式创新** 基于"知行合一"的人文精神培养思想，统筹运用案例教学、床边教学、角色扮演等多样化教学方式。

4. **评价体系创新** 从考核知识层面转变到全方位、全过程评价学生的道德价值、人文素养、伦理决策、沟通技能和团队合作能力等，多维度评价医学生职业素质水平并提供有效的个性化反馈和改进机制。

5. **培养机制创新** 与北京大学、北京协和医学院、复旦大学等多所高校进行全方位合作，资源整合、优势互补、协同创新，创立适合我国国情的中国医学生职业素养培养新机制。

五、成果推广应用

1. 服务性学习项目开展时间跨度长、辐射范围广、效果持续性强。

1998 年举行全国第一届大学生暑假医疗扶贫体验活动，至今已 19 年，汕头大学、北京大学等 82 所医学院校 35 000 多名学生参加，分赴青海等 7 省 50 个地区，服务 10 万民众，其中病人 36 630 人，家访 2 632 户，健康教育 60 960 人。

2002 年全国第一家宁养院、全国第一个大学生宁养义工队在汕头大学医学院第一附属医院建立，目前全国已经有 32 家，全国宁养志愿者有 20 620 人，其中 60.16% 为医学生，服务病人 18 万人，时间 34.5 万小时。

自 2013 年广东省医学生公益种子培育计划开展五年以来，至今已有来自广东省内 11 所医学院校的 75 支公益种子队伍参加，覆盖广东省 31 个市县的乡镇社区，参与学生 2 092 人次、提供医疗服务 10 719 人次、卫生公共教育服务 148 725 人次（2013—2017 年）。"青年志愿者协会"项目近 5 年已服务盲童、脑瘫患儿数百人次。

2. 构建完整的"HEART"课程体系，扎根汕医、服务全国。

"HEART"课程体系覆盖我院所有专业学生，对新教学模式培养的毕业生（选择毕业 5 年以上）进行岗位胜任力质量跟踪评价，数据显示，学生的职业素养能力优良率达到 91.54%。汕医培养的毕业生连续 11 年在广东省一次毕业生就业率中达到 95%，90% 的毕业生从事临床医学的工作，80% 的用人单位对毕业生的满意度"非常高"，毕业生参加全国执业医师资格考试，连续 11 年通过率列全国 3～8 名。学院高度重视人文医学研究项目，共发表相关论文 60 多篇。

《中国本科医学教育标准——临床医学专业（2016 版）》的修订中，将 2008 版中思想道德修养、自然科学、行为科学、人文社会科学和医学伦理学三大类课程改为"人文社会科学与自然科学课程"，将纡缓医学列入拓展课程，与我院 HEART 的理念一致。2015 年，国家医学考试中心"医学人文考试会议"在汕头举行，确定借鉴汕医人文考试的模式。

2008 年，《纡缓医学——晚期肿瘤的宁养疗护》出版，在全国数十所医学院校中推广使用。

3. 构建中国医学生职业精神协同育人中心，搭建全国高校人文精神培养交流平台。

为推广汕医医学人文培养的经验，2015 年教育部临床医学专业实践教学指导分委员会委托汕头大学医学院作为"中国医学生职业精神培养"项目牵头单位。

2016 年"中国医学生职业精神培养论坛"在汕头大学举行，来自全国 60 多所高校的 260 多名教师和 200 名医学生参加论坛。

2018 年 1 月，汕头大学医学院"'医者之心'教育模式"成为国家教育部高等学校医学人文素质教育基地，教育部高等学校医学人文素质教学指导委员会特地举行授牌仪式。

成果所属课程教学组多次在全国性会议及 40 多所学校介绍推广经验；受教育部委托举办 5 届汕头 - 斯坦福联合高级教师培训班，共 30 多所学校参与；连续举办了 6 届全国医学教育 PBL 高阶论坛，推广将职业精神的培养和评价融入医学生培养全过程的理念。

后　记

当时间进入 2023 年，我们该以怎样的姿态回望 20 年来这场在中国医学教育领域有一定影响力的医学课程整合和新教学模式改革？出书？对，就叫《医学课程整合——汕头大学新教学模式 20 年》，要让同行看到我们新教学模式的"模样"。至少，在"我们一起走过"的路上，留下一个脚印吧。

本书从选题、策划、撰写到出版，有近三年的时间。三年中经历了从资料收集、访谈与资料整理到撰写，希望能真实地展现新教学模式的发展历程，让读者体会到改革的不易、分享改革的收获。从第一稿、第二稿到第八稿……已经数不清多少稿了。我们经历了很多很多的困难，特别是经历了新冠疫情，编委会团队几乎都"阳过"，我们曾经想过放弃书稿。但我们非常荣幸，得到多位领导与专家学者的鼓励和支持，文历阳教授、张勤教授、厉岩教授、俞方教授等直接指导与支持，一直陪伴。文历阳教授在感染期间，仍然坚持审核书稿，令我们感动不已。文教授是我们的精神支柱，使我们坚持完成了书稿。

如果以"医德为先，课程为本，临床为重，创新为源，质量为根"的新教学模式改革目标来衡量，那么不是通过 20 年的医学课程整合实践与新教学模式改革就能够实现的，可能需要再加 10 年、30 年，乃至更长的时间。所以时不我待，任重道远。

"文章千古事，得失寸心知"。写作的甘苦，唯有自己晓得。第一篇：理论篇（俞方、邱秀华、杨苗、林常敏、马志达、张勤 *），第二篇：实践篇（杨苗、杨棉华、张忠芳、余珊燕、范冠华、吴凡、许杰州、刘淑慧、辛岗、郑少燕、罗添荣、陈海滨、林霓阳、郑慕强、厉岩 *），第三篇：评价篇（林常敏、杨苗、郑少燕、杨棉华、谢阿娜 *），第四篇：展望篇（张勤、杨棉华 *）。第五篇感悟篇（张忠芳、余珊燕、辛岗、许彦鸣、曾旸 *）* 审核专家。

本书的顺利完成，有赖于我们拥有一支对医学教育改革有着执着热爱、精诚合作的教师团队。他们当中有新教学模式的设计者，教学管理执行者，也有模块负责人和一线教师，更有在新教学模式培养下从学生成长为临床教师的新生代，年龄从 20 多岁到古稀之年的教师……新模式成就了汕医新一代，他们为新模式奉献了自己的青春与汗水，在此谨向各位作者的辛苦付出和无私奉献，对医学教育教学改革的热情、热爱和高度负责的态度，致以诚挚的敬意和感谢！衷心感谢文历阳教授、张勤教授、厉岩教授、俞方教授等一直的指导、鼓励、支持与陪伴！感谢人民卫生出版社鲁志强主任对本书从选题到内容给予的充分肯定和大力支持！感谢曾建平老师为本书设计精美的封面和版式！

本书存在的种种不足，恳请大家给予批评与指正。

编委会

2023 年 4 月 4 日